脊髄小脳変性症・多系統萎縮症診療ガイドライン 2018

Practical Guideline for Spinocerebellar Degeneration and Multiple System Atrophy 2018
© Societas Neurologica Japonica, 2018
Published by Nankodo Co., Ltd., Tokyo, 2018

脊髄小脳変性症・多系統萎縮症診療ガイドライン 2018

監修　日本神経学会・厚生労働省「運動失調症の医療基盤に関する調査研究班」
編集　「脊髄小脳変性症・多系統萎縮症診療ガイドライン」作成委員会

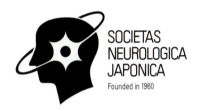

南江堂

監修
日本神経学会・厚生労働省「運動失調症の医療基盤に関する調査研究班」
(協力機関：日本神経治療学会)

編集
「脊髄小脳変性症・多系統萎縮症診療ガイドライン」作成委員会

委員長
水澤　英洋　　　国立精神・神経医療研究センター 理事長・総長

副委員長
佐々木秀直　　　北海道大学大学院医学研究院神経病態学分野神経内科学教室 特任教授

委　員
池田　佳生　　　群馬大学大学院医学系研究科脳神経内科学 教授
石川　欽也　　　東京医科歯科大学医学部附属病院長寿・健康人生推進センター センター長・教授
伊藤　瑞規　　　愛知県厚生農業協同組合連合会豊田厚生病院神経内科 部長
小野寺　理　　　新潟大学脳研究所神経内科学分野 教授
桑原　聡　　　　千葉大学大学院医学研究院神経内科学 教授
齋藤　伸治　　　名古屋市立大学大学院医学研究科新生児・小児医学分野 教授
高嶋　博　　　　鹿児島大学大学院医歯学総合研究科神経病学講座神経内科・老年病学 教授
瀧山　嘉久　　　山梨大学大学院総合研究部医学域神経内科学講座 教授
花島　律子　　　鳥取大学医学部脳神経医科学講座脳神経内科学分野 教授
宮井　一郎　　　大道会森之宮病院 院長代理
安井　建一　　　同愛会博愛病院神経内科 部長
吉田　邦広　　　信州大学医学部神経難病学講座 特任教授

評価・調整委員
黒岩　義之　　　帝京大学医学部附属溝口病院神経内科 客員教授
佐古田三郎　　　国立病院機構刀根山病院 院長
祖父江　元　　　名古屋大学大学院医学系研究科神経変性・認知症制御研究部門 特任教授
辻　省次　　　　国際医療福祉大学 教授/東京大学大学院医学系研究科分子神経学 特任教授
中島　健二　　　国立病院機構松江医療センター 院長
西澤　正豊　　　新潟大学 名誉教授・脳研究所フェロー

研究協力者
小林　庸子　　　国立精神・神経医療研究センター病院身体リハビリテーション部 医長
高橋　祐二　　　国立精神・神経医療研究センター病院神経内科 部長

外部委員
井上真智子　　　浜松医科大学地域家庭医療学講座 特任教授

(50音順)

神経疾患診療ガイドラインの発行にあたって

　日本神経学会では，2001年に当時の柳澤信夫理事長の提唱に基づき，理事会で主要な神経疾患について治療ガイドラインを作成することを決定し，2002年に「慢性頭痛」，「パーキンソン病」，「てんかん」，「筋萎縮性側索硬化症」，「痴呆性疾患」，「脳卒中」の6疾患についての「治療ガイドライン2002」を発行しました．

　「治療ガイドライン2002」の発行から時間が経過し，新しい知見も著しく増加したため，2008年の理事会（葛原茂樹元代表理事）で改訂を行うことを決定し，「治療ガイドライン2010」では，「慢性頭痛」（2013年発行），「認知症」（2010年発行），「てんかん」（2010年発行），「多発性硬化症」（2010年発行），「パーキンソン病」（2011年発行），「脳卒中」（2009年発行）の6疾患の治療ガイドライン作成委員会，および「遺伝子診断」（2009年発行）のガイドライン作成委員会が発足しました．

　「治療ガイドライン2010」の作成にあたっては，本学会としてすべての治療ガイドラインについて一貫性のある作成委員会構成を行いました．利益相反に関して，このガイドライン作成に携わる作成委員会委員は，「日本神経学会利益相反自己申告書」を代表理事に提出し，日本神経学会による「利益相反状態についての承認」を得ました．また，代表理事のもとに統括委員会を置き，その下に各治療ガイドライン作成委員会を設置しました．この改訂治療ガイドラインでは，パーキンソン病を除く全疾患について，他学会との合同委員会で作成されました．

　2009年から2011年にかけて発行された治療ガイドラインは，代表的な神経疾患に関するものでした．しかし，その他の神経疾患でも治療ガイドラインの必要性が高まり，2011年の理事会で新たに6神経疾患の診療ガイドライン（ギラン・バレー症候群・フィッシャー症候群，慢性炎症性脱髄性多発根ニューロパチー・多巣性運動ニューロパチー，筋萎縮性側索硬化症，細菌性髄膜炎，デュシェンヌ型筋ジストロフィー，重症筋無力症）を，診断・検査を含めた「診療ガイドライン」として作成することが決定されました．これらは2013〜2014年に発行され，「ガイドライン2013」として広く活用されています．

　今回のガイドライン改訂・作成は2013年の理事会で，「遺伝子診断」（2009年発行），「てんかん」（2010年発行），「認知症疾患」（2010年発行），「多発性硬化症」（2010年発行），「パーキンソン病」（2011年発行）の改訂，「単純ヘルペス脳炎」と「ジストニア」の作成，2014年の理事会で「脊髄小脳変性症・多系統萎縮症診療ガイドライン」の作成が承認されたのを受けたものです．

　これらのガイドライン改訂は従来同様，根拠に基づく医療（evidence-based medicine：EBM）の考え方に従い，「Minds診療ガイドライン作成の手引き」2007年版，および2014年版が作成に利用できたものに関しては2014年版に準拠して作成されました（2014年版準拠は「多発性硬化症・視神経脊髄炎」，「パーキンソン病」，「てんかん」の診療ガイドラインなど）．2014年版では患者やメディカルスタッフもクリニカルクエスチョン作成に参加するGRADEシステムの導入を推奨しており，GRADEシステムは新しいガイドラインの一部にも導入されています．

　診療ガイドラインは，臨床医が適切かつ妥当な診療を行うための臨床的判断を支援する目的で，現時点の医学的知見に基づいて作成されたものです．個々の患者さんの診療はすべての臨

床データをもとに，主治医によって個別の決定がなされるべきものであり，診療ガイドラインは医師の裁量を拘束するものではありません．診療ガイドラインはすべての患者に適応される性質のものではなく，患者さんの状態を正確に把握したうえで，それぞれの治療の現場で参考にされるために作成されたものです．

　神経疾患の治療も日進月歩で発展しており，診療ガイドラインは今後も定期的な改訂が必要となります．新しい診療ガイドラインが，学会員の皆様の日常診療の一助になることを心から願いますとともに，次期改訂に向けて，診療ガイドラインをさらによいものにするためのご評価，ご意見をお待ちしております．

2018年5月

日本神経学会 前代表理事　**水澤　英洋**
日本神経学会 代表理事　**髙橋　良輔**
日本神経学会 前ガイドライン統括委員長　**祖父江　元**
日本神経学会 ガイドライン統括委員長　**亀井　聡**

序

　脊髄小脳変性症と多系統萎縮症は神経内科医にはよく知られているが，患者数は全体で約4万人と稀少疾患の範疇に入り，一般的には必ずしもポピュラーではない．特に脊髄小脳変性症は脊髄や小脳を中心とする多くの変性疾患の総称であり，そこに含まれる個々の疾患に至ってはもっとまれであるため，ほとんど知られていないと言っても過言ではない．特徴のひとつは，非常に多数の遺伝性疾患が含まれることであり，他の神経変性疾患で遺伝性のものの比率は10%未満であるが，脊髄小脳変性症では約30%と極めて高い．孤発性疾患としては多系統萎縮症と皮質性小脳萎縮症であり，前者はひとつの疾患単位であるが，後者は複数の疾患が含まれると考えられている．さらに両側の錐体路の変性は痙性対麻痺と呼ばれるが，日本では行政的に脊髄小脳変性症に含まれている．

　これらの疾病の進行を止める根本的な治療薬，あるいは治療効果が明瞭に実感できる運動失調症の対症治療薬の開発はまだまだこれからであり，本ガイドラインでは，治療のみならず病態の理解や診断に関しても多くのページを割いている．また，ほぼ運動失調症候のみを呈する疾患の他に，多彩な症状，徴候を呈する疾患も多いため，これらの疾患に含まれるほぼすべての症候を網羅した．欧米のガイドラインが運動失調症について記載していることと対照的である．

　本ガイドラインが，脊髄小脳変性症や多系統萎縮症を少しでも身近に感じていただくこと，そしてその日々の診療に少しでもお役に立てば幸いである．

2018年5月

「脊髄小脳変性症・多系統萎縮症診療ガイドライン」作成委員会 委員長

水澤　英洋

脊髄小脳変性症・多系統萎縮症診療ガイドライン2018について

1. 対象と目的

本ガイドラインは，利用者として一般医家，神経内科医を対象とし，脊髄小脳変性症（spinocerebellar degeneration：SCD）や多系統萎縮症（multiple system atrophy：MSA）を診療する際の参考にしてもらうことを目的としている．扱う疾患あるいは障害としては，当初，運動失調症を念頭に置き，運動失調症診療ガイドライン作成委員会の名称でスタートしたが，最初の委員会で協議した結果，運動失調症を疾患と捉えた場合，非常にたくさんの疾患が含まれ，大部分を占める二次性の運動失調症については原因疾患の治療が重要であること，またわが国では指定難病制度があり，一般の診療では指定難病であるSCDとMSAの診療においてガイドラインが求められていることなどが議論され，脊髄小脳変性症・多系統萎縮症診療ガイドライン（SCD・MSA診療ガイドライン）とすることとなった．ここでいうSCDには変性疾患としての痙性対麻痺が含まれる．

2. 作成者と利益相反

日本神経学会と厚生労働科学研究費補助金，難治性疾患克服研究事業「運動失調症の医療基盤に関する調査研究班（班長：水澤英洋）」とが日本神経治療学会の協力を得て合同で作成委員会を構成し作成された．小児領域でも少なからず患者がいることから日本小児神経学会の専門家にも加わっていただいた．日本神経学会の他の診療ガイドラインと同様に作成方針の策定にはMindsからの委員に参加いただき，文献検索は日本図書館協会に委託して行った．患者会として全国SCD・MSA友の会については，毎年の研究班会議に参加し，作成委員長をはじめ複数の作成委員が顧問を務めるなど，普段より協力体制ができている．さらに，原稿完成後にご意見を求める形とした．

作成委員は，日本神経学会のガイドライン作成に関する取り扱いに従って，利益相反の申告を行った．その結果，2名の該当者について作成委員長に報告され，関連事項の記述を担当しないことの確認などの対応が行われた．

作成委員：池田佳生，石川欽也，伊藤瑞規，小野寺 理，桑原 聡，齋藤伸治，佐々木秀直（副委員長），髙嶋 博，瀧山嘉久，花島律子（宇川義一），水澤英洋（委員長），宮井一郎，安井建一，吉田邦広

研究協力者：小林庸子，高橋祐二（事務局担当）

評価・調整委員：黒岩義之，佐古田三郎，祖父江 元，辻 省次，中島健二，西澤正豊

外部委員：井上真智子

Minds：森實敏夫，佐藤康仁

日本図書館協会：山口直比古

3. 様式

基本的はMindsの推奨するMinds2016に準拠して作成した．この場合，文献のエビデンスレ

ベルを記載する必要はないとされているが，対象疾患が稀少疾患で治験の論文数が極めて少ないことから，ガイドライン統括委員会に相談のうえ，症例報告なども採用し，文献のエビデンスレベルも記載する Minds2014 の様式に従うこととした．

診療ガイドラインであり，まだ治療法が極めて少なく，迅速で正確な診断のウエイトが大きいことからも，診断にかかわる解説も十分記載することとした．疾患の病態の説明や診断は，必ずしもクリニカル・クエスチョン (CQ) にはなじまないが，これまでの日本神経学会のガイドラインにならって，全体として CQ 形式を採用しわかりやすくなるように工夫した．

4. 内容

冒頭で述べたように，対象を運動失調症ではなく，SCD と MSA としたことから，まずは SCD と MSA がどのような疾患であるかを解説し，その後 SCD と MSA に認められる多くの症状・徴候についても説明し治療について記載した．すなわち，運動失調症はもちろん，パーキンソニズム，不随意運動，自律神経症候，認知症候，精神症候なども取り上げられている．

治療に関しては，薬物治療，リハビリテーション，医療福祉サービス，遺伝カウンセリングなどが含められている．特に薬物治療については，遺伝子治療，再生医療を含む病態修飾治療の現状にも言及したうえで，現在の対症療法の実状を詳細に解説した．一方，介護そのものについては，SCD・MSA に特化した介護のエビデンスに乏しく，他の疾患での当該症候についての研究も参考にしている．介護の対象となる状態は，個別の疾患毎というより，多くの神経（変性）疾患に共通した機能障害に関連することなどから，近い将来，「神経疾患の介護ガイドライン」といった形での出版が望まれる．

遺伝性を表す表現として，日本神経学会の「神経疾患の遺伝子診断ガイドライン」に従って常染色体優性遺伝性，常染色体劣性遺伝性，X 連鎖性を採用した．したがって，日本神経学会用語集とは一部異なっている．また，作成の最中に日本人類遺伝学会から優性，劣性ではなく，顕性，潜性という用語への変換の提案がなされた．本委員会ではその趣旨を十分理解しているが，現状ではまだ十分には普及しておらず，実際の日常診療にて使用される診療ガイドラインの性格上，本ガイドラインでは従来の優性，劣性を使用している．

表記方法について，表題の SCD・MSA でわかるように，SCD・MSA は SCD と MSA の意味であり，MJD と SCA3 など同じ意味を表す言葉を続けるときは，MJD/SCA3 のように表記されている．

5. 脊髄小脳変性症 (SCD) に含まれる疾患

SCD には多くの疾患が含まれるため，その対象疾患や分類には様々な意見がある．本ガイドラインでは，総論にあるように作成者でもある厚生労働省研究班で伝統的に用いられている分類に従ったうえで，必要に応じて説明を加えてある．

まず，指定難病制度から，変性疾患としての痙性対麻痺は SCD として扱っている．

個別の話題では，ミトコンドリアの障害による疾患はしばしば小脳症候を呈するが，多くは SCD ではなくより特異性の高いミトコンドリア病と呼ばれる．一方，Friedreich（フリードライヒ）運動失調症 (FRDA) は，ミトコンドリア異常を介して神経細胞変性をきたすことが判明したが，伝統的に常染色体劣性遺伝性 SCD の代表として分類されている．プリオン蛋白遺伝子の変異による Gerstmann-Sträussler-Scheinker 症候群は明瞭な運動失調症を呈するが，より特異性があり有用なプリオン病のほうに分類される．

このように「変性」の概念そのものが，簡潔にいえば，血管障害，腫瘍，炎症，中毒，代謝異常などの神経細胞外の原因が明瞭な病態ではなく，神経細胞そのものに起因する原因によって徐々に進行する障害ということであり，個々の変性疾患の病態が解明されるに従って，分類を再検討する必要性が生じると思われる．さらに，神経変性疾患の重要な要素のひとつである「進行性」についても，非進行性の「形成不全」や発達障害的なあるいは発作性の病態と，非常に緩徐に進行する病態の区別も容易ではない．本ガイドラインでは，これらの分類学的な議論は成書に任せ，ケース・バイ・ケースで実際的に診療に役立つ情報の提供を行うよう心がけた．

6. 作成経過，追加情報および改訂

本ガイドラインは，2015年1月14日に第1回の作成委員会を開催して以来，10回の委員会を開催し，その後，評価・調整委員，外部委員，統括委員の評価を得て，さらに日本神経学会会員と患者団体である全国SCD・MSA友の会へのパブリックコメントの聴取を経て，それに対する修正を行って完成され，2017年9月22日に出版社に原稿を送附した．なお，この後半の原稿の確定と引き続く校正にやや時間が掛かり，その間に新しい情報が得られるに至ったこともあり，それらは本文の中にその旨を記載して紹介した．今後，日本神経学会の他の診療ガイドラインと同様に5年毎に改訂を行う予定であるが，経過中に速やかに改訂すべき事柄が生じたときには部分改訂を行って対応する方針である．

7. 著作権

厚生労働省研究班は時限組織であり，将来発生する印税収入等を受け取ることができない．したがって，当初の話し合いにて著作権は日本神経学会に委譲されている．日本神経学会はガイドライン作成委員会の開催経費など，必要経費の全部または一部を負担した．

2018年5月

「脊髄小脳変性症・多系統萎縮症診療ガイドライン」作成委員会

目　次

1．総論

①定義
- CQ 1-1　脊髄小脳変性症・多系統萎縮症とはどのような疾患か ……………………………2

②分類
a．遺伝性脊髄小脳変性症
- CQ 1-2　脊髄小脳変性症のなかで遺伝する疾患の遺伝様式にはどのようなものがあるか……4
- CQ 1-3　常染色体優性遺伝をきたす脊髄小脳変性症にはどのような疾患があるか …………6
- CQ 1-4　常染色体劣性遺伝をきたす脊髄小脳変性症にはどのような疾患があるか …………9
- CQ 1-5　X連鎖性脊髄小脳変性症にはどのような疾患があるか ……………………………13

b．孤発性脊髄小脳変性症
- CQ 1-6　孤発性脊髄小脳変性症にはどのような疾患があるか ………………………………15
- CQ 1-7　多系統萎縮症とはどのような疾患か …………………………………………………16
- CQ 1-8　皮質性小脳萎縮症とはどのような疾患か ……………………………………………18

c．（遺伝性）痙性対麻痺
- CQ 1-9　痙性対麻痺とはどのような疾患か ……………………………………………………20

③全体の疫学
- CQ 1-10　有病率，孤発性/家族性の割合はどのくらいか ……………………………………21
- CQ 1-11　日本において頻度の高い疾患は何か ………………………………………………23

2．各論

①AD-SCD
a．臨床像
- CQ 2-1　AD-SCDの臨床症状にはどのようなものがあるか …………………………………26
b．病因・病態
- CQ 2-2　病因・病態はどのようなものか ………………………………………………………29
c．診断・鑑別診断
- CQ 2-3　できる限り正確に臨床診断するにはどうしたらよいか ……………………………31
d．予後
- CQ 2-4　病型ごとにどのように予後を予測し，説明をすべきか ……………………………32
e．MJD/SCA3
- CQ 2-5　どのような症候をみたときにMJD/SCA3を疑うか …………………………………34
f．SCA6
- CQ 2-6　SCA6の特徴的な症候は何か …………………………………………………………37
g．DRPLA
- CQ 2-7　DRPLAの特徴は何か …………………………………………………………………39
h．SCA31
- CQ 2-8　SCA31の特徴は何か ……………………………………………………………………41

目 次

  i. その他の AD-SCD
   CQ 2–9 他の AD-SCD ではどのような疾患を注意すべきか ……………………………… 43

②AR-SCD・X-linked SCD
 a. 臨床像
   CQ 2–10 AR-SCD, X-linked SCD の臨床症状にはどのようなものがあるか ……………… 45
 b. 病因・病態
   CQ 2–11 病因・病態はどのようなものか ……………………………………………………… 49
 c. 診断・鑑別診断
   CQ 2–12 遺伝子検査以外の検査で，鑑別診断につながる検査はあるか ……………………… 52
 d. 予後
   CQ 2–13 どのように進行するか ………………………………………………………………… 54
 e. EAOH/AOA1
   CQ 2–14 EAOH/AOA1 および AOA2 の臨床・治療で気をつけることはあるか …………… 57
 f. ビタミン E 単独欠損性運動失調症
   CQ 2–15 ビタミン E 単独欠損性運動失調症の臨床・治療で気をつけることはあるか ……… 60
 g. FXTAS
   CQ 2–16 FXTAS の臨床・治療で気をつけることはあるか ………………………………… 62

③MSA
 a. 臨床像
   CQ 2–17 多系統萎縮症の臨床症候にはどのようなものがあるか …………………………… 64
 b. 病因・病態
   CQ 2–18 多系統萎縮症の病態に関連する因子はあるか ……………………………………… 66
 c. 診断・鑑別診断
   CQ 2–19 多系統萎縮症の診断基準にはどのようなものがあるか …………………………… 68
   CQ 2–20 多系統萎縮症の診断に自律神経検査の意義はあるか ……………………………… 73
   CQ 2–21 多系統萎縮症の診断に画像検査の意義はあるか …………………………………… 75
 d. 予後
   CQ 2–22 多系統萎縮症の進行の速さはどのくらいか ………………………………………… 77
   CQ 2–23 多系統萎縮症の呼吸障害にはどのような特徴があるか …………………………… 79
   CQ 2–24 多系統萎縮症の突然死の原因と予防法にはどのようなものがあるか …………… 81

④CCA
 a. 臨床像
   CQ 2–25 CCA には小脳外症状・症候はみられるか …………………………………………… 83
 b. 病因・病態
   CQ 2–26 臨床的にはどのようにして孤発性と判断するか …………………………………… 87
   CQ 2–27 孤発性失調症に対して，遺伝学的検査をして既知の遺伝性脊髄小脳変性症と判明
      する割合はどのくらいか ……………………………………………………………… 89
 c. 診断・鑑別診断
   CQ 2–28 CCA と鑑別すべき疾患はどのようなものがあるか ………………………………… 91
 d. 予後
   CQ 2–29 多系統萎縮症（MSA-C）と比べて予後はどうか …………………………………… 93

⑤遺伝性痙性対麻痺
 a. 臨床像
   CQ 2–30 遺伝性痙性対麻痺にはどのようなものがあるか …………………………………… 95

　　　　CQ 2-31　純粋型と複合型はどのように区別されるか ………………………………………… 97
　b. 病因・病態
　　　　CQ 2-32　どのような病因遺伝子があるか ……………………………………………………… 99
　　　　CQ 2-33　遺伝子型と臨床像に相関はあるか ……………………………………………………102
　c. 診断・鑑別診断
　　　　CQ 2-34　診断・鑑別診断はどのように行うか …………………………………………………103
　　　　CQ 2-35　JASPAC とは何か ………………………………………………………………………105
　d. 治療・予後
　　　　CQ 2-36　薬物治療にはどのようなものがあるか ………………………………………………109
　　　　CQ 2-37　どのような経過をたどるか ……………………………………………………………112
　e. SPG4
　　　　CQ 2-38　SPG4 とはどのような病気か …………………………………………………………114
　f. SPG11
　　　　CQ 2-39　SPG11 とはどのような病気か …………………………………………………………117

⑥その他の失調症
　a. ミトコンドリア病
　　　　CQ 2-40　ミトコンドリア異常による失調症の特徴は何か ……………………………………119
　b. 反復発作性運動失調症
　　　　CQ 2-41　反復発作性運動失調症の特徴は何か …………………………………………………122
　c. 小脳低形成症
　　　　CQ 2-42　小脳低形成はどのような疾病か ………………………………………………………124

3. 臨床症状・徴候

①運動失調症候
　　　　CQ 3-1　運動失調とはどのような症候か …………………………………………………………128
　　　　CQ 3-2　運動失調の重症度評価にはどのようなものがあるか …………………………………130
　a. 小脳性失調
　　　　CQ 3-3　小脳の障害による運動失調とはどのような症候か ……………………………………132
　b. 深部感覚性失調
　　　　CQ 3-4　深部感覚の障害による運動失調とはどのような症候か ………………………………134
　c. 前庭性失調
　　　　CQ 3-5　前庭障害による運動失調とはどのような症候か ………………………………………135

②錐体路症候
　　　　CQ 3-6　脊髄小脳変性症において錐体路徴候が目立つ場合，どのような疾患を考えるか …136

③錐体外路症候
　a. パーキンソン症候
　　　　CQ 3-7　脊髄小脳変性症においてパーキンソン徴候が目立つ場合，どのような疾患を考える
　　　　　　　　か ………………………………………………………………………………………………138
　b. 不随意運動
　　　　CQ 3-8　脊髄小脳変性症における不随意運動にはどのようなものがあるか …………………140

④自律神経症候
　　　　CQ 3-9　脊髄小脳変性症において認められる自律神経症候にはどのようなものがあるか …142

⑤認知機能障害
  CQ 3-10 脊髄小脳変性症における認知機能障害の内容とそれが目立つ疾患は何か ………144

⑥末梢神経障害
  CQ 3-11 脊髄小脳変性症において末梢神経障害が目立つ場合，どのような疾患を考えるか
     ………………………………………………………………………………………146

⑦眼球運動障害
  CQ 3-12 脊髄小脳変性症において認められる眼球運動障害にはどのような特徴があるか．またその特徴によってどのような疾患を考えるか………………………148

⑧精神症候
  CQ 3-13 脊髄小脳変性症において精神症候が目立つ場合，どのような疾患を考えるか……150

4. 検査

①血液・髄液検査
  CQ 4-1 小脳失調症の鑑別にどのような血液・髄液検査を提出すべきか………………154

②画像検査
a. MRI
  CQ 4-2 小脳失調症と病型毎のMRI所見はどのようなものか……………………………156
  CQ 4-3 hot cross bun signがあれば，MSA-Cとしてよいか……………………………158
  CQ 4-4 MRS検査は有用か…………………………………………………………………159
b. その他の画像検査
  CQ 4-5 SPECT検査は有効か．病型別のSPECT検査の特徴は何か……………………161
  CQ 4-6 脊髄小脳変性症・多系統萎縮症の鑑別にMIBG心筋シンチグラフィーは必要か…163

③神経生理検査
  CQ 4-7 電気生理学的検査の意義と有用性は何か…………………………………………165

④神経眼科・神経耳科検査
  CQ 4-8 脊髄小脳変性症・多系統萎縮症の診断に神経眼科および神経耳科検査は役立つか
     ………………………………………………………………………………………167

⑤自律神経検査
  CQ 4-9 脊髄小脳変性症・多系統萎縮症の診断に自律神経検査は役立つか……………169

⑥遺伝カウンセリング・遺伝子検査
  CQ 4-10 脊髄小脳変性症の遺伝子診断はどのように進めればよいか……………………171
  CQ 4-11 痙性対麻痺の遺伝子検査はどのように進めればよいか…………………………173
  CQ 4-12 遺伝子検査を行う際のインフォームドコンセントはどのように取得すればよいか………………………………………………………………………………………175
  CQ 4-13 脊髄小脳変性症，痙性対麻痺の遺伝学的検査はどこで実施しているか………177
  CQ 4-14 明らかな家族歴がある場合，遺伝学的検査で病型が判明する割合はどのくらいか………………………………………………………………………………………179
  CQ 4-15 脊髄小脳変性症ではどの程度に表現促進現象がみられるか……………………181

CQ 4–16	遺伝性脊髄小脳変性症の浸透率はどのくらいか	183
CQ 4–17	脊髄小脳変性症の発症前診断は可能か	185
CQ 4–18	日本では遺伝子診断に関して，生命保険に加入する場合の告知義務があるか	188

⑦その他の検査

CQ 4–19	運動失調症の嚥下・呼吸・睡眠障害の検査にはどのようなものがあるか	191

5. 診断と鑑別診断

CQ 5–1	脊髄小脳変性症・多系統萎縮症の鑑別疾患にはどのようなものがあるか	194
CQ 5–2	症候性（二次性）の小脳性運動失調症にはどのようなものがあるか	197

6. 治療・ケア

①病態修飾治療（遺伝子治療，再生医療を含む）

CQ 6–1	小脳失調症に対する病態修飾治療はどこまで進んでいるか	200
CQ 6–2	小脳失調症に対する治験情報はどのように得られるか	202
CQ 6–3	遺伝子治療や核酸治療はどこまで進んでいるのか（小脳失調症における展望について）	204
CQ 6–4	再生医療はどこまで進んでいるのか（小脳失調症における展望について）	206

②脳刺激治療

CQ 6–5	運動失調に対して，経頭蓋磁気刺激治療は有効か	208
CQ 6–6	運動失調に対して，脳深部刺激療法（DBS）は有効か	210

③症状改善治療

a. 運動失調症候

CQ 6–7	運動失調の対症療法にはどのようなものがあるか	212

b. 錐体路症候

CQ 6–8	脊髄小脳変性症の痙縮の対症療法にはどのようなものがあるか	215

c. 錐体外路症候

CQ 6–9	パーキンソン症候の対症療法にはどのようなものがあるか	217
CQ 6–10	不随意運動の対症療法にはどのようなものがあるか	220

d. 自律神経症候

CQ 6–11	起立性低血圧の対症療法にはどのようなものがあるか	222
CQ 6–12	食事性低血圧の対症療法にはどのようなものがあるか	225
CQ 6–13	直腸障害の対症療法にはどのようなものがあるか	228
CQ 6–14	神経因性膀胱の対症療法にはどのようなものがあるか	231
CQ 6–15	性的機能障害の対症療法にはどのようなものがあるか	233
CQ 6–16	発汗障害の対症療法にはどのようなものがあるか	235

e. 嚥下障害

CQ 6–17	嚥下障害の対症療法はいつ・どのように行うのか	237

f. 呼吸障害

CQ 6–18	呼吸機能障害の対症療法はいつ・どのように行うのか	239

g. 睡眠障害

CQ 6–19	睡眠障害の種類と対症療法にはどのようなものがあるか	241

目次

  h. 認知機能障害
    CQ 6-20 認知機能障害の対症療法にはどのようなものがあるか ……………………………243
  i. 末梢神経障害
    CQ 6-21 末梢神経障害の対症療法にはどのようなものがあるか …………………………245
  j. 精神症候
    CQ 6-22 脊髄小脳変性症において認められるうつ状態にはどのように対応したらよいか…247

④合併症予防・治療
  a. 誤嚥性肺炎
    CQ 6-23 誤嚥性肺炎の予防にはどのような方法があるか……………………………………249
  b. 褥瘡
    CQ 6-24 褥瘡の予防と治療にはどのような方法があるか……………………………………251
  c. 転倒予防
    CQ 6-25 転倒・骨折の予防にはどのような方法があるか……………………………………253
  d. コミュニケーション障害
    CQ 6-26 コミュニケーションを補助する手段や機器にはどのような方法があるか，その導入時期はいつか ……………………………………………………………………………255

7. リハビリテーション・福祉サービス

①リハビリテーション
  a. 理学療法
    CQ 7-1 理学療法としてどのような練習を行うのがよいか，その効果は ………………258
  b. 作業療法
    CQ 7-2 作業療法としてどのような練習を行うのがよいか，その効果は ………………260
  c. 言語聴覚療法
    CQ 7-3 言語聴覚療法としてどのような練習を行うのがよいか，その効果は …………262
  d. 摂食嚥下療法
    CQ 7-4 摂食嚥下療法としてどのような練習を行うのがよいか，その効果は …………264

②福祉サービス
  a. 指定難病
    CQ 7-5 特定医療費（指定難病）支給認定で受けられるサービスにはどのようなものがあるか………………………………………………………………………………………266
  b. 障害者総合支援法
    CQ 7-6 障害者総合支援法により受けられるサービスにはどのようなものがあるか………268
  c. 介護保険
    CQ 7-7 要介護認定で受けられるサービスにはどのようなものがあるか …………………270
  d. 就労支援
    CQ 7-8 指定難病対象患者に対する就労支援にはどのようなものがあるか ………………272
  e. 障害年金
    CQ 7-9 受給可能な公的年金にはどのようなものがあるか …………………………………274

索引……………………………………………………………………………………………………276

略語一覧

ABL	abetalipoproteinemia	無βリポ蛋白血症
ACQD	ataxia with coenzyme Q10 deficiency	コエンザイムQ10欠乏性失調症
AD-SCD	autosomal dominant spinocerebellar degeneration	常染色体優性遺伝性脊髄小脳変性症
ADCA	autosomal dominant cerebeller ataxia	常染色体優性遺伝性小脳失調症
AFP	α-fetoprotein	α-フェトプロテイン
AOA1	ataxia with oculomotor apraxia type 1	眼球運動失行を伴う失調症1型
AOA2	ataxia with oculomotor apraxia type 2	眼球運動失行を伴う失調症2型
APTX	aprataxin	アプラタキシン
AR-SCD	autosomal recessive spinocerebellar degeneration	常染色体劣性遺伝性脊髄小脳変性症
ARSACS	autosomal recessive spastic ataxia of Charlevoix-Saguenay	シャルルヴォア・サグネ型常染色体劣性遺伝性痙性失調症
AT	ataxia telangiectasia	毛細血管拡張性運動失調症
ATLD	ataxia telangiectasia like disorder	毛細血管拡張性運動失調症様疾患
AVED	ataxia with vitamin E deficiency	ビタミンE単独欠損性運動失調症
BDI	Beck Depression Inventory	ベックうつ病調査票
BPAP	Bilevel Positive Airway Pressure	二相性気道陽圧
CA	cerebellar ataxia	小脳失調症
CAHG	cerebellar ataxia with hypogonadism	性腺機能低下を伴う小脳失調症
CCA	cortical cerebellar atrophy	皮質性小脳萎縮症
CCAS	cerebellar cognitive affective syndrome	小脳性認知情動症候群
CDG1A	congenital disorder of glycosylation type 1A	先天性グリコシル化異常症1A型
CPAP	continuous positive airway pressure	持続的気道陽圧法
CSAS	central sleep apnea syndrome	中枢性睡眠時無呼吸症候群
CTX	cerebrotendinous xanthomatosis	脳腱黄色腫症
DBS	deep brain stimulation	脳深部刺激療法
DPN	downbeat positioning nystagmus	下眼瞼向き頭位変換眼振
DRPLA	dentatorubral-pallidoluysian atrophy	歯状核赤核淡蒼球ルイ体萎縮症
EA	episodic ataxia	反復発作性運動失調症
EAOH	early-onset ataxia with oculomotor apraxia and hypoalbuminemia	眼球運動失行と低アルブミン血症を伴う早発型運動失調症
ED	erectile dysfunction	勃起障害
FRDA	Friedreich ataxia	フリードライヒ運動失調症
FSP	familial spastic paraplegia	家族性痙性対麻痺
FXN	frataxin	フラタキシン
FXTAS	fragile X-associated tremor/ataxia syndrome	脆弱X関連振戦/失調症候群
GABA	gamma-aminobutyric acid	γ-アミノ酪酸
GBA	glucocerebrosidase	グルコセレブロシダーゼ
HCBS	hot cross bun sign	ホットクロスバン サイン
HPR	hyperintense putaminal rim	被殻外側縁高信号域*
HSP	hereditary spastic paraplegia	遺伝性痙性対麻痺
HUGO	Human Genome Organisation	ヒトゲノム機構
IDCA	idiopathic cerebellar ataxia	特発性小脳失調症
IDLOCA	idiopathic late onset cerebellar ataxia	特発性晩発性小脳失調症
IOSCA	infantile onset spinocerebellar ataxia	乳児期発症脊髄小脳失調症
ITB	intrathecal baclofen	バクロフェン持続髄注療法
J-CAT	Japan Consortium of Ataxias	日本運動失調症コンソーシアム
JASPAC	Japan Spastic Paraplegia Research Consortium	日本痙性対麻痺研究コンソーシアム*
MJD	Machado-Joseph病	マチャド・ジョセフ病
MRS	magnetic resonance spectroscopy	MRスペクトロスコピー
MSA	multiple system atrophy	多系統萎縮症
MSA-C	multiple system atrophy with predominant cerebellar ataxia	小脳失調優位多系統萎縮症*
MSA-P	multiple system atrophy with predominant parkinsonism	パーキンソニズム優位多系統萎縮症*
MSS	Marinesco-Sjögren syndrome	マリネスコ・シェーグレン症候群
NPC	Niemann-Pick type C	ニーマン・ピック病C型
OCT	optical coherence tomography	光干渉断層撮影
OPCA	olivopontocerebellar atrophy	オリーブ橋小脳萎縮症
OSAS	obstructive sleep apnea syndrome	閉塞型睡眠時無呼吸症候群

*は編集者が翻訳したもの

略語一覧

PAF	pure autonomic failure	純粋自律神経不全症
PCARP	posterior column ataxia with retinitis pigmentosa	網膜色素変性を伴う後索性失調症
PHARC	polyneuropathy, hearing loss, ataxia, retinitis pigmentosa, and cataract	多発ニューロパチー，難聴，運動失調，網膜色素変性および白内障*
RD	Refsum disease	レフサム病
PHQ	Patient Health Questionnaire	患者健康質問票
PLM	periodic limb movements	周期性四肢運動
PPH	postprandial hypotension	食事（食後）性低血圧
RLS	restless leg syndrome	下肢静止不能症候群
SACS	sacsin	サクシン
SANDO	sensory ataxic neuropathy, dysarthria, and ophthalmoparesis	感覚性軸索ニューロパチー，構音障害および眼球運動麻痺*
SAOA	sporadic adult-onset ataxia of unknown origin	原因不明の成人発症孤発性失調症
SARA	Scale for the assessment and rating of ataxia	運動失調の評価・評定尺度*
SCA	spinocerebellar ataxia	脊髄小脳失調症
SCAN	spinocerebellar ataxia with axonal neuropathy	軸索型ニューロパチーを伴う脊髄小脳失調症
SCAR	spinocerebellar ataxia, autosomal recessive	常染色体劣性遺伝性脊髄小脳失調症
SCAX1	spinocerebellar ataxia X-linked 1	X連鎖性脊髄小脳失調症1型
SCD	spinocerebellar degeneration	脊髄小脳変性症
SDS	Shy-Drager syndrome	シャイ・ドレーガー症候群
SETX	senataxin	セナタキシン
SND	striatonigral degeneration	線条体黒質変性症
SPECT	single photon emission computed tomography	単一光子放射断層撮影（スペクト）
SPG	spastic paraplegia	痙性対麻痺
TRH	thyrotropin-releasing hormone	甲状腺刺激ホルモン放出ホルモン
TTPA	α-tocopherol transfer protein	αトコフェロール転移蛋白
UMSARS	unified MSA rating scale	統一多系統萎縮症評価尺度
VBM	voxel based morphometry	ボクセル[体積要素]に基づく計測*
VED	familial isolated deficiency of vitamin E	家族性ビタミンE単独欠乏症
XLSA/A	X-linked sideroblastic anemia and ataxia	X連鎖性鉄芽球性貧血/運動失調症

1. 総論

1. 総論

Clinical Question 1-1　①定義

脊髄小脳変性症・多系統萎縮症とはどのような疾患か

回答
- 脊髄小脳変性症とは，小脳を中心とし脳幹，脊髄あるいは大脳をおかす神経変性疾患であり，運動失調のほか，パーキンソニズム，錐体路障害，末梢神経障害，認知症など様々な症候を呈する疾患群である．
- 多系統萎縮症はオリーブ橋小脳萎縮症，線条体黒質変性症，Shy-Drager（シャイ・ドレーガー）症候群の3疾患が同一疾患の異なる病型であることが判明したために，これらを包括する病名として提唱されたものである．

背景・目的

脊髄小脳変性症・多系統萎縮症の疾患概念について理解する．

解説・エビデンス

脊髄小脳変性症（spinocerebellar degeneration：SCD）という用語は元来欧米の文献に由来するが，現在病名としては degeneration，atrophy といった病態や病理を表す用語は使わずに，臨床症候で表現する傾向がある．SCD に相当する名称としては脊髄小脳失調症（spinocerebellar ataxia：SCA）あるいは小脳失調症（cerebellar ataxia：CA）などがよく使われる．

多系統萎縮症（multiple system atrophy：MSA）は従来別の疾患として記載されたオリーブ橋小脳萎縮症（olivopontocerebellar atrophy：OPCA），線条体黒質変性症（striatonigral degeneration：SND），Shy-Drager（シャイ・ドレーガー）症候群（Shy-Drager syndrome：SDS）という3疾患が同一疾患の異なる病型であることが判明して，これらを包括する病名として提唱されたものである．OPCA はまさに SCD そのものであるが，SND はパーキンソニズムが主体で，SDS は自律神経症状が主体であることから，制度上，MSA は SCD とは別の指定難病として認定されている．また，主に両側の錐体路が障害される神経変性疾患は痙性対麻痺と呼ばれる．日本では難病を対象とした行政において SCD の一部として扱われる．

ミトコンドリア病，プリオン病も SCD・MSA とは別の指定難病であるが，なかに多数の病型を有し，小脳症候が目立つ場合もあるため，注意が必要である．ミトコンドリア病，プリオン病のほうがより特異性が高く病態を示す名称であることから，当初 SCD と診断していても遺伝子検査の結果プリオン病と判明したときは，そちらの病名に変更することになる．

小脳低形成（cerebellar hypoplasia）は，何らかの原因で小脳の形成不全があり小型ではあるものの，進行性に増悪することがない病態であり，現在は SCD には含まれていない．一方，反復発作性運動失調症（episodic ataxia：EA）は遺伝子変異により，反復発作性に運動失調症を呈する病態で，SCD と同じ遺伝子の変異で生じたり，小脳萎縮を呈したり，わずかながら進行し

たり，発作間欠期にも症状を呈するなどの病型もあり，現在のところ SCD として考えるのが妥当と思われる．

文献

1) 金澤一郎．小脳の変性疾患．豊倉康夫（総編集），萬年　徹，金澤一郎（編），神経内科学書，第 2 版，朝倉書店，2004: p518–530
2) Greenfield JG. The Spino-cerebellar Degeneration, Blackwell Scientific Publication, Oxford, 1954
3) 廣瀬源二郎．遺伝性 Holmes 型小脳萎縮症．小脳の神経学，伊藤正男，祖父江逸郎，小松崎篤，廣瀬源二郎（編），医学書院，1986: p236
4) 廣瀬源二郎．非遺伝性 Marie-Foix-Alajouanine 型小脳萎縮症．小脳の神経学，伊藤正男，祖父江逸郎，小松崎篤，廣瀬源二郎（編），医学書院，1986: p238
5) 水谷俊雄．小脳オリーブ核変性症と晩発性皮質性小脳萎縮症．小脳の神経学，伊藤正男，祖父江逸郎，小松崎篤，廣瀬源二郎（編），医学書院，1986: p256
6) 水澤英洋．ワークショップ"CCA とは何か"　1．Cortical cerebellar atrophy（CCA）とは何か．厚生労働科学研究費補助金難治性疾患等克服研究事業（難治性疾患克服研究事業）「運動失調症の病態解明と治療法開発に関する研究」班，平成 25 年度総括・分担研究報告書，厚生労働省，2014: p14

検索式・参考にした二次資料

PubMed（検索 2015 年 12 月 30 日）
((("Spinocerebellar Degenerations/classification"[Majr] OR "Spinocerebellar Degenerations/ physiopathology"[Majr])) OR ("Multiple System Atrophy/classification"[Mesh] OR "Multiple System Atrophy/physiopathology"[Mesh]) Filters: Review; English; Japanese　206 件
医中誌（検索 2015 年 12 月 30 日）
((((脊髄小脳変性症/TH or 脊髄小脳変性症/AL)) or ((多系統萎縮症/TH or 多系統萎縮症/AL)))) and (PT=解説,総説 and SH=病因,疫学)　89 件
そのほか重要な文献をハンドサーチで追加した

1. 総論

Clinical Question 1-2　②分類―a．遺伝性脊髄小脳変性症

脊髄小脳変性症のなかで遺伝する疾患の遺伝様式にはどのようなものがあるか

回答
- 常染色体優性遺伝，常染色体劣性遺伝，X連鎖性遺伝，ミトコンドリア遺伝が知られている．

■ 背景・目的

脊髄小脳変性症の遺伝様式を理解する．家族歴をもとに家系図を作成する．家系図は遺伝様式の推定，保因者の推定に必須であり，遺伝カウンセリングの基礎資料となる．

■ 解説・エビデンス

家族歴による遺伝様式の推定は発病年齢とともに，脊髄小脳変性症の病型診断の手がかりとして重要である．さらには保因者の推定，遺伝カウンセリングの基礎資料としても欠かせない．通常，常染色体優性遺伝であれば祖父母，両親，患者の各世代には男女ともに発病者が分布している．常染色体優性遺伝であれば，男も女も罹患する．成人発症の遺伝性疾患であれば，患者の同胞ならびに子供の世代には未発症の保因者のいることも十分に考えられる．祖父母を含めた三世代にわたる罹患者の家族歴が得られることはそう多いことではない．そのなかで，父親と息子が罹患している場合は常染色体優性遺伝を示しているので重要である．常染色体劣性遺伝では通常は，両親は未発症であっても保因者となる．患者の同胞，両親が近親婚で，その血縁に罹患者のいる場合には劣性遺伝である可能性が高い．ただし，このような詳細な家族歴が得られることはまれであり，一見，孤発性であっても常染色体劣性遺伝性疾患であることがある．X連鎖性遺伝では通常は男子が罹患し，無症状の母親は保因者となる．

ミトコンドリア病には，ミトコンドリア固有の二本鎖冠状DNAの異常によるものと，ミトコンドリア関連蛋白質をコードしている核遺伝子の異常によるものがある．ミトコンドリア遺伝子の異常に起因する疾患は母親から子供へと遺伝する．これは細胞質に含まれているミトコンドリアの量が卵子に圧倒的に多く，精子では少ないことに由来している．正常と異常なミトコンドリアが混在している状態をヘテロプラスミーと称する．ヘテロプラスミーの程度は臓器により，個人により異なるので，ミトコンドリア病の症候は多様である．核ゲノムには多数のミトコンドリア関連蛋白質がコードされている．この核遺伝子の変異による"ミトコンドリア病"の場合は，常染色体性劣性もしくは優性遺伝となる．2016年12月の時点で，米国BroadInstitute のホームページ[*1]には1,158個のミトコンドリア遺伝子リストがMitoCarta2.0として公開されている．同じく，MRC Mitochondrial Research Unit のデータベースMitoMiner4.0[*2]にはIntegrated Mitochondrial Protein Index（IMPI）として1,408個の遺伝子が登録されている．

日本の脊髄小脳変性症の疾患構成に関しては，旧）厚生省運動失調症調査研究班により報告さ

れている[1]．それによると，多系統萎縮症も含めた脊髄小脳変性症全体の27％が常染色体優性遺伝性，常染色体劣性遺伝性は1.8％と報告されている．すなわち日本の遺伝性脊髄小脳変性症においては，その多くが常染色体優性遺伝性であることが特徴である．

文献

1) Tsuji S, Onodera O, Goto J, et al; Study Group on Ataxic Diseases. Sporadic ataxias in Japan: a population-based epidemiological study. Cerebellum 2008; **7**: 189–197

検索式・参考にした二次資料

PubMed（検索2015年12月30日）
"Spinocerebellar Degenerations/genetics"[Mesh] AND (classification[sh] OR chromosom* OR phenotyp*) Filters: Review; English; Japanese　250件
医中誌（検索2015年12月30日）
(((脊髄小脳変性症/TH or 脊髄小脳変性症/AL)) and (遺伝/AL or 染色体/AL)) and (PT=解説,総説 and SH=病理学,遺伝学)　208件
そのほか重要な文献をハンドサーチで追加した

*1：Broad institute　https://www.broadinstitute.org/publications/metabolite?search_api_views_fulltext=mitocarta（最終アクセス2018年2月15日）
*2：MRC Mitochondrial Biology Unit　http://mitominer.mrc-mbu.cam.ac.uk/release-4.0/begin.do（最終アクセス2018年2月15日）

1. 総論

Clinical Question 1-3　②分類―a. 遺伝性脊髄小脳変性症

常染色体優性遺伝をきたす脊髄小脳変性症にはどのような疾患があるか

回答

- 常染色体優性遺伝性脊髄小脳変性症（AD-SCD）は HUGO（Human Genome Organisation）のヒト遺伝子地図では脊髄小脳失調症（spinocerebellar ataxia：SCA）に番号をつけて登録されている．重複や欠番もあるが，2016年9月の時点で SCA43 まで登録されている．

背景・目的

SCA（spinocerebellar ataxia）の番号は申請された順につけられて登録される．SCA1 とは，はじめて遺伝子座が登録された SCA である．当該遺伝子と病原性変異の未定な SCA が一部残されている．

解説・エビデンス

"SCA" をキーワードとしてデータベース OMIM[*1] を検索した結果を表1に示した．現在までに40前後の脊髄小脳失調症（SCA）の遺伝子座が登録されている．そのなかで，当初，劣性遺伝性である infantile onset spinocerebellar ataxia（IOSCA）が "SCA8" として，SCAR4 が "SCA24" として，登録され，命名に混乱を招いた．IOSCA は C10ORF のホモもしくは複合ヘテロ欠失に起因する疾患である（CQ 1-4 参照）．現在，SCA8 の番号は CTG リピートの伸長に起因する優性遺伝性 SCA に割り振られている[1]．SCA16 として報告された疾患は，SCA15 と同じく ITPR1 の欠失によることが明らかとなった[2]．SCA19 と SCA22 はともに KCND3 の変異による疾患である．"SCA9" は症候と一部の SCA との鑑別診断のみであり，遺伝子座そのものがは未定であることから欠番扱いとなっている[3]．SCA16，SCA24，SCA33，SCA39 は欠番となっている．
　SCA15 は成人期に発症し，緩慢進行性の小脳性運動失調症を呈する．当該遺伝子は ITPR1 で，複数のエクソンにわたる大きな欠失に起因する．一方，SCA29 は小児期に運動失調で気がつかれるが経過は非進行性である．小脳虫部の萎縮を伴う．ITPR1 のミスセンス変異によるとされている．すなわち，同一遺伝子ではあるが，病原性変異の内容も症状も異なる疾患である．このリストのなかで，日本に頻度の高い疾患は MJD/SCA3，SCA6，DRPLA，SCA31 である（CQ 1-11 参照）．これらの疾患に比べて SCA1 と SCA2 の頻度は地域差もあるが，全体としては少ない．SCA36 は発病初期には小脳失調が中核症候であるが，進行期に運動ニューロン障害を併発することを特徴とし，近年，日本より報告されたまれな疾患である．これ以外に多数のミスセンス変異やゲノム構造多型に起因する SCA が世界各地から報告されている．タンデムリピートの伸長に起因する疾患に比べて，これらの疾患では当該遺伝子のホットスポットを直接シークエンス解析して診断確定できるケースを除けば，鑑別診断にはエクソームシークエンスなど

表1 常染色体優性遺伝をきたす脊髄小脳変性症

Symbol	Phenotype MIM No	Locus	Gene	Mutation
SCA1	#164400	6p22.3	*ATXN1*	(CAG) n
SCA2	#183090	12q24.12	*ATXN2*	(CAG) n
MJD/SCA3	#109150	14q32.12	*ATXN3*	(CAG) n
DRPLA	#125370	12p13.31	*ATN1*	(CAG) n
SCA4	%600223	16q22.1	n.d.	n.d.
SCA5	#600224	11q13.2	*SPTBN2*	h.m.; del
SCA6	#183086	19p13.2	*CACNA1A*	(CAG) n
SCA7	#164500	3p14.1	*ATXN7*	(CAG) n
SCA8	#608768	13q21.33	*ATXN8OS*	(CTG) n
SCA10	#603516	22q13.31	*ATXN10*	(ATTCT) n
SCA11	#604432	15q15.2	*TTBK2*	h.m.; del
SCA12	#604326	5q32	*PPP2R2B*	(CAG) n
SCA13	#605259	19q13.33	*KCNC3*	h.m.
SCA14	#605361	19q13.42	*PRKCG*	h.m.
SCA15/29	#606658	3p26.1	*ITPR1*	h.m.; del
SCA17	#607136	6q27	*TBP*	(CAG) n
SCA18	%607458	7q22-q32	*IFRD1*	h.m. ?
SCA19/22	#607346	1p13.2	*KCND3*	h.m.; del
SCA20	#608687	11q12	*DAGLA* etc	duplication
SCA21	#607454	1p36.33	*TMEM240*	h.m
SCA23	#610245	20p13	*PDYN*	h.m.
SCA25	%608703	2p21-p13	n.d.	n.d.
SCA26	#609306	19p13.3	*EEF2*	h.m.
SCA27	#609307	13q33.1	*FGF14*	h.m.
SCA28	#610246	18p11.21	*AFG3L2*	h.m.
SCA29	#117360	3p26.1	*ITPR1*	h.m
SCA30	%613371	4q34.3-q35.1	n.d.	n.d.
SCA31	#117210	16q21	*BEAN*	(TGGAA) n
SCA32	%613909	7q32-q33	n.d.	n.d.
SCA34	#133190	6p12.3-q16.2	*ELOVL4*	h.m.
SCA35	#613908	20p13	*TGM6*	h.m.
SCA36	#614153	20p13	*NOP56*	(GGCCTG) n
SCA37	#615945	1p32	n.d.	n.d.
SCA38	#615957	6p22.2-q14.1	*ELOVL5*	h.m.
SCA40	#616053	14q32.11-q32.12	*CCDC88C*	h.m.
SCA41	#616410	4q27	*TRPC3*	h.m.
SCA42	#616795	17q21.33	*CACNA1G*	h.m.
SCA43	#617018	3q25.2	*MME*	h.m

del: deletion, h.m.: heterozygous mutation, n.d.: not determined, #: 疾患関連遺伝子と病原性変異ともに特定されているもの, %: 遺伝子座のみ登録されているもの (OMIM 2016年9月現在)

詳細な解析が必要となる.

1．総論

文献

1) Koob MD, Moseley ML, Schut LJ, et al. An untranslated CTG expansion causes a novel form of spinocerebellar ataxia (SCA8). Nat Genet 1999; **21**: 379–384
2) Iwaki A, Kawano Y, Miura S, et al. Heterozygous deletion of ITPR1, but not SUMF1, in spinocerebellar ataxia type 16. J Med Genet 2008; **45**: 32–35
3) Higgins JJ, Pho LT, Ide SE, et al. Evidence for a new spinocerebellar ataxia locus. Mov Disord 1997; **12**: 412–417

検索式・参考にした二次資料

PubMed（検索 2015 年 12 月 30 日）
"Spinocerebellar Degenerations/genetics"[Mesh] AND (Chromosome aberrations[mesh] OR autosomal) AND dominant Sort by: Relevance Filters: Review; English; Japanese　97 件
医中誌（検索 2015 年 12 月 30 日）
((((脊髄小脳変性症/TH or 脊髄小脳変性症/AL)) and (遺伝/AL or 染色体/AL) and (優性/AL))) and (PT=会議録除く and SH=遺伝学)　61 件
そのほか重要な文献をハンドサーチで追加した

*1：OMIM　https://www.ncbi.nlm.nih.gov/omim（最終アクセス 2018 年 2 月 15 日）

Clinical Question 1-4　②分類―a. 遺伝性脊髄小脳変性症

常染色体劣性遺伝をきたす脊髄小脳変性症にはどのような疾患があるか

回答
● 常染色体劣性遺伝性脊髄小脳変性症（AR-SCD）には，多数の疾患が知られている．頻度も少なく，日本からはいまだ報告されていない疾患も多い．

■ 背景・目的

　常染色体劣性遺伝をきたす疾患が日本の脊髄小脳変性症に占める頻度は少ないが，多様な疾患のあること理解する．当該遺伝子の機能喪失変異によるホモおよび複合ヘテロ接合体で発病する．

■ 解説・エビデンス

　常染色体劣性遺伝性脊髄小脳変性症についても2016年8月の時点でOMIM [*1]に登録されているものを表1にまとめて示した．すでに病名が広く定着しているものを除いて，最近のものはSCAR（spinocerebellar ataxia, autosomal recessive）として登録された順に番号が付与されている．現時点でSCAR23まで登録されている．SCAR3，SCAR4，SCAR6の3疾患については遺伝子座が決定してはいるが，当該遺伝子と病原性変異は同定されていない．その多くは幼小児期～若年発症であるが，一部には出生の時点ですでに小脳萎縮があり，経過も非進行性であるなどの特徴から奇形ないしは低形成，もしくはそれを基盤とした発達障害との異同が問題となる．

　常染色体劣性遺伝性脊髄小脳変性症の代表は，Friedreich（フリードライヒ）運動失調症（Friedreich ataxia：FRDA）である．当該遺伝子はフラタキシン（frataxin：*FXN*）であり，本疾患のほとんどはゲノム遺伝子の第1イントロンに位置するGAAリピートが異常伸長することに起因する疾患である．欧米のFRDAでは，GAAリピート異常伸長のホモ接合体がほとんどを占めており，数％がGAAリピート異常伸長とフラタキシン遺伝子点変異の複合ヘテロ接合体（compound heterozygote）によるものである[1]．GAAリピート異常伸長の場合，フラタキシン遺伝子の転写障害から遺伝子産物の減少をきたす．点変異としてはミスセンス，ナンセンス，フレームシフト変異の報告がある．ミスセンス変異の場合，フラタキシン蛋白質の局在の異常，プロセッシング異常，不安定化，機能障害をきたす．FRDA以外の劣性遺伝性失調症は，当該遺伝子において機能喪失変異のホモもしくは複合ヘテロ接合体により発病する．FRDAは小脳性運動失調，下肢深部覚障害，腱反射消失，足底反射異常を呈し，凹み足，糖尿病，心筋症を合併する．欧米ではよく知られている頻度の高い疾患であるが，日本人において本遺伝子変異に起因する症例はいまだ報告されていない．

　日本で報告されている劣性遺伝性運動失調症の代表的なものの第一は眼球運動失行と低アル

1. 総論

表1 常染色体劣性をきたす脊髄小脳変性症

Symbol	Phenotype MIM No	Locus	Gene	臨床像
FRDA [a]	#229300	9q13	FXN	小脳性運動失調，深部覚障害，錐体路障害，腱反射消失，凹み足，末梢神経障害を呈する．糖尿病や心筋症を合併．
VED [b]	#277460	8q13.1-q13.3	TTPA	FRDA類似の運動失調．日本では網膜色素変性を伴う例がある．血中ビタミンEが低値 [7~9]．
ARSACS [c]	#270550	13q12.12	SACS	小脳性運動失調と痙性対麻痺，凹み足，神経因性膀胱，進行期の筋萎縮など．網膜有髄線維を伴うことあり [5, 6]．
EAOH [d] (AOA1)	#208920	9p21.1	APTX	小脳性運動失調，眼球運動失行，舞踏アテトーゼ，時に精神運動発達遅滞，末梢神経障害を呈し，低アルブミン血症，高コレステロール血症を伴う．足変形や心筋症を欠く [2~4]．
AT1 [e]	#208900	11q22.3	ATM	小脳性運動失調を中核として，球結膜や皮膚の毛細血管拡張症，免疫不全による易感染性，二次性徴の発現遅滞を伴い，悪性リンパ腫などを合併しやすい．IgA・IgEは欠如～低値．
ATCAY [f]	#601238	19p13.3	CAYTAXIN	精神運動発達遅滞，非進行性小脳性運動失調．
IOSCA [g]	#271245	10q24	C10orf2	小児期に小脳性運動失調で発病し進行性．後に感覚性ニューロパチー，外眼筋麻痺，聴力障害，てんかんなどを併発する．
SCAR1 (AOA2 [i])	#606002	9q34	SETX	FRDA類似の進行性運動失調に眼球運動失行，舞踏アテトーゼ，末梢神経障害，血中CK・γ-グロブリン・AFP高値を伴う [10, 11]．
SCAR2	#213200	9q34-qter	PMPCA	先天性小脳性運動失調で非進行性．低身長を伴う．小脳では顆粒細胞が選択的に萎縮．
SCAR3	%271250	6p23-p21		小児期にFRDA類似の運動失調で発病し進行性．視神経萎縮による視力障害，蝸牛神経の変性により聴力障害を伴う．
SCAR4	%607317	1p36		20歳代に運動失調で発病し進行性．軸索性ニューロパチーによる下肢感覚障害を伴う．眼球の衝動性運動障害を伴う．
SCAR5 (GAMOS [j])	#606937	15q24-q26	WDR73	先天性小脳性運動失調症で非進行性．視神経萎縮，精神発達遅滞を伴う．皮膚血管内皮細胞に微小線維が沈着してオスミウム好性を呈する．
SCAR6	%608029	20q11-q13		小児期に小脳性運動失調で発病し，非進行性．低身長を伴う．知的発達は保たれる．
SCAR7	#609270	11p15.4	TPP1	小児期に発病する小脳性運動失調で進行性．錐体路徴候を伴う．知的発達は保たれる．
SCAR8	#610743	6q25	SYNE1	成年期に発病する小脳性運動失調症で進行性．他の系統障害を伴わない [15]．
SCAR9	#612016	1q42.2	ADCK3	小児期に発症する小脳性運動失調で進行性経過．てんかん，精神運動発達遅滞などを伴う．骨格筋のCoQ10濃度が低値．血中と脳液中の乳酸値が軽度に上昇．
SCAR10	#613728	3p22.1	ANO10	10歳以降に小脳性運動失調で発症．CoQ10濃度が血液，骨格筋で減少し，補充療法により軽度改善．
SCAR11	#614229	1q32.2	SYT14	学童期に精神運動発達遅滞と小脳失調で発症．極めて緩慢進行性 [15]．
SCAR12	#614322	16q21-q23	WWOX	幼児期に全身痙攣で発病し，精神運動発達遅滞と小脳性運動失調を呈する．
SCAR13	#614831	6q24.3	GRM1	幼児期に発症．精神運動発達遅滞，特に言語の発達不良，小脳性運動失調と腱反射亢進をみる．
SCAR14	#615386	11q13.2	SPTBN2	小児期に発病し，精神運動発達遅滞と小脳性運動失調を呈する．
SCAR15	#615705	3q29	RUBCN	小児期に運動発達遅滞で発病し，痙攣発作と小脳性運動失調をきたす．
SCAR16	#615768	16p13.3	STUB1	10歳代に小脳性運動失調で発症し，進行性．下肢痙縮と軽度の感覚性ニューロパチーを伴う．
SCAR17	#616127	10q24.31	CWF19L20	生下時より運動失調あり，非進行性．精神運動発達遅滞を伴う．小脳の低形成あり．
SCAR18	#606204	4q22.1-q22.2	GRID2	幼少時に発病し進行性経過．小脳は進行性に萎縮．小脳失調を中心に精神運動発達遅滞あり．
SCAR19 (LIKNS [k])	#616291	1p36.11	SLC9A1	小児期以降に発症し感音性難聴と運動失調を伴う．進行性．
SCAR20	#616354	6q14.3	SNX14	小児期に発病．精神運動発達遅滞と著明な運動失調し進行性の小脳萎縮．顔貌の異常を伴う．
SCAR21	#616719	11q13.1	SCYL1	小児期に小脳失調で発病し，小脳萎縮を伴う．肝不全，肝硬変，末梢神経障害を呈する．
SCAR22	#616948	2q11.2	VWA3B	成年期に発症．小脳失調，下肢痙縮，種々の程度の認知機能障害を伴う．小脳萎縮と脳梁萎縮を認める [17]．
SCAR23	#616949	6p22.3	TDP2	幼少時にてんかんで発病，認知機能障害，小脳失調を呈する．容貌の異常などの奇形を伴う．
GDHS	#212840	7p22.1	RNF216	成人発症の小脳性運動失調，認知機能，障害，舞踏運動に性腺機能不全を伴う [12]．
BNHS	#215470	19p13.2	PNPLA6	小脳性運動失調，性腺機能不全，網脈絡膜異常による視力障害を伴う [13]．
AXPC1 [h]	#609033	1q32.3	FLVCR1	小児期に発症し網膜色素変性と後索失調を呈する．進行性視力障害と下肢深部覚障害，腱反射消失をきたす [14]．

病名の略語 a：Friedreich ataxia，b：familial isolated deficiency of vitamin E，c：autosomal recessive spastic ataxia of Charlevoix-Saguenay type，d：early-onset ataxia with oculomotor apraxia and hypoalbuminemia，e：ataxia-telangiectasia，f：cerebellar ataxia Cayman type，g：Infantile-onset spinocerebellar ataxia，h：Posterior column ataxia with retinitis pigmentosa，I：ataxia-oculomotor apraxia 2，j：Galloway-Mowat syndrome，k：Lichtenstein-Knorr syndrome

ブミン血症を伴う早発型運動失調症（early-onset ataxia with oculomotor apraxia and hypoalbuminemia：EAOH）である．有髄線維の脱落を伴うニューロパチー，精神運動発達遅滞，舞踏アテトーゼなどを呈し，低アルブミン血症や高コレステロール血症などを伴う疾患がある．精神運動発達遅延を伴わない例もある．本疾患は眼球運動失行を伴う失調症1型（ataxia with oculomotor apraxia type 1：AOA1）など種々の名称でも呼ばれてきた[2,3]．当該遺伝子はアプラタキシン（aprataxin：APTX）である[4]．第二はサクシン（sacsin：SACS）遺伝子の変異によるCharlevoix-Saguenay（シャルルヴォア・サグネ）型常染色体劣性遺伝性痙性失調症（autosomal recessive spastic ataxia of Charlevoix-Saguenay：ARSACS）である．運動失調と痙縮を中核とし，網膜有髄線維を伴うとされるが，必発ではない．カナダのケベック州北東部のSaguenay-Lac-St-Jean地方とCharlevoix地方のフランス系カナダ人に多い．これらの地方では出生1,932人に1人の割合で発症者が存在し，居住者の22人に1人が保因者である．本疾患は日本でも認められる疾患である[5,6]．本疾患は複合型痙性対麻痺として分類されることがある．

この2疾患以外に，いくつかのまれな疾患が報告されている．家族性ビタミンE単独欠乏症（familial isolated deficiency of vitamin E：VED）で，日本人ではよく網膜色素変性を伴い，αトコフェロール転移蛋白（α-tocopherol transfer protein：TTPA）の変異による疾患である[7〜9]．セナタキシン（senataxin：SETX）変異により，眼球運動失行を伴う失調症2型（ataxia with oculomotor apraxia type 2：AOA2）ともいわれるが，常染色体劣性遺伝性脊髄小脳失調症1型（spinocerebellar ataxia, autosomal recessive 1：SCAR1）が生じる．血液中のα-フェトプロテイン（α-fetoprotein：AFP）高値を特徴とし，非典型例では眼球運動失行を欠き，運動失調と末梢神経障害のみを呈することがある[10,11]．毛細血管拡張性運動失調症（ataxia telangiectasia：AT，別名Louis-Bar症候群）はATM遺伝子の変異による疾患で，幼年期に小脳性運動失調で発病し，毛細血管拡張を伴い，先天性免疫不全による易感染性と悪性腫瘍の高率な合併を特徴とする．

日本では"Menzel型OPCA"と対比して遺伝性皮質性小脳萎縮症（CCA）を"Holmes型"として分類した経緯がある．このHolmes型CCAの発端となった小脳性運動失調症は，性腺機能不全を伴う劣性遺伝性脊髄小脳変性症であり，ring finger protein 216（RNF216）の変異による疾患である．この疾患はGordon Holmes症候群としてOMIMに登録されている[12]．これと酷似した疾患で，網脈絡膜異常による視力障害を伴う疾患はBoucher-Neuhäuser症候群として報告されている[13]．これはpatatin-like phospholipase dominant-containing protein 6（PNPLA6）遺伝子の変異による疾患であり，日本からも報告されている．この2つの疾患は小脳性運動失調と性腺機能不全は共通しているが，網脈絡膜，痙縮，ニューロパチーなどを伴う例がある．しかし，当該遺伝子は異なっていることに注意したい．

これ以外に，多数の劣性遺伝性運動失調症が報告されている．後索性運動失調に網膜色素変性を伴う疾患など，一部には日本から報告された疾患もある[14〜17]．表1にあげたSCARの多くはいまだ報告例が少ないので，臨床像については十分にわかっていない．

文献

1) Cossée M, Dürr A, Schmitt M, et al. Friedreich's ataxia: point mutations and clinical presentation of compound heterozygotes. Ann Neurol 1999; 45: 200–206
2) Shimazaki H, Takiyama Y, Sakoe K, et al. Early-onset ataxia with ocular motor apraxia and hypoalbuminemia: the aprataxin gene mutations. Neurology 2002; 59: 590–595
3) 植川和利，湯浅龍彦，川崎渉一郎ほか．低アルブミン血症と高脂血症をともなったFriedreich病型の遺伝

性運動失調症．臨床神経 1992; **32**: 1067–1074
4) Date H, Onodera O, Tanaka H, et al. Early-onset ataxia with ocular motor apraxia and hypoalbuminemia is caused by mutations in a new HIT superfamily gene. Nat Genet 2001; **29**: 184–188
5) Ogawa T, Takiyama Y, Sakoe K, et al. Identification of a SACS gene missense mutation in ARSACS. Neurology 2004; **62**: 107–109
6) Shimazaki H, Takiyama Y, Sakoe K, et al. A phenotype without spasticity in sacsin-related ataxia. Neurology 2005; **64**: 2129–2131
7) 青木一教，鷲見幸彦，藤森直治ほか．小脳萎縮像を呈した特発性ビタミンE欠乏症の兄弟例．臨床神経 1990; **30**: 966–971
8) Shiojiri T, Yokota T, Fujimori N, et al. Familial ataxia with isolated vitamin E deficiency not due to mutation of alpha-TTP. J Neurol 1999; **246**: 982
9) Yokota T, Wada Y, Furukawa T, et al. Adult-onset spinocerebellar syndrome with idiopathic vitamin E deficiency. Ann Neurol 1987; **22**: 84–87
10) Ichikawa Y, Ishiura H, Mitsui J, et al. Exome analysis reveals a Japanese family with spinocerebellar ataxia, autosomal recessive 1. J Neurol Sci 2013; **331**: 158–160
11) Anheim M, Monga B, Fleury M, et al. Ataxia with oculomotor apraxia type 2: clinical, biological and genotype/phenotype correlation study of a cohort of 90 patients. Brain 2009; **132**: 2688–2698
12) Margolin DH, Kousi M, Chan Y-M, et al. Ataxia, dementia, and hypogonadotropism caused by disordered ubiquitination. N Engl J Med 2013; **368**: 1992–2003
13) Koh K, Kobayashi F, Miwa M, et al. Novel mutations in the PNPLA6 gene in Bourcher-Neurhäuser syndrome. J Hum Genet 2015; **60**: 217–220
14) Ishiura H, Fukuda Y, Mitsui J, et al. Posterior column ataxia with retinitis pigmentosa in a Japanese family with a novel mutation in FLVCR1. Neurogenetics 2011; **12**: 117–121
15) Izumi Y, Miyamoto R, Morino H, et al. Cerebellar ataxia with SYNE1 mutation accompanying motor neuron disease. Neurology 2013; **80**: 600–601
16) Doi H, Yoshida K, Yasuda T, et al. Exome sequencing reveals a homozygous SYT14 mutation in adult-onset, autosomal-recessive spinocerebellar ataxia with psychomotor retardation. Am J Hum Genet 2011; **89**: 320–327
17) Kawarai T, Tajima A, Kuroda Y, et al. A homozygous mutation of VWA3B causes cerebellar ataxia with intellectual disability. J Neurol Neurosurg Psychiat 2016; **87**: 656–662

■ 検索式・参考にした二次資料

PubMed（検索 2015 年 12 月 30 日）
"Spinocerebellar Degenerations/genetics"[Mesh] AND (Chromosome aberrations[mesh] OR autosomal) AND (inferior* OR recessive) Filters: Review; English; Japanese　74 件
そのほか重要な文献をハンドサーチで追加した

*1：OMIM　https://www.ncbi.nlm.nih.gov/omim（最終アクセス 2018 年 2 月 15 日）

Clinical Question 1-5　②分類—a. 遺伝性脊髄小脳変性症

X連鎖性脊髄小脳変性症にはどのような疾患があるか

回答
- 脆弱X振戦/失調症候群（FXTAS）が代表的であるが，その他にまれな疾患も知られている．

背景・目的

X連鎖性運動失調症について理解する．

解説・エビデンス

X連鎖性脊髄小脳変性症としては，脆弱X関連振戦/失調症候群（fragile X-associated tremor/ataxia syndrome：FXTAS），X連鎖性脊髄小脳失調症1型（spinocerebellar ataxia X-linked 1：SCAX1），X連鎖性脊髄小脳失調症5型（SCAX5）がある（表1）．SCAX2〜4については現時点では確実性に乏しいので表には記載していない．FXTASとSCAX1は進行性経過をとるが，SCAX5は非進行性である．FXTASは成年期以降に発病するので，成年期以降の運動失調症においては鑑別診断として考慮する必要がある[1]．患者は主に男性であるが，女性例の報告もある．FXTASでは*FMR1*遺伝子のCGGリピートの伸長は55〜200回程度にとどまり，それ以上に伸長すると脆弱X染色体精神遅滞症候群（FMR1）となるなど，伸長の程度により臨床像が異なる．FXTASは日本からも報告されている[6,7]．本疾患は欧米からの報告例が多いが，中国や日本人では*FMR1*遺伝子のCGGリピートが軽度に伸長したアリル頻度の少ないことから，報告はまれである．

表1　X染色体連鎖性脊髄小脳変性症

Symbol	Phenotype MIM No	Locus	Gene	Mutation	症状
FXTAS	#300623	Xq27.3	*FMR1*	(CGG)n 伸長	50歳以降の男子で振戦と小脳失調で発症．進行期に認知機能障害，パーキンソニズム，自律神経障害などを伴う[1]．
SCAX1	#302500	Xq28	*ATP2B*	Missense [4]	先天性小脳性運動失調で進行性．知的発達は保たれる[2,3]．
SCAX5	%300703	Xq25-q27.1			先天性小脳性運動失調で非進行性．知的発達は保たれる．運動発達遅滞はあるが成長につれて軽度に改善[5]．

文献

1) Hagerman RJ, Leehey M, Heinrichs W, et al. Intention tremor, parkinsonism, and generalized brain atrophy in male carriers of fragile X. Neurology 2001; **57**: 127–130
2) Bertini E, des Portes V, Zanni G, et al. X-linked congenital ataxia: a clinical and genetic study. Am J Med Genet 2000; **92**: 53–56
3) Illarioshkin SN, Tanaka H, Markova ED, et al. X-linked nonprogressive congenital cerebellar hypoplasia: clinical description and mapping to chromosome Xq. Ann Neurol 1996; **40**: 75–83
4) Zanni G, Cali T, Kalscheuer VM, et al. Mutation of plasma membrane Ca (2+) ATPase isoform 3 in a family with X-linked congenital cerebellar ataxia impairs Ca (2+) homeostasis. Proc Nat Acad Sci 2012; **109**: 14514–14519
5) Zanni G, Bertini E, Bellcross C, et al. X-linked congenital ataxia: a new locus maps to Xq25-q27.1. Am J Med Genet 2008; **146A**: 593–600
6) Ishii K, Hosaka A, Adachi K, et al. A Japanese case of fragile-X-associated tremor/ataxia syndrome (FXTAS). Intern Med 2010; **49**: 1205–1208
7) Kasuga K, Ikeuchi T, Arakawa K, et al. A patient with fragile x-associated tremor/ataxia syndrome presenting with executive cognitive deficits and cerebral white matter lesions. Case Rep Neurol 2011; **3**: 118–123

検索式・参考にした二次資料

PubMed（検索 2015 年 12 月 30 日）
("Spinocerebellar Degenerations"[Mesh]) AND "Chromosomes, Human, X"[Mesh] Filters: English; Japanese　2 件
医中誌（検索 2015 年 12 月 30 日）
((脊髄小脳変性症/TH or 脊髄小脳変性症/AL)) and ((X 染色体/TH or X 染色体/AL))　5 件
そのほか重要な文献をハンドサーチで追加した

Clinical Question 1-6　②分類—b．孤発性脊髄小脳変性症

孤発性脊髄小脳変性症にはどのような疾患があるか

回答
- 多系統萎縮症と皮質性小脳萎縮症が主たるもので，ともに成年期以降に発病する．

背景・目的

診療において家族歴のない脊髄小脳変性症の鑑別診断は重要である．二次性小脳萎縮症，家族歴の得られない常染色体優性遺伝性脊髄小脳変性症，常染色体劣性遺伝性脊髄小脳変性症が鑑別の対象となる．

解説・エビデンス

日本の脊髄小脳変性症の67.2％は孤発性であり，孤発性脊髄小脳変性症の35.3％は皮質性小脳萎縮症（cortical cerebellar atrophy：CCA）と臨床診断されている[1]．多系統萎縮症は臨床診断基準と画像検査に基づいて診断されている．一方，小脳症候に終始する疾患で，既知の運動失調症が鑑別された一群に対して，皮質性小脳萎縮症（CCA）の診断名が用いられている．CCAとは以前に晩発性皮質性小脳萎縮症（LCCA）として分類されていたものである．運動失調症研究班による当時の検討では，初回診断でCCAとされた症例の後ろ向き調査により，最終的にCCAとして残ったものは36％を占めていた．この比率は最近の調査研究によると，15％程度と推定されている（CQ 1–8参照）．他はMSA-C，家族歴の明らかでないSCA6やSCA31など小脳症候が前景となる遺伝性脊髄小脳失調症，橋本脳症の小脳型，などと最終診断されていた[2]．すなわち，孤発性脊髄小脳変性症は原因も考慮して慎重な鑑別診断が重要である．二次性小脳失調症には，治療可能なものが含まれていることから，鑑別診断は特に重要である．

文献

1) Tsuji S, Onodera O, Goto J, Nishizawa M; Study Group on Ataxic Diseases. Sporadic ataxias in Japan: a population-based epidemiological study. Cerebellum 2008; 7: 189–197
2) 桑原　聡，別府美奈子，澤井　摂．孤発性CCAの臨床的多様性．厚生労働科学研究費補助金　難治性疾患等克服研究事業　運動失調症の病態解明と治療法開発に関する研究班　平成25年総括・分担研究報告書，2014: p21

検索式・参考にした二次資料

必要な文献はハンドサーチで追加した

Clinical Question 1-7　②分類—b. 孤発性脊髄小脳変性症

多系統萎縮症とはどのような疾患か

回答
- 孤発性で成年期以降に発症する．基本症候はパーキンソニズム，自律神経障害，小脳性運動失調である．小脳と脳幹が萎縮し，組織学的には神経組織には不溶化したαシヌクレインの蓄積をきたすことが特徴である．

背景・目的

多系統萎縮症の疾患概念と診断基準を理解する．

解説・エビデンス

現在，多系統萎縮症と称されているものは，以前にはオリーブ橋小脳萎縮症(olivopontocerebellar atrophy：OPCA)，線条体黒質変性症(striatonigral degeneration：SND)[1]，Shy-Drager（シャイ・ドレガー）症候群(Shy-Drager syndrome：SDS)[2]と異なった病名で称されていたものを包括する概念である．症状や病理に重複の多いことから，これら3疾患を包括する概念として"multiple system atrophy (MSA)"という名称が提唱された[3]．すなわち，発病期に強く障害される部位が黒質線条体系であるものはパーキンソニズム，小脳系であるものは小脳性運動失調，脊髄中間外側柱であるものは起立性低血圧などの自律神経障害が前景となる．進行につれて他の系統にも病変が拡大するに伴い，症候も重複してくるもの理解されている．ShyとDragerにより報告された症例の一部には，その後の病理学的検討により，今日Lewy小体病として知られる疾患(pure autonomic failure：PAF)が含まれていた．以後，欧米においてはShy-Drager症候群の疾患概念としての独立性は認められていない．現在，起立性低血圧と神経因性膀胱が頻度の高い症候として多系統萎縮症の診断基準に取り込まれている．一方，日本では，自律神経障害で初発する多系統萎縮症の一群のあることを重視して，この名称が"臨床診断名"として使用されることがある．

その後，oligodendrocyteの細胞質に嗜銀性封入体が発見され，それが多系統萎縮症の特徴的な病理所見として認められている[4]．この嗜銀性封入体は不溶化したαシヌクレインが凝集したものと考えられている．神経細胞においてもαシヌクレインが蓄積していることから，この蛋白質の異常が多系統萎縮症の発症機序に深くかかわっているものと推定されている．

文献

1) Adams RD, van Bogaert L. van der Eecken H. Striato-nigral degeneration. J Neuropathol Exp Neurol 1964; **23**: 584–608

2) Shy GM, Drager GA. A neurological syndrome associated with orthostatic hypotension: a clinical-pathologic study. Arch Neurol 1960; **2**: 511–527
3) Graham JG, Oppenheimer DR. Orthostatic hypotension and nicotine sensitivity in a case of multiple system atrophy. J Neurol Neurosurg Psychiat 1969; **32**: 28–34
4) Papp MI, Kahn JE, Lantos PL. Glial cytoplasmic inclusions in the CNS of patients with multiple system atrophy (striatonigral degeneration, olivopontocerebellar atrophy and Shy-Drager syndrome). J Neurol Sci 1989; **94**: 79–100

検索式・参考にした二次資料

必要な文献はハンドサーチで追加した

Clinical Question 1-8　②分類—b．孤発性脊髄小脳変性症

皮質性小脳萎縮症とはどのような疾患か

回答
- 小脳皮質の選択的変性をきたす孤発性・非遺伝性の小脳性運動失調症である．

■ 背景・目的

孤発性脊髄小脳変性症において，皮質性小脳萎縮症の概念を正しく理解する．

■ 解説・エビデンス

皮質性小脳萎縮症（cortical cerebellar atrophy：CCA）は，Marie らにより提唱された晩発性皮質性小脳萎縮症（LCCA）に始まる病理学的概念とされている．晩発性が略されて単に CCA と称されることが多い[1]．以前，Dejerine-Thomas 型 OPCA に対して Holmes 型 CCA とも称されたことがある．しかし，Holmes の原著例は別項（CQ 1-4）で述べたように性腺機能不全を伴った劣性遺伝性運動失調症であるので，この名称は今では用いられなくなった[2]．SCA6 や SCA31 など小脳症候に終始する遺伝性脊髄小脳失調症も含めて CCA と称する場合もあるが，混乱するので CCA なる名称は孤発性に限定して用いられることが多い．孤発性 CCA は病理学的には小脳プルキンエ細胞が脱落し，下オリーブ核が変性する例もある[1]．

日常の診療において，成人発症で緩慢進行性の小脳性運動失調に終止し，家族歴がなく，二次性小脳失調症をきたすような原因も見当たらず，画像診断で小脳萎縮のみを呈して脳幹や大脳に変化を認めない一群の運動失調症がある．この一群が孤発性 CCA として，現在，臨床診断されている．運動失調症研究班の統計では，日本の孤発性脊髄小脳変性症の 35％が CCA と臨床診断されている[3]．欧米においては，この一群は idiopathic late onset cerebellar ataxia と総称されてきた成人発症の孤発性運動失調症に分類されてきたと推定される[4]．近年，Abele らが，進行性運動失調，20 歳以降の発病，運動失調症の家族歴がないこと，運動失調をきたす既知の原因がないこと，の 4 条件をもとに 112 例を検討した結果，58％が原因不明として残った[5]．この一群は日本で除外診断として CCA とされている一群に近いものを含んでいると考えられる．最近の運動失調症調査研究班の報告によると，孤発性運動失調症に占める孤発性 CCA の頻度について吉田らは 17％，桑原らは 12％と報告している[6,7]．これらの結果をもとに孤発性 CCA の臨床診断基準（表 1）について検討が進められている[7]．また，CCA の用語は欧米で用いられないことから，CCA を包括する概念として特発性小脳失調症（idiopathic cerebellar ataxia：IDCA）の名称が提唱されている．

表1 特発性小脳失調症（idiopathic cerebellar ataxia：IDCA）（CCA を含む）診断基準案（運動失調班案）

【必須項目】
1. 孤発性[#1]
2. 成年期（30 歳以上）に緩徐発症，かつ緩徐進行性の小脳性運動失調
3. 頭部 CT・MRI における両側性小脳萎縮 　a：1 度（両親，兄弟姉妹，子供），2 度近親者（祖父母，叔父・叔母，甥・姪，孫）内に類似疾患がない 　b：両親に血族結婚を認めない 　c：両親が 60 歳以上生存（天逝などによりｃを満たさない場合には別途記載し，孤発性に含める．例：父親が○歳で○（疾患名）により死亡）
【除外項目】以下の疾患が除外される
1. 多系統萎縮症：自律神経症状・徴候[#2] を認めない，かつ頭部 MRI において hot cross bun sign，中小脳脚サイン（萎縮・信号異常），明瞭な脳幹萎縮を認めない
2. 遺伝性失調症：遺伝子検査により SCA1，SCA2，SCA3/MJD，SCA6，SCA8，SCA17，SCA31，DRPLA が否定される[#3]
3. その他の小脳性運動失調症（橋本脳症，傍腫瘍症候群，グルテン失調症，抗 GAD 抗体陽性小脳失調症など），腫瘍，血管障害，薬剤（フェニトインなど），アルコール障害，多発性硬化症，甲状腺機能異常，ビタミン欠乏症，脳表ヘモジデリン沈着症，など
＜probable＞必須項目 1〜3 すべてと除外項目 1〜3 を満たす ＜possible＞必須項目 1〜3 すべてと除外項目 1，3 を満たす 　※発症から 5 年以内の場合には多系統萎縮症初期の可能性が否定できないため＜possible＞とする

\#1：孤発性とは以下の 3 要件を満たすものとする（特に a，b を満たすことを必須要件とする）
\#2：排尿障害（他疾患で説明できない尿失禁，尿意切迫，排尿困難），男性勃起不全，または起立性低血圧（起立後 3 分以内の収縮期血圧 30mmHg 以上，もしくは拡張期血圧 15mmHg 以上の低下）
\#3：この他に，本邦から報告されている，主として成年期発症の病型として，優性遺伝性では SCA7，SCA14，SCA15，SCA23，SCA36，SCA42 などがある．劣性遺伝性では大半が小児期（20 歳以下）発症であるが，EAOH/AOA1，AOA2/SCAR1，AVED，ARSACS，SCAR10，SCAR11，CTX，MSS などの報告がある．これらの稀少な病型を含めた遺伝子診断については，厚生労働省の運動失調症調査研究班で管理・運営される運動失調症の患者登録システム（Japan Consortium of Ataxias：J-CAT）に依頼して行うことができる．
（文献 6 より改変）

文献

1) 水澤英洋．Cortical cerebellar atrophy（CCA）とは何か―CCA の疾患概念に関する文献的考証．厚生労働科学研究費補助金　難治性疾患等克服研究事業 運動失調症の病態解明と治療法開発に関する研究　平成 25 年度総括・分担研究報告書，2014: p14-15
2) 岩淵　潔，中澤良英，赤井淳一郎，ほか．不随意運動が前景となった常染色体劣性遺伝性小脳皮質萎縮症の姉妹例―わが国の Holmes 型遺伝性小脳皮質萎縮症の問題点．脳神経 1994; **46**: 563-571
3) Tsuji S, Onodera O, Goto J, Nishizawa M; Study Group on Ataxic Diseases. Sporadic ataxias in Japan: a population-based epidemiological study. Cerebellum 2008; **7**: 189-197
4) Harding AE. 'Idiopathic' late onset cerebellar ataxia: a clinical and genetic study of 36 cases. J Neurol Sci 1981; **51**: 259-271
5) Abele M, Bürk K, Schöls L, et al. The aetiology of sporadic adult-onset ataxia. Brain 2002; **125**: 961-968
6) 吉田邦広，中村勝哉，松嶋　聡，桑原　聡．皮質性小脳萎縮症診断基準案を満たす症例の臨床的検討：信州大学症例．厚生労働科学研究費補助金　難治性疾患等政策研究事業　運動失調症の医療基盤に関する調査研究　平成 27 年度総括・分担研究報告書，2016: p19-22
7) 桑原　聡，別府美奈子，荒井公人，吉田邦広；皮質性小脳萎縮症診断基準案を満たす症例の臨床的検討：千葉大学症例．厚生労働科学研究費補助金　難治性疾患等政策研究事業　運動失調症の医療基盤に関する調査研究　平成 27 年度総括・分担研究報告書，2016: p23-26

検索式・参考にした二次資料

必要な文献はハンドサーチで追加した

Clinical Question 1-9　②分類—c．（遺伝性）痙性対麻痺

痙性対麻痺とはどのような疾患か

回答
● 両下肢の強い痙縮を主徴とする一群の慢性進行性の変性疾患である．脊髄の占拠性病変，感染症，アルコール中毒などによる続発性痙性対麻痺は含めない．

■ 背景・目的

痙性対麻痺の病態と分類を理解する．

■ 解説・エビデンス

痙性対麻痺（spastic paraplegia：SPG）は遺伝性疾患の多いことから，家族性痙性対麻痺（familial spastic paraplegia：FSP）あるいは遺伝性痙性対麻痺（hereditary spastic paraplegia：HSP，CQ 2-30 参照）とも称される．OMIM[*1] においては当該遺伝子は SPG のシンボルに番号をつけて登録されている．この番号は SCA と同じく登録された順である．2017 年 6 月 19 日時点において SPG79 まで登録されている（CQ 2-32 参照）．それ以外に SPG のシンボル名をつけないで登録されているものもある．すなわち，痙性対麻痺を呈する病態機序は極めて多彩である．遺伝様式も常染色体優性遺伝性，常染色体劣性遺伝性，X 連鎖性など様々である．また病原性変異として de novo 変異や compound heterozygotes では説明できない例の残ることから，"孤発性 SPG" の存在も考慮しておく余地がある．臨床所見と遺伝様式に基づいた分類には限界がある．そこで，痙性対麻痺のみを呈するものを "純粋型"，附帯症候を伴うものを "複合型" として 2 群に大別した Harding の分類が用いられている[1]．

■ 文献

1) Harding AE. Classification of the hereditary ataxia and paraplegias. Lancet 1983; **321**: 1151-1155

■ 検索式・参考にした二次資料

PubMed（検索 2015 年 12 月 30 日）
"Spastic Paraplegia, Hereditary/classification"[Mesh] OR "Spastic Paraplegia, Hereditary/physiopathology"[Mesh] Filters: Review; English; Japanese　34 件
医中誌（検索 2015 年 12 月 30 日）
((痙性対麻痺/AL)) and (PT=会議録除く and SH=遺伝学)　63 件
そのほか重要な文献をハンドサーチで追加した
[*1]：OMIM　https://www.ncbi.nlm.nih.gov/omim（最終アクセス 2018 年 2 月 15 日）

Clinical Question 1-10　　　③全体の疫学

有病率，孤発性/家族性の割合はどのくらいか

回答
- 日本における脊髄小脳変性症の有病率は人口10万人あたり18.6人と推定されている．そのうち約2/3が孤発性，1/3が家族性脊髄小脳変性症である．

■ 背景・目的

脊髄小脳変性症の全体像としての疫学を理解する．

■ 解説・エビデンス

日本においては厚生労働省の難病対策として特定疾患治療研究事業が実施されており，脊髄小脳変性症は指定難病とされている．行政上は家族性痙性対麻痺が脊髄小脳変性症に包括されている．2002年度に提出された臨床調査個人票を用いた脊髄小脳変性症の有病率が報告されている（エビデンスレベルIVb）[1]．23,483名の脊髄小脳変性症患者が登録されており，脊髄小脳変性症全体の有病率は人口10万人あたり18.6人と推定された．

このうち病型を判断するのに十分な情報が得られた10,487名の調査票をもとに各病型の頻度が推定された．孤発性脊髄小脳変性症が67.2%（10万人あたり12.5人），家族性脊髄小脳変性症が30.3%（10万人あたり5.6人），家族性痙性対麻痺が4.7%（10万人あたり0.9人）であった．さらに，孤発性脊髄小脳変性症のなかでオリーブ橋小脳萎縮症（OPCA：olivo-ponto-cerebellar atrophy，MSA-C（多系統萎縮症-小脳型））が64.7%，皮質性小脳萎縮症（CCA）が35.3%であった．ただしCCAは孤発性脊髄小脳変性症のなかで多系統萎縮症でないものの総称であり，おそらく単一の疾患ではない（CQ 1-8参照）．

日本のような特定疾患登録制度は海外には存在しないため，上記がほぼ唯一のpopulation-basedの有病率データである．海外からの報告はhospital-basedデータであるが，欧州，米国，アジアの16箇国からの22論文を集計した有病率は家族性脊髄小脳変性症で10万人あたり2.7人，家族性痙性対麻痺で1.8人と報告されている[2]．

■ 文献

1) Tsuji S, Onodera O, Goto J, Nishizawa M; Study Group on Ataxic Diseases. Sporadic ataxias in Japan: a population-based epidemiological study. Cerebellum 2008; **7**: 189–197
2) Durr A. Autosomal dominant cerebellar ataxias: polyglutamine expansions and beyond. Lancet Neurol 2010; **9**: 885–894

検索式・参考にした二次資料

PubMed(検索 2015 年 12 月 30 日)
"Spinocerebellar Degenerations/epidemiology"[majr] OR "Multiple System Atrophy/epidemiology"[majr]) AND (prevalence OR incidence OR phenotype* OR genotype* OR spordic* OR family OR familial) Filters: English; Japanese 227 件

Clinical Question 1-11 ③全体の疫学

日本において頻度の高い疾患は何か

回答

- 孤発性脊髄小脳変性症の約 2/3 は多系統萎縮症である．家族性脊髄小脳変性症は 90％以上が常染色体優性遺伝性であり，疾患としては Machado-Joseph 病（MJD/脊髄小脳失調症 {SCA} 3），SCA6，歯状核赤核淡蒼球ルイ体萎縮症（DRPLA），SCA31 の 4 疾患の頻度が高い．

背景・目的

頻度の高い脊髄小脳変性症病型について理解する．

解説・エビデンス

孤発性脊髄小脳変性症の 2/3 以上は多系統萎縮症である．孤発性で多系統萎縮症以外のものは包括して皮質性小脳萎縮症（CCA）として分類されている[1]．CCA のなかに初期の多系統萎縮症が含まれている可能性があり，多系統萎縮症の頻度はさらに高いと推定される．

日本における家族性脊髄小脳変性症の 90％以上が常染色体優性遺伝性，数％が常染色体劣性遺伝性であり，X 連鎖性がまれに認められる[1]．常染色体優性遺伝性脊髄小脳変性症のなかでは MJD/SCA3, SCA6, DRPLA, SCA31 の頻度が高く，この 4 疾患で 70～80％を占める[2]．表 1 に日本における常染色体優性遺伝性脊髄小脳変性症の頻度調査の例を示す．欧米の報告と比較し

表1　常染色体優性遺伝性 SCD における疾患頻度

MJD/SCA3	29.5%
SCA6	18.3%
DRPLA	17.0%
SCA31	12.8%
SCA1	5.8%
SCA2	3.2%
SCA17	2.2%
SCA8	1.6%
SCA12	0.3%
SCA15	0.3%
未同定	9.0%

日本人 312 家系における遺伝子診断（東京大学）
国内の他の施設からの報告と比べて DRPLA の頻度がやや高い．
（文献 2 より引用）

1. 総論

て MJD/SCA3 が最も多いことは共通しているが，日本においては SCA6，DRPLA，SCA31 の頻度が高いことが特徴である．報告施設により頻度に若干差が認められ，日本のなかでも地域差が存在する．フランスの常染色体優性遺伝性脊髄小脳変性症の 826 家系を検討した報告での頻度は，MJD/SCA3 が 20％，SCA2 が 10％，SCA1 が 8％とされている[3]．

文献

1) Tsuji S, Onodera O, Goto J, Nishizawa M; Study Group on Ataxic Diseases. Sporadic ataxias in Japan: a population-based epidemiological study. Cerebellum 2008; **7**: 189–197
2) 辻　省次．脊髄小脳変性症の診断のアルゴリズム．アクチュアル脳・神経疾患の臨床：小脳と運動失調，西澤正豊（担当編集），辻　省次（総編集），中山書店，2013: p75–83
3) Durr A. Autosomal dominant cerebellar ataxias: polyglutamine expansions and beyond. Lancet Neurol 2010; **9**: 885–894

検索式・参考にした二次資料

PubMed（検索 2015 年 12 月 30 日）
("Spinocerebellar Degenerations/epidemiology"[majr] OR "Multiple System Atrophy/epidemiology"[majr]) AND (japan OR japanese)) Filters: English; Japanese　50 件

2. 各論

2. 各論

Clinical Question 2-1　①AD-SCD—a. 臨床像

AD-SCDの臨床症状にはどのようなものがあるか

回答
- 中核症状の進行性小脳失調の他に，多彩な症状を合併しうる．錐体路徴候，眼球運動障害などの脳神経障害，不随意運動やパーキンソン症候を含む錐体外路徴候，認知機能障害，てんかん，視神経萎縮，黄斑変性，骨格筋筋萎縮，末梢神経障害，てんかん発作などが頻度の多い合併症候である．

背景・目的

常染色体優性遺伝性脊髄小脳変性症（AD-SCD）において頻度の高い症候を理解する．

解説・エビデンス

これまでに多数の研究がなされており，頻度の高い症候や疾患ごとに特徴づけられる症候が固まってきている[1,2]．一方，全体像が類似することや病初期には合併症候が明瞭でないこともあるため，臨床徴候から病型を類推することが困難な場合も多い．頻度が多い疾患について，特徴的なものをまとめた（表1，表2）．

文献

1) Rossi M, Perez-Lloret S, Doldan L, et al. Autosomal dominant cerebellar ataxias: a systematic review of clinical features. Eur J Neurol 2014; **21**: 607–615
2) Manto M, Marmolino D. Cerebellar ataxias, Curr Opin Neurol 2009; **22**: 419–429

検索式・参考にした二次資料

PubMed（検索2016年9月15日）
("cerebellar ataxia""clinical""autosomal dominant"[majr]) Filters: English　583件

表1 常染色体優性遺伝性脊髄小脳変性症（AD-SCD）

病型	日本での頻度	原因遺伝子（CQ 1-6を参照）	主要な臨床徴候（小脳失調以外）
多系統障害型（非純粋小脳型）			
SCA1	少	ataxin-1	錐体路徴候，錐体外路徴候，眼球運動障害，感覚障害，排尿障害，筋萎縮など．
SCA2	少	ataxin-2	緩徐眼球運動，腱反射低下，末梢神経障害，錐体外路徴候（特にパーキンソン症候），錐体路徴候，筋萎縮など．レボドパ反応性のパーキンソン症候を呈する症例もある．
MJD/SCA3	最多	MJD1	錐体路徴候，錐体外路徴候（ジストニア，パーキンソン症候を含む），外眼筋麻痺，顔面ミオキミア，びっくり眼，末梢神経障害，筋萎縮，こむら返り，自律神経障害
SCA7	まれ	ataxin-7	黄斑変性，視力低下，錐体路徴候，錐体外路徴候，著明な世代間促進現象
SCA17	少	TATA binding protein	認知機能障害，舞踏運動などの不随意運動，錐体路徴候
SCA28	不明	ATPase family gene 3-like 2	若年発症．進行すると外眼筋麻痺，眼瞼下垂も．
SCA34	まれ	Elongation of very long chain fatty acids-like 4	小脳障害に比べ他の神経症候は目立ちにくいがMRIでは脳幹部萎縮と十字サインがみられる例がある．
DRPLA	多	atrophin-1	ミオクローヌスてんかん，てんかん発作，choraeなどの不随意運動，精神発達遅滞／認知機能障害，精神症状（性格変化や幻覚，妄想など）．父親由来の遺伝で特に顕著となる著明な世代間促進現象．
純粋小脳型			
SCA5	まれ	Beta-3 spectrin	小児期発症者の報告もある．
SCA6	最多	α1A Calcium channel（Cav2.1）	注視眼振，垂直方向性眼振の他，頭位変換などの際のめまい・動揺視がみられることがある．
SCA8	まれ？	ataxin-8/ataxin-8 opposite strand	臨床的な特徴は少ない．軽度の下肢痙縮（？）
SCA10	まれ	ataxin-10	中南米に多く，てんかんを伴うとされている．
SCA14	まれ	Protein kinase Cγ	振戦やミオクローヌスを呈する症例もある．
SCA15	まれ	Inositol 1,4,5-triphosphate receptor type 1	進行は極めて緩徐．動作時や姿勢時振戦の合併は多く，なかには錐体路徴候，眼球運動障害を示した症例もある．
SCA19/21	まれ	A-type voltage gated K channel α subunit（Kv4.3）	概ね20歳から50歳代の発症．純粋小脳型であるが，振戦や認知機能障害などを認めた症例もある．
SCA31	多	BEAN/TK2	平均発症年齢は60歳と高齢．
SCA36	少	NOP56	難聴，舌や四肢の筋萎縮，認知機能障害などを伴うことが特徴．
SCA42	まれ	α1G Calcium channel（CavT.1）	発症年齢は9歳から78歳．安静時振戦や認知機能障害を伴うことがある．
その他			
EA1	まれ	Voltage-gated potassium channel KCNA1（Kv1.1）	数分以内の発作性失調症．フェニトインが効く．
EA2	少	α1A Calcium channel（Cav2.1）	長い持続時間の発作性失調症．アセタゾラミドが効く．

まれ：5家系以内，少：20家系程度とした．

2. 各論

表2 小脳障害以外の神経系統障害

高次機能	認知機能障害・異常行動など	SCA1, SCA2, MJD/SCA3, SCA10*, SCA12*, SCA13*, SCA14, SCA17, SCA19/21, SCA27*, SCA36, DRPLA
	てんかん発作	SCA10*, SCA17, DRPLA
聴力低下		SCA31, SCA36
眼球運動など眼所見	緩徐眼球運動 (slow saccade)	SCA1, SCA2, MJD/SCA3, SCA7*, SCA28*
	下眼瞼向き眼振 (down beat nystagmus)	SCA6
	眼球運動制限・外眼筋麻痺	SCA1, SCA2, MJD/SCA3, SCA28*
	黄斑変性	SCA7
運動異常症	パーキンソニズム	SCA1, SCA2, MJD/SCA3, SCA12*, SCA17, SCA19/21
	ジストニア	MJD/SCA3, SCA14, SCA17
	振戦	SCA2, SCA8, SCA12*, SCA14, SCA15, SCA19/21, SCA20*, SCA27*, SCA42
	ジスキネジア	SCA27*
	ミオクローヌス	SCA2, SCA14, SCA19/21, SCA42, DRPLA
	舞踏運動	SCA1, SCA17, DRPLA
	ミオキミア	MJD/SCA3, SCA5
錐体路徴候		SCA1, SCA2, MJD/SCA3, SCA5*, SCA7*, SCA8, SCA10*, SCA11*, SCA12*, SCA13*, SCA14, SCA15, SCA28*, SCA30*
末梢神経障害		SCA1, SCA2, MJD/SCA3, SCA4*, SCA6, SCA8, SCA12*, SCA18*, SCA22*, SCA25*, SCA27*

病型の記載は頻度の順ではなく，番号順である．頻度が多い疾患が後ろになっている場合があるので注意．
*は日本で未報告または非常にまれな病型を表す．

Clinical Question 2-2　①AD-SCD―b. 病因・病態

病因・病態はどのようなものか

回答

- 常染色体優性遺伝性脊髄小脳変性症（AD-SCD）の病因を判明している原因遺伝子の変異から分類すると3つに分けられる．
  ① エクソン内の3塩基CAG繰り返し配列の異常伸長（蛋白質レベルではポリグルタミン鎖伸長）
  ② 非翻訳領域における繰り返し配列の異常伸長
  ③ 点変異や欠失，重複などによる遺伝子の機能異常

背景・目的

常染色体優性遺伝性脊髄小脳変性症（AD-SCD）の病態を理解する．

解説・エビデンス

①は脊髄小脳失調症1型（SCA1），SCA2，Machado-Joseph病（MJD）/SCA3，SCA6，SCA7，SCA17，歯状核赤核淡蒼球ルイ体萎縮症（DRPLA）を指し，いずれもそれぞれの疾患における責任遺伝子の翻訳領域における3塩基CAG繰り返し配列（リピート）が，対照者に比べて長くつながっていることが病因である[1]．その証拠に，異常伸長の度合いが発症年齢と負の相関を示している．CAGリピートは連続するグルタミン鎖に翻訳される．グルタミン鎖が異常な高次構造を形成するため，いずれの疾患の患者脳でも変異蛋白質が凝集する[2]．異常なポリグルタミン鎖が産生されるため，これらのSCAはハンチントン病や球脊髄性筋萎縮症と同じくポリグルタミン病と総称される．ポリグルタミン病の病態は，異なる疾患でも共通している病態と疾患ごとに異なる病態が併存しているため複雑である．このうち，伸長ポリグルタミン鎖が核内で転写機能を抑制することや，細胞質内ではミトコンドリア機能障害を起こす一方，変異蛋白質の蓄積がプロテアソーム活性を低下させさらに変異蛋白が蓄積する可能性や，変異蛋白が本来の蛋白質の機能を変化させることなどが考えられている[3]．

②はイントロンや5´または3´-非翻訳領域に存在する繰り返し配列が異常に伸長する疾患である．SCA8はCTGという3塩基リピート，SCA10はATTCTという5塩基リピート，SCA31はTGGAAなどの5塩基リピート，SCA36はGGCCTGなどの6塩基リピートである．これらの疾患は，*DMPK*遺伝子の3´非翻訳領域のCTGリピート異常伸長で発症する筋強直性ジストロフィー（myotonic dystrophy type 1），*DZP*遺伝子のイントロン内CCTGリピートの異常伸長が原因のmyotonic dystrophy type 2，*FMR1*遺伝子の5´非翻訳領域のCGGリピートの軽度伸長で生じる脆弱X関連振戦/失調症候群（FXTAS），*C9orf72*遺伝子イントロン内のGGGGCCリピートの異常伸長が病因となるC9orf72-ALS/FTDと同一の群に包含される[6]．これらの疾患で

2. 各論

は，リピートが転写され，核内で異常構造体（RNA foci と呼ばれる）を形成する．RNA foci には核内の重要な蛋白質が結合して，その本来の分布を変えてしまうために，機能異常を起こす病態が提唱されている．一方，遺伝子の転写によって異常で伸長した RNA が産生されることで，RNA 代謝の異常が起きることも重要視されている．さらに，これらの疾患の多くは 2 方向に転写され，本来非翻訳領域の RNA であるが自律的に翻訳がなされる（repeat associated non-ATG translation：RAN）ことで，異常蛋白質が病態に重要な働きをしているという考えも提唱されている[7]．

③は SCA15 が *ITPR1* 遺伝子の欠失や点変異[8]で生じるように，神経細胞などの機能に重要な遺伝子に，点変異や欠失，あるいは重複などの遺伝子変異で起きる疾患群である[9]（CQ 1–3 の表 1 を参照）．このような遺伝子変異は，CAG リピートを「動的変異」と呼ぶのに対して，「静的変異」と呼ばれることもある．SCA6 の原因遺伝子である $α_1$A-カルシウムチャネル遺伝子 CACNA1A のミスセンス変異による進行性小脳失調症[10]や，EA-2 なども含めると多数の疾患があり，近年の次世代シークエンサーによる遺伝子探索法によって多数の疾患で変異遺伝子が解明されている．この疾患群の病態は，それぞれの原因遺伝子の機能や，遺伝子変異が機能喪失型変異（loss of function mutation）であるか，機能獲得型変異（gain of function mutation），あるいは優性阻害（ドミナントネガティブ　dominant negative）効果を示す変異かによって異なる．

文献

1) Dürr A. Autosomal dominant cerebellar ataxias: polyglutamine expansions and beyond. Lancet Neurol 2010; **9**: 885–894
2) Paulson HL, Perez MK, Trottier Y, et al. Intranuclear inclusions of expanded polyglutamine protein in spinocerebellar ataxia type 3. Neuron 1997; **19**: 333–344
3) Li X, Liu H, Fischhaber PL, Tang TS. Toward therapeutic targets for SCA3: Insight into the role of Machado-Joseph disease protein ataxin-3 in misfolded proteins clearance. Progress in Neurobiology, 2015; **132**: 34–58
4) Giunti P, Mantuano E, Frontali M, Veneziano L. Molecular mechanism of spinocerebellar ataxia type 6: glutamine repeat disorder, channelopathy and transcriptional dysregulation: the multifaceted aspects of a single mutation. Front Cell Neurosci 2015; **9**: 1–5
5) Todd PK, Paulson HL. RNA-mediated neurodegeneration in repeat expansion disorders. Ann Neurol 2010; **67**: 291–300
6) Zu T, Gibbens B, Doty NS, et al. Non-ATG-initiated translation directed by microsatellite expansions. Proc Natl Acad Sci U S A 2011; **108**: 260–265
7) Hara K, Fukushima T, Suzuki T, et al. Japanese SCA families with an unusual phenotype linked to a locus overlapping with SCA15 locus. Neurology 2004; **62**: 648–651
8) Coutelier M, Blesneac I, Monteil A, et al. A recurrent mutation in CACNA1G alters Cav3.1 T-type calcium channel conduction and causes autosomal-dominant cerebellar ataxia. Am J Hum Genet 2015; **97**: 726–737
9) Yue Q, Jen JC, Nelson SF, Baloh RW. Progressive ataxia due to a missense mutation in a calcium-channel gene. Am J Hum Genet 1997; **61**: 1078–1087

検索式・参考にした二次資料

PubMed（検索 2016 年 9 月 15 日）
("cerebellar ataxia""clinical""autosomal dominant"[majr]) Filters: English　583 件

Clinical Question 2-3　①AD-SCD—c. 診断・鑑別診断

できる限り正確に臨床診断するにはどうしたらよいか

回答

- 特徴的な臨床徴候，発症年齢と世代間促進現象の有無，家系内の他の患者の特徴をつかむことで，臨床診断がしやすくなる．特に，最初に「純粋小脳型」か「多系統障害型（非純粋小脳型）」かの鑑別を念頭に置くことが重要である．

背景・目的

常染色体優性遺伝性脊髄小脳変性症（AD-SCD）の臨床診断においてのポイントをつかむこと．

解説・エビデンス

常染色体優性遺伝性脊髄小脳変性症は，当該遺伝子の病原性変異を確認することで正確に診断できる．しかし，多数の疾患が存在するためにあらかじめ臨床的に病型診断をつけることは重要であり，患者が疾患を理解するためにも遺伝子診断の前に病型診断ついていることの意義は大きい．そのためには，頻度の高い疾患について，特徴的な臨床徴候を把握することが重要である[1,2]．CQ 2-1 の表1と表2を参考にしていただきたい．

また，情報が入手できる場合は，同じ家系内の他の発症者の臨床症候，経過，検査所見も考慮に入れることで，より確かな臨床診断を導き出せる．

文献

1) Rossi M, Perez-Lloret S, Doldan L, et al. Autosomal dominant cerebellar ataxias: a systematic review of clinical features. Eur J Neurol 2014; **21**: 607–615
2) Manto M, Marmolino D. Cerebellar ataxias. Curr Opin Neurol 2009; **22**: 419–429

検索式・参考にした二次資料

PubMed（検索 2016 年 9 月 15 日）
("cerebellar ataxia""clinical""autosomal dominant"[majr]) Filters: English　583 件

2. 各論

Clinical Question 2-4　　　①AD-SCD—d. 予後

病型ごとにどのように予後を予測し，説明をすべきか

回答

- 常染色体優性遺伝性脊髄小脳変性症（AD-SCD）の進行は，多系統萎縮症に比べて緩徐である．そのなかでも一般的に純粋小脳型（SCA6, SCA31 など）は多系統障害型（MJD/SCA3 や SCA1 など）より進行が緩徐といわれている[1]．

背景・目的

患者と家族に説明できるように疾患の進行についての予測を立てられること．

解説・エビデンス

　常染色体優性遺伝性脊髄小脳変性症（AD-SCD）の予後あるいは自然歴は，病型によって異なり様々な研究がなされている．医療水準や治療薬の有無，リハビリテーションや身体面でのサポーティブケアが国ごとに異なるため，本ガイドラインでは日本独自のデータを最も重要視すべきと考える．

　SCA6 については，Yasui らは 46 人の SCA6 患者を後方視的に多施設共同で 3 年間経過観察し，年間の SARA スコア悪化率は，1.33±1.4 点と報告している．また ADL の面では，発症時点から車椅子が必要になるまでの期間の中央値は 24 年，車椅子が必要になった年齢の中央値は 77 歳と報告している[2]．

　SCA31 については，長野県での Nakamura らによる 44 名の SCA31 患者についての 4 年間の前向き調査研究がある[3]．それによると，平均 58.5 歳で小脳失調症状が現れ，79.4 歳で車椅子生活になるという．1 年間の SARA スコア悪化率は 0.8±0.1 点で，SCA6 の調査結果より悪化速度が遅い可能性がある．

　遺伝子の点変異や欠失などによる疾患は，ポリグルタミン病である MJD/SCA3 や SCA6 などよりも疾患の進行は緩徐という傾向があり[4]，実際，SCA15[5]，SCA19/22[6]，SCA34[7]，SCA42[8] は，進行が緩徐であると報告されている．今後，多数例でポリグルタミン病などとの比較研究が必要である．

文献

1) Jacobi H, du Montcel ST, Bauer P, et al. Long-term disease progression in spinocerebellar ataxia types 1, 2, 3, and 6: a longitudinal cohort study. Lancet Neurol 2015; **14**: 1101–1108
2) Yasui K, Yabe I, Yoshida K, et al. A 3-year cohort study of the natural history of spinocerebellar ataxia type 6 in Japan. Orphanet J Rare Dis 2014; **9**: 118
3) Nakamura K, Yoshida K, Matsuchima A, et al. Natural history of spinocerebellar ataxia type 31: a 4-year

prospective study. Cerebellum 2017; **16**: 518–524
4) Dürr A. Autosomal dominant cerebellar ataxias: polyglutamine expansions and beyond. Lancet Neurol 2010; **9**: 885–894
5) Hara K, Fukushima T, Suzuki T, et al. Japanese SCA families with an unusual phenotype linked to a locus overlapping with SCA15 locus. Neurology **62**: 648–651, 2004
6) Lee YC, Durr A, Majczenko K, et al. Mutations in KCND3 cause spinocerebellar ataxia type 22. Ann Neurol 2012; **72**: 859–869
7) Ozaki K, Doi H, Mitsui J, et al. A Novel Mutation in ELOVL4 Leading to Spinocerebellar Ataxia (SCA) With the Hot Cross Bun Sign but Lacking Erythrokeratodermia: A Broadened Spectrum of SCA34. JAMA Neurol 2015; **72**: 797–805
8) Coutelier M, Blesneac I, Monteil A, et al. A Recurrent Mutation in CACNA1G Alters Cav3.1 T-Type Calcium-Channel Conduction and Causes Autosomal-Dominant Cerebellar Ataxia. Am J Hum Genet 2015; **97**: 726–737

検索式・参考にした二次資料

PubMed（検索 2016 年 9 月 8 日）
(cerebellar ataxia) + (prognosis or natural history) + (english)　674 件

2. 各論

Clinical Question 2-5　①AD-SCD—e. MJD/SCA3

どのような症候をみたときに MJD/SCA3 を疑うか

回答
- MJD/SCA3 に特徴的な外眼筋麻痺，顔面・舌の線維束性収縮様運動，錐体路徴候，不快なしびれを伴う末梢神経障害などの症候を認めたときに疑う．

背景・目的

最も一般的な病型である MJD/SCA3 の臨床像を理解すること．

解説・エビデンス

本疾患は，日本の常染色体優性遺伝性脊髄小脳変性症（AD-SCD）のなかで最も頻度が高い疾患といわれている．項末に記載する特徴に注意し，患者に該当する場合は本疾患の頻度を念頭に置き鑑別をする．このうち，特に MJD/SCA3 を疑うきっかけとして重要な症候は，びっくり眼，外眼筋麻痺（特に上転障害，外転障害，輻輳障害），顔面・舌の線維束性収縮様運動，不快なしびれを伴う末梢神経障害は頻度が高い．また，発症年齢によって臨床病型が大まかに分類できる傾向があるため，これに該当すれば，積極的に疑う．

①発症年齢　臨床病型により発症年齢が異なる．
（ア）Ⅰ型：10〜30歳代（若年）発症．進行性の錐体路＋錐体外路徴候（主にジストニア）が前景に立つ．
（イ）Ⅱ型：20〜50歳代（中年）発症．小脳失調＋錐体路徴候が前景に立ち，錐体外路徴候も呈することがある．
（ウ）Ⅲ型：40〜70歳代（高年）発症．小脳失調＋末梢神経障害（筋萎縮，感覚障害，腱反射低下・消失）を呈する．
（エ）Ⅳ型：発症年齢は様々．パーキンソン症状＋末梢神経障害を呈する．
注）Ⅱ型またはⅠ型の臨床病型をとることが多いが，まれに痙性対麻痺型や純粋小脳失調症を呈する場合があり，注意を要する．

②臨床症状
（ア）中核症候：
①緩徐進行性の小脳失調（体幹失調，四肢失調，失調性構音障害）
②錐体路徴候（痙縮，腱反射亢進，病的反射陽性）
③錐体外路徴候（主にジストニアで，アテトーゼ様運動やパーキンソン症状を呈することがある）
④末梢神経障害（遠位筋の筋萎縮，感覚障害，腱反射減弱・消失）

（イ）副症候
　①進行性の外眼筋麻痺（外転，上転障害が多い）
　②注視方向性眼振（水平性が多い）
　③衝動性眼球運動障害
　④びっくり眼（眼瞼後退）
　⑤動作誘発性の顔面・舌の線維束性収縮様運動
　⑥声帯麻痺（嗄声），前庭機能障害，自律神経障害，レム睡眠行動障害，情動障害，腰仙骨領域の慢性疼痛を呈することがある．認知機能は保たれる（障害は軽度にとどまる）．
　注）同一家系内でも臨床症状は多様．
③検査所見
（ア）頭部 MRI：小脳，脳幹（橋，中小脳脚，中脳，上小脳脚）の萎縮，第 4 脳室の拡大を認める．特に小脳虫部上面に優位の萎縮を認める．小脳虫部・脳幹の萎縮は，リピート数および撮像時年齢と相関する．T2 強調・FLAIR 像で淡蒼球の異常信号を認めることがある（文献：徳丸亜耶「画像診断」ID 2013132348）．
④診断方法
（ア）*MJD1* 遺伝子における CAG リピート異常伸長の解析
　①発症年齢と伸長アレルの CAG リピート数には負の相関関係がある．ホモ接合体例は，同じリピート数を有するヘテロ接合体例に比し発症年齢が早く，症状が重症である（遺伝子量効果の存在）．
　②ひとつの家系内で世代を経るごとに発症年齢が早くなり，病型が重症化する（表現促進現象）．
　③リピート数が少ない患者では小脳症候のみで附帯症候に乏しいことから，臨床診断に苦慮する場合が多い．
⑤本疾患を疑う場合の重要な点
（ア）常染色体優性遺伝性の家族歴（浸透率はほぼ 100%）．
（イ）発症年齢は 30〜40 歳前後が多い．
（ウ）緩徐進行性の小脳失調症と錐体路徴候を中核症候とし，錐体外路徴候と末梢神経障害が様々な程度で組み合わさる．
（エ）びっくり眼，外眼筋麻痺（特に上転障害，外転障害，輻輳障害），顔面・舌の線維束性収縮様運動は特異性が高い．

文献

1) Takiyama Y, Oyanagi S, Kawashima S, et al. A clinical and pathologic study of a large Japanese family with Machado-Joseph disease tightly linked to the DNA markers on chromosome 14q. Neurology 1994; **44**: 1302–1308
2) 湯浅龍彦．Machado-Joseph 病の臨床像について―特に周辺疾患との鑑別を中心に．新潟医学会雑誌 1995; **109** (4): 156–161
3) Takiyama Y, Igarashi S, Rogaeva EA, et al. Evidence for inter-generational instability in the CAG repeat in the MJD1 gene and for conserved haplotypes at flanking markers amongst Japanese and Caucasian subjects with Machado-Joseph disease. Hum Mol Genet 1995; **4**: 1137–1146

2. 各　論

検索式・参考にした二次資料

PubMed（検索 2016 年 8 月 15 日）
[machado-joseph disease] or [SCA3] AND [clinical]　483 件

Clinical Question 2-6　①AD-SCD—f. SCA6

SCA6の特徴的な症候は何か

回答

● SCA6は平均48歳前後で発症する純粋小脳失調型AD-SCDで，注視方向性眼振や回転性めまいを特徴とする[1~3]．下眼瞼向き眼振や頭位変換時の動揺視[4]，あるいは発作性の小脳失調の増悪を認めた場合は，SCA6を強く疑う．リピート数の長い症例では，小脳症状以外の症候を認める場合もある．

■ 背景・目的

MJD/SCA3と並んで多いSCA6について臨床像を理解すること．

■ 解説・エビデンス

本疾患は，日本の常染色体優性遺伝性脊髄小脳変性症（AD-SCD）のなかでMJD/SCA3に次いで頻度が高い疾患で，地域によってはMJD/SCA3より多い疾患である．平均発症年齢はYasuiら[3]の日本の46人のSCA6患者での統計では，48.0±9.3（分布：31~66）歳で，Takahashiら[2]も140人のSCA6患者での臨床徴候を調査した結果，平均発症年齢を48.9歳と報告している．項末に記載する特徴に注意し，患者に該当する場合は本疾患の頻度を念頭に置き鑑別をする．このうち，特にSCA6の特徴的な症候は，眼振[1,2,5,6]，頭位変換時のめまい感や動揺視である[4]．交代性眼振を呈した症例もある[7]．診察では懸垂位にすると注視方向性眼振が出やすくなる症例もある．また，SCA6では発作性または間欠性に小脳失調症状が増悪することを訴える患者が，他の病型よりも多いことも特徴である．原因であるCAGリピートの伸長が長い患者には，錐体路徴候など小脳症状以外の神経障害が早期から認められる傾向があり，伸長が22リピートと比較的短い症例でも，長期に経過するとパーキンソン症候などの症状が認められることがある．

発症年齢
19~71歳（平均43~52歳）
臨床症状
①初発症状は歩行のふらつき，躓き，構音障害が多い．
②ほぼ純粋な小脳失調症を呈する．すなわち，小脳性失調性歩行，四肢の運動失調，構音障害，注視方向性眼振（水平性，下眼瞼向き）を認める．
③頭位変換時のめまい感や動揺視などの症状を伴うことがある．
④腱反射異常（亢進または低下），足底反射陽性，痙縮，深部覚低下，ジストニアなどの不随意運動，外眼筋麻痺などの報告[8,9]もあるが，基本的には多くの症例で純粋小脳型である．

検査所見
頭部MRI：小脳に限局した萎縮を認める．小脳萎縮は虫部上面に強く，半球で軽度である．脳幹や大脳は保たれる．

診断方法
*CACNA1A*遺伝子におけるCAGリピート異常伸長の解析

本疾患を疑う場合の重要な点
①常染色体優性遺伝性の家族歴．
②発症年齢は20～66歳，48歳前後．
③緩徐進行性の純粋小脳失調症．ただし，腱反射異常，病的反射陽性，軽度の深部感覚障害などは本疾患を否定する根拠にはならない．
④頭位変換時のめまい感や動揺視，下眼瞼向き眼振は本症を支持する所見．
⑤MRIで小脳に限局した萎縮．

文献

1) 石川欽也, 水澤英洋.【神経・精神疾患診療マニュアル】 よくみられる神経疾患 脊髄小脳変性症. 日本医師会雑誌 2013; **142** (特別 2): S208–S209
2) Takahashi H, Ishikawa K, Tsutsumi T, et al. A clinical and genetic study in a large cohort of patients with spinocerebellar ataxia type 6. J Hum Genet 2004; **49**: 256–264
3) Yasui K, Yabe I, Yoshida K, et al. A 3-year cohort study of the natural history of spinocerebellar ataxia type 6 in Japan. Orphanet J Rare Dis 2014; **9**: 118
4) Yabe I, Sasaki H, Takeichi N, et al. Positional vertigo and macroscopic downbeat positioning nystagmus in spinocerebellar ataxia type 6 (SCA6). J Neurol 2003; **250**: 440–443
5) Ishikawa K, Tanaka H, Saito M, et al. Japanese families with autosomal dominant pure cerebellar ataxia map to chromosome 19p13.1-p13.2 and are strongly associated with mild CAG expansions in the spinocerebellar ataxia type 6 gene in chromosome 19p13.1. Am J Hum Genet 1997; **61**: 336–346
6) Ikeuchi T, Takano H, Koide R, et al. Spinocerebellar ataxia type 6: CAG repeat expansion in alpha1A voltage-dependent calcium channel gene and clinical variations in Japanese population. Ann Neurol 1997; **42**: 879–884
7) 矢部一郎, 佐々木秀直, 山下 功, ほか. 周期性方向交代性眼振をみとめたspinocerebellar ataxia type6の1例. 臨床神経学 1998; **38**: 512–515
8) Schöls L, Amoiridis G, Buttner T, et al. Autosomal dominant cerebellar ataxia: phenotypic differences in genetically defined subtypes? Ann Neurol 1997; **42**: 924–932
9) Gomez CM, Thompson RM, Gammack JT, et al. Spinocerebellar ataxia type 6: gaze-evoked and vertical nystagmus, Purkinje cell degeneration, and variable age of onset. Ann Neurol 1997; **42**: 933–950

検索式・参考にした二次資料

PubMed（検索 2016 年 8 月 20 日）
[SCA6] AND [clinical]　197 件

Clinical Question 2-7　①AD-SCD—g. DRPLA

DRPLA の特徴は何か

回答

- 歯状核赤核淡蒼球ルイ体萎縮症（DRPLA）は小脳失調に舞踏・アテトーゼなどの不随意運動，ミオクローヌスてんかん，進行性知能低下を示すことが臨床症状の特徴である．また，著明な世代間表現促進現象（anticipation）を表すことも大きな特徴である．

背景・目的

歯状核赤核淡蒼球ルイ体萎縮症（dentatorubral-pallidoluysian atrophy：DRPLA）の臨床的特徴を理解し，臨床診断ができること．

解説・エビデンス

本疾患は，日本の常染色体優性遺伝性脊髄小脳変性症（AD-SCD）のなかで MJD/SCA3，SCA6 に次いで頻度が高い疾患で[1]，全 SCA のうち 10％程度を占める．特徴的な臨床徴候としては，成人では小脳性運動失調，舞踏・アテトーゼなどの不随意運動，認知機能の障害や性格変化を呈することである．CAG リピートの伸長度が大きい小児では，小脳性運動失調だけでなく，ミオクローヌスてんかん，進行性の知能低下が現れやすい．発症年齢は 1 歳から 62 歳で，中央値は 30 歳といわれている[2]．次の 2 つの年齢層によって該当する場合は DRPLA を疑う．①20 歳以下で運動失調，ミオクローヌス，てんかん発作，進行性の知能低下がみられる場合．②20 歳以上で運動失調，舞踏アテトーゼ，認知症，精神障害がみられる場合．

頭部 MRI では小脳と脳幹の萎縮が特に成人例で認められやすい．小児例では症状が顕著でも逆に頭部 MRI 所見が軽微であることが報告されている．また，他の小脳失調症と異なる特徴として，長期経過した成人型症例を中心に，大脳白質に広範囲な T2 高信号域がみられることがある．

DRPLA の診断は家族歴と特徴的な臨床症状の存在，および *ATN1*（*DRPLA*）遺伝子の 3 塩基 CAG リピートの伸長を認めることで確定診断がつく[3〜5]．患者の CAG リピート数は 48〜93 回である．

DRPLA では CAG リピートの伸長が，特に父親から子どもに遺伝した場合に伸長度が大きく，世代間表現促進現象（anticipation）を表しやすい．たとえば，小児期にてんかんなどで発症したケースの父親が，当初神経徴候がなかったが，後から小脳失調を発症して遺伝性疾患であることが判明するようなことが経験される．このようなことから，一見孤発性にみえる場合でも，父親がより短い CAG リピートを保因するキャリアである場合があるため，小脳失調とミオクローヌスてんかん，舞踏運動を呈する患者を認めた場合，明確な家族歴がなくても DRPLA を

疑い，その両親のどちらかが保因者である可能性も考慮して遺伝カウンセリングを行うことも重要である．

文献

1) 辻　省次．歯状核赤核・淡蒼球ルイ体萎縮症（DRPLA：chorea の鑑別疾患として）．日本臨床　神経症候群．1999: p101–103
2) 市川弥生子，辻　省次．歯状核赤核・淡蒼球ルイ体萎縮症（内藤・小柳病）（DRPLA）．日本臨床　神経症候群（第 2 版）．2013: p355–359
3) Koide R, Ikeuchi T, Onodera O, et al. Unstable expansion of CAG repeat in hereditary dentatorubral-pallidoluysian atrophy (DRPLA). Nat Genet 1994; **6**: 9–13
4) Ikeuchi T, Koide R, Onodera O, et al. Dentatorubral-pallidoluysian atrophy (DRPLA). Molecular basis for wide clinical features of DRPLA. Clin Neurosci 1995; **3**: 23–27
5) Tsuji S. Dentatorubral-pallidoluysian atrophy. Handb Clin Neurol 2012; **103**: 587–594

検索式・参考にした二次資料

PubMed（検索 2016 年 9 月 15 日）
[DRPLA] AND [clinical] Filter [Atrophy]/[myoclonus]　66 件

Clinical Question 2-8　①AD-SCD—h. SCA31

SCA31 の特徴は何か

回答
- SCA31 は SCA6 より高齢で発症する純粋小脳型 AD-SCD であり，進行も SCA6 より遅く，眼振も少ない．体幹性小脳失調，四肢協調運動障害，筋トーヌス低下，小脳性構音障害を認める．

背景・目的

日本においては頻度的に第 3 位または 4 位ともいわれる SCA31 の臨床的特徴を理解し，臨床診断ができること．

解説・エビデンス

本疾患は，日本の常染色体優性遺伝性脊髄小脳変性症（AD-SCD）のなかで MJD/SCA3，SCA6 に次いで頻度が高い疾患で，地域によっては最も多い疾患である[1,2]．SCA6 とならんで，純粋小脳型失調症を呈する．

1. 発症年齢
50〜70 歳代（平均発症年齢は 55 歳から 60 歳程度）[2,3]
注）40 歳代などでの発症例もある．同胞や家系内でも発症年齢が大きく異なる場合もある．

2. 臨床症状
基本的には小脳性神経障害に限定される．すなわち，歩行障害などの体幹失調，構音障害，四肢協調運動障害，筋トーヌス低下，注視方向性眼振が主体である．注視方向性眼振は SCA6 より目立たない傾向がある[4]．

腱反射は様々で，通常は正常であるが，軽度亢進から低下まである．Babinski 徴候は原則陰性．陽性の場合は，頸椎症や脳血管障害などの合併症の除外を要す．

感覚障害はないか，あっても軽度の振動覚低下を認める程度である．少数，認知症やパーキンソニズムを合併した患者が存在するが，高齢のため「合併」した可能性がある．眼球運動制限，筋力低下，筋萎縮などはみられない．聴力低下を合併することがある．

臨床経過は，SCA6 よりも緩徐進行性である[5]．

3. 検査所見
頭部 MRI：小脳虫部上面を中心とする萎縮．進行した症例では半球側にも萎縮が及ぶ．

4. 診断方法
（ア）SCA31 の伸長挿入を PCR で確認する[2]．
（イ）PCR 産物の内部配列に TGGAA リピートが存在することを確認する．ただし，テクニ

カルに困難な面があり，（ウ）で代用可能．
（ウ）SCA31 に強い連鎖不平衡を示す *puratrophin-1* 遺伝子（*PLEKHG4*）-16C＜T 異常を確認する（SCA31 患者の 99％以上で認める）．
理由：（ア）の PCR による伸長挿入の確認だけでは，TGGAA リピートを有さない TAGAA などのまれな健常伸長アレルを捉える可能性があり，誤診の危険性が残る．このため，（イ）を行うか，はるかに簡便な（ウ）*puratrophin-1* 遺伝子-16C＜T 異常を確認することが望ましい．

5. 本疾患を疑う場合の重要な点：高齢発症型の純粋小脳失調．家族歴がない場合も，否定できない．

6. 神経病理学的にはプルキンエ細胞の脱落が特徴的で，さらに残存プルキンエ細胞の細胞体周囲にはヘマトキシリン・エオジン染色で淡くエオジン好性に染まる特異的な構造体（halo-like amorphous materials）がみられ，この所見をもって神経病理学的に本疾患と診断することも可能である[6,7]．

文献

1) 石川欽也，水澤英洋．【神経・精神疾患診療マニュアル】　よくみられる神経疾患 脊髄小脳変性症．日本医師会雑誌 2013; **142**（特別 2）: S208–S209
2) Sato N, Amino T, Kobayashi K, et al. Spinocerebellar ataxia type 31 is associated with "inserted" pentanucleotide repeats containing (TGGAA)n. Am J Hum Genet 2009; **85**: 544–557
3) Sakai H, Yoshida K, Shimizu Y, et al. Analysis of an insertion mutation in a cohort of 94 patients with spinocerebellar ataxia type 31 from Nagano, Japan. Neurogenetics. 2010; **11**: 409–415
4) Yabe I, Matsushima M, Yoshida K, et al. Rare frequency of downbeat positioning nystagmus in spinocerebellar ataxia type 31. J Neurol Sci 2015; **350**: 90–92
5) Nakamura K, Yoshida K, Matsuchima A, et al. Natural history of spinocerebellar ataxia type 31: a 4-year prospective study. Cerebellum 2017; **16**: 518–524
6) Owada K, Ishikawa K, Toru S, et al. A clinical, genetic, and pathologic study in a family with 16q-linked ADCA type III. Neurology 2005; **65**: 629–632
7) Ishikawa K, Mizusawa H. The chromosome 16q-linked autosomal dominant cerebellar ataxia (16q-ADCA): a newly identified degenerative ataxia in Japan showing peculiar morphological changes of the Purkinje cell: The 50th Anniversary of Japanese Society of Neuropathology. Neuropathology 2010; **30**: 490–494

検索式・参考にした二次資料

PubMed（検索 2016 年 9 月 15 日）
[SCA31]　33 件

Clinical Question 2-9　①AD-SCD—i. その他のAD-SCD

他のAD-SCDではどのような疾患を注意すべきか

回答
- SCA1，SCA2などが多いが，他にも多数の病型がある．

■ 背景・目的

SCA1，SCA2について臨床像を把握する．2016年9月現在，SCA43まで知られている．

■ 解説・エビデンス

　日本において疾患頻度から重要なSCAは，MJD/SCA3，SCA6，SCA31，DRPLAであるが，このほかにSCA1，SCA2は地域によっては頻度が高いうえ，特徴的な症候を示す．また，SCA36，SCA14，SCA15なども発見されている．原因未同定のSCAも全SCAの10～20％存在するため，病態の正確な把握はもちろん，患者とその家族の疾患理解や最終的な目標である治療のためには，疾患の集積が臨床医の重要な責任である．また，プリオン病も常染色体優性遺伝性の疾患であり，小脳失調を初発症状としうる点からも鑑別が重要であり，特に患者への説明の際には念頭に置く必要がある．SCA1とSCA2について，特徴的な所見を以下に整理する．

1. SCA1

①発症年齢：30歳代ないし40歳代の発症が多い．CAGリピートの伸長程度により4歳から74歳まで報告がある．同一家系内においては，表現促進現象を認める．

②臨床症状
（ア）主症状：小脳性運動失調（歩行障害での発症が多い），構音障害，眼振，まれにパーキンソニズムで発病する例がある．錐体路徴候：腱反射亢進．
（イ）副症状：嚥下障害，筋萎縮，錐体外路症候：chorea，dystoniaなど（進行期），認知機能の低下（中等度），声帯外転麻痺．　注）CAG伸長数や罹病期間により，各症状の出現頻度や程度は変化する．

③検査所見：頭部画像所見：橋・小脳萎縮．

④診断方法：遺伝子診断：Ataxin-1遺伝子（*ATXN1*）解析によりCAG反復配列の異常伸長（≧39 repeat）を証明する．

⑤本疾患を疑う場合の重要な点
（ア）常染色体優性遺伝性の進行性小脳性失調症．
（イ）日本では，東北地方において有病率が高い．
（ウ）30歳代ないし40歳代の発症が多い．
（エ）初発症状は歩行障害が多い．

（オ）SCA2，MJD/SCA3 などと臨床症状の相同性がある．SCA2 とは緩徐眼球運動や腱反射の減弱，MJD/SCA3 とは，錐体外路症候，眼球運動障害の程度・頻度において異なる．

2．SCA2
①発症年齢：成年期の発症が多いが，CAG リピート伸長数により発症年齢は様々である．同一家系内において，表現促進現象を認める．初期にパーキンソン病と診断されるケースもある．
②臨床症状
（ア）主症状：小脳性運動失調，構音障害，緩徐眼球運動（眼振の頻度は低い），腱反射減弱〜消失（polyneuropathy）．
（イ）副症状：筋萎縮（進行期），dystonia，myoclonus，tremor（進行期や CAG リピート伸長数の長い症例），fasciculation，myokymia（進行期や CAG リピート伸長数の長い症例），認知機能の低下（中等度）．注）CAG 伸長数や罹病期間により，各症状の出現頻度や程度は変化する．注）20 歳以前の若年発症者（CAG repeat＞45）では，症状の進行が早い傾向がある．
③検査所見：頭部画像所見：橋・小脳萎縮．電気生理検査：sensory ganglionopathy．
④診断方法：Ataxin-2 遺伝子（*ATXN2*）解析による CAG 反復配列の異常伸長を証明する（CAG 32 repeat）．（補）Aaxin-2 における 27〜33 repeat の CAG 反復配列（intermediate-length）は，孤発性の ALS の発症リスク因子として報告されている．
⑤本疾患を疑う場合の重要な点
（ア）常染色体優性遺伝性の家族歴を有する進行性の小脳性失調症．
（イ）緩徐眼球運動や腱反射消失は，本症の可能性を示唆する．
（ウ）眼振の頻度は低い．
（エ）他の脊髄小脳変性症（SCA1，MJD/SCA3 など）との症候の相同性があり，臨床症候のみで本症を診断することは困難である．

文献

1) Ranum LP, Chung MY, Banfi S, et al. Molecular and clinical correlations in spinocerebellar ataxia type I: evidence for familial effects on the age at onset. Am J Hum Genet 1994; **55**: 244–252
2) Sasaki H, Fukazawa T, Yanagihara T, et al. Clinical features and natural history of spinocerebellar ataxia type 1. Acta Neurol Scand 1996; **93**: 64–71
3) Sasaki H, Wakisaka A, Sanpei K, et al. Phenotype variation correlates with CAG repeat length in SCA2: a study of 28 Japanese patients. J Neurol Sci 1998; **159**: 202–208
4) Shiojiri T, Tsunemi T, Matsunaga T, et al. Vocal cord abductor paralysis in spinocerebellar ataxia type 1. J Neurol Neurosurg Psychiatry 1999; **67**: 695

検索式・参考にした二次資料

PubMed（検索 2016 年 9 月 4 日）
[SCA1] AND [ataxia] AND [clinical] 238 件

Clinical Question 2-10 ②AR-SCD・X-linked SCD―a. 臨床像

AR-SCD，X-linked SCD の臨床症状にはどのようなものがあるか

回答
● 小脳性あるいは脊髄性（感覚性）失調を中核症状とするが，それ以外にも多彩な神経症状および神経以外の全身徴候を伴うことが多い．

■ 背景・目的

常染色体劣性遺伝性脊髄小脳変性症（AR-SCD）および X 連鎖性脊髄小脳変性症（X-linked SCD）の疾患概念，臨床像を理解する．

■ 解説・エビデンス

AR-SCD および X-linked SCD は，常染色体劣性あるいは X 連鎖性遺伝形式をとり，進行性の失調を中核症状とする神経変性疾患を包括する臨床的概念である．原因・分子病態の異なる多種多様の疾患が含まれ，臨床・遺伝学的スペクトラムは多彩である．遺伝子解析技術の進歩により，AR-SCD および X-linked SCD の病因遺伝子が相次いで報告されているが，いまだ多くの病因遺伝子未同定の疾患が存在する．

日本における SCD 罹患者数は 3 万 4 千人を超えるが，そのうち AR-SCD の占める割合は約 1.8％である[1]．ただし，単発例と考えられるなかに AR-SCD と診断されない患者が少なからず存在するため，実際の発症頻度はこれより多いと推定される．AR-SCD の疾患内訳は人種間で大きく異なる．欧米白色人種では，強い創始者効果により Friedreich（フリードライヒ）運動失調症（FRDA）が遺伝性 SCD のなかで最も頻度の高い疾患である[2,3]のに対し，日本では AR-SCD は少なく，そのなかでは眼球運動失行と低アルブミン血症を伴う早発型運動失調症（EAOH/AOA1）が最多と推定されている[4]．一方，X-linked SCD の発症頻度，疾患内訳については不明確な点が多い．

AR-SCD の臨床病型は，①後根神経節・脊髄後索の変性を伴う脊髄型，②小脳性失調を主体とし感覚運動性ニューロパチーを含む多彩な神経症候を伴う小脳型，および③小脳性失調以外の神経症候をほぼ伴わない純粋小脳型に大別される．小児期，若年期発症が多いが，遺伝子変異の種類によっては成人発症する例も散見される．脊髄型は FRDA[5]やビタミン E 単独欠損性運動失調症（AVED）[6]，Refsum 病（RD）[7]，無βリポ蛋白血症（ABL）[8]に代表され，下肢に限局しない感覚性失調を呈する．小脳型は，毛細血管拡張性小脳失調症（AT）[9,10]や EAOH/AOA1[4,11]，眼球運動失行を伴う失調症 2 型（AOA2）[12,13]，Charlevoix-Saguenay（シャルルヴォア・サグネ）型常染色体劣性遺伝性痙性失調症（ARSACS）[14,15]，脳腱黄色腫症（CTX）[16,17]など多数の疾患を含み，その多くが軸索障害型の感覚運動性ニューロパチーを伴う．純粋小脳型は少数で，SCAR8/ARCA1[18]や性腺機能低下を伴う小脳失調症（CAHG）[19]などが含まれる．一方，X-linked SCD には，脆弱

2. 各 論

X関連振戦/失調症候群（FXTAS）[20,21]，X連鎖性鉄芽球性貧血/運動失調症（X-linked sideroblastic anemia and ataxia：XLSA/A）[22] などが含まれ，臨床症状は多彩である．

疾患分類は，病因遺伝子または遺伝子座に基づく．AD-SCDと同様に，AR-SCDも国際的にSCAR（spinocerebellar ataxia, autosomal recessive）として登録されるようになった．ただし，一部の疾患はARCA（autosomal recessive cerebellar ataxia）の頭文字でも呼称されている．

臨床症状は，小脳性あるいは脊髄性（感覚性）失調を中核とする．失調以外の神経症候として，眼の異常所見（眼球運動失行，斜視，眼振，外眼筋麻痺，Square-waves，網膜色素変性症，視神経萎縮，網膜有髄線維の増加，白内障，眼球結膜の毛細血管拡張など），知能低下・認知機能障害・記憶障害，運動異常症（舞踏病，ジストニア，振戦，ミオクローヌス，パーキンソニズムなど），聴力障害，痙性，痙攣発作，感覚運動性ニューロパチーなどがみられる．

神経以外の全身徴候として，ミオパチー，脊柱の側彎・後彎，凹足，皮膚の毛細血管拡張，黄色腫，肝脾腫，心筋症，消化管吸収障害，性腺機能低下症，糖尿病，貧血などがみられる．AR-SCDおよびX-linked SCDにみられる特徴的な臨床所見を表1に示す．

文献

1) Tsuji S, Onodera O, Goto J, Nishizawa M; Study Group on Ataxic D. Sporadic ataxias in Japan: a population-based epidemiological study. Cerebellum 2008; **7**: 189–197
2) Anheim M, Monga B, Fleury M, et al. Ataxia with oculomotor apraxia type 2: clinical, biological and genotype/phenotype correlation study of a cohort of 90 patients. Brain 2009; **132**: 2688–2698
3) Fogel BL, Perlman S. Clinical features and molecular genetics of autosomal recessive cerebellar ataxias. Lancet Neurol 2007; **6**: 245–257
4) Tada M, Yokoseki A, Sato T, et al. Early-onset ataxia with ocular motor apraxia and hypoalbuminemia/ataxia with oculomotor apraxia 1. Adv Exp Med Biol 2010; **685**: 21–33
5) Bradley JL, Blake JC, Chamberlain S, et al. Clinical, biochemical and molecular genetic correlations in Friedreich's ataxia. Hum Mol Genet 2000; **9**: 275–282
6) Gotoda T, Arita M, Arai H, et al. Adult-onset spinocerebellar dysfunction caused by a mutation in the gene for the alpha-tocopherol-transfer protein. N Engl J Med 1995; **333**: 1313–1318
7) Jansen GA, Wanders RJ, Watkins PA, Mihalik SJ. Phytanoyl-coenzyme A hydroxylase deficiency: the enzyme defect in Refsum's disease. N Engl J Med 1997; **337**: 133–134
8) Sharp D, Blinderman L, Combs KA, et al. Cloning and gene defects in microsomal triglyceride transfer protein associated with abetalipoproteinaemia. Nature 1993; **365**: 65–69
9) Chun HH, Gatti RA. Ataxia-telangiectasia, an evolving phenotype. DNA Repair 2004; **3**: 1187–1196
10) Shiloh Y, Lederman HM. Ataxia-telangiectasia (A-T): An emerging dimension of premature ageing. Ageing Res Rev 2017; **33**: 76–88
11) Yokoseki A, Ishihara T, Koyama A, et al. Genotype-phenotype correlations in early onset ataxia with ocular motor apraxia and hypoalbuminaemia. Brain 2011; **134**: 1387–1399
12) Moreira MC, Klur S, Watanabe M, et al. Senataxin, the ortholog of a yeast RNA helicase, is mutant in ataxia-ocular apraxia 2. Nat Genet 2004; **36**: 225–227
13) Anheim M, Monga B, Fleury M, et al. Ataxia with oculomotor apraxia type 2: clinical, biological and genotype/phenotype correlation study of a cohort of 90 patients. Brain 2009; **132**: 2688–2698
14) Bouhlal Y, Amouri R, El Euch-Fayeche G, Hentati F. Autosomal recessive spastic ataxia of Charlevoix-Saguenay: an overview. Parkinsonism Relat Disord 2011; **17**: 418–422
15) Vermeer S, van de Warrenburg BP, Kamsteeg EJ. Arsacs, Pagon RA, Adam MP, Ardinger HH, et al (eds), GeneReviews, Seattle, 1993
16) Federico A, Dotti MT, Gallus GN. Cerebrotendinous Xanthomatosis, Pagon RA, Adam MP, Ardinger HH, et al (eds), GeneReviews, Seattle, 1993
17) Nie S, Chen G, Cao X, Zhang Y. Cerebrotendinous xanthomatosis: a comprehensive review of pathogenesis, clinical manifestations, diagnosis, and management. Orphanet J Rare Dis 2014; **9**: 179
18) Gros-Louis F, Dupre N, Dion P, et al. Mutations in SYNE1 lead to a newly discovered form of autosomal recessive cerebellar ataxia. Nat Genet 2007; **39**: 80–85

②AR-SCD・X-linked SCD

表1 AR-SCD および X-linked SCD にみられる特徴的な臨床所見

特徴的な臨床・検査所見	考慮すべき疾患
神経症候	
眼の異常所見	
眼球運動失行	EAOH/AOA1, AOA2/SCAR1, AT, ATLD
斜視	AOA2/SCAR1, AT
眼振	EAOH/AOA1, AOA2/SCAR1, ARSACS, AT, ATLD, FRDA, ABL, SCAR8/ARCA1, MSS
外眼筋麻痺	SANDO, NPC, EAOH/AOA1, IOSCA
Square-waves	FRDA, AVED
網膜色素変性症	AVED, RD, ABL, CDG1A
視神経萎縮	FRDA, IOSCA
網膜有髄線維の増加	ARSACS
白内障	MSS, CTX, PHARC
眼球結膜の毛細血管拡張	AT, IOSCA
知能低下, 認知機能障害, 記憶障害	AT, EAOH/AOA1, ACQD, SANDO, CTX, MSS, IOSCA, SCAR5, SCAR9/ARCA2, SCAR11, AOA2/SCAR1, ARSACS, FXTAS
運動異常症（舞踏病, ジストニア, 振戦, ミオクローヌス, パーキンソニズム）	AT, EAOH/AOA1, AOA2/SCAR1, AVED, CTX, ATLD, SANDO, IOSCA, FXTAS
聴力障害	IOSCA, FRDA, RD, PHARC, SANDO
感覚性失調	FRDA, AVED, ABL, PCARP/AXPC1, IOSCA
軸索型感覚運動性ニューロパチー	EAOH/AOA1, AOA2/SCAR1, AT, CTX, RD, ARSACS, SCAN1, ATLD, SANDO
痙性	ARSACS, very late-onset FRDA, ACQD, CTX
痙攣発作	SCAR9/ARCA2, CTX, ACQD, SANDO, IOSCA, ARSACS, MSS, SCAN1
全身徴候（神経以外の症候）	
ミオパチー全身徴候（神経以外の症候）	MSS, ARSACS
脊柱の側彎・後彎ミオパチー	FRDA, AVED, ABL, EAOH/AOA1, AOA2/SCAR1, MSSMSS, ARSACS
凹足脊柱の側彎・後彎	FRDA, ACQD, AT, AVED, ARSACS, EAOH/AOA1, AOA2/SCAR1, IOSCA, RD, CTX, SCAN1, ABLFRDA, AVED, ABL, EAOH/AOA1, AOA2/SCAR1, MSS
皮膚の毛細血管拡張凹足	ATFRDA, ACQD, AT, AVED, ARSACS, EAOH/AOA1, AOA2/SCAR1, IOSCA, RD, CTX, SCAN1, ABL
黄色腫皮膚の毛細血管拡張	CTXAT
肝脾腫黄色腫	NPCCTX
心筋症肝脾腫	FRDA, AVED, ABL, RDNPC
消化管吸収障害心筋症	ABLFRDA, AVED, ABL, RD
性腺機能低下症消化管吸収障害	CAHG, IOSCA, MSS, ATABL
糖尿病性腺機能低下症	FRDA, ATCAHG, IOSCA, MSS, AT
貧血糖尿病	XLSA/AFRDA, AT
貧血	XLSA/A

ABL (abetalipoproteinemia): 無βリポ蛋白血症, ACQD (ataxia with coenzyme Q10 deficiency): コエンザイム Q10 欠乏性失調症, ARCA (autosomal recessive cerebellar ataxia): 常染色体劣性遺伝性小脳失調症, AOA2 (ataxia with oculomotor apraxia type 2): 眼球運動失行を伴う失調症 2型, ARSACS (autosomal recessive spastic ataxia of Charlevoix-Saguenay): シャルルヴォア・サグネ常染色体劣性遺伝性痙性失調症, AT (ataxia telangiectasia): 毛細血管拡張性運動失調症, ATLD (ataxia telangiectasia like disorder), AVED (ataxia with vitamin E deficiency): ビタミンE単独欠損性運動失調症, CAHG (cerebellar ataxia with hypogonadism): 性腺機能低下を伴う小脳失調症, CDG1A (congenital disorder of glycosylation type 1A): 先天性グリコシル化異常症 1A 型, CTX (cerebrotendinous xanthomatosis): 脳腱黄色腫症, EAOH/AOA1 (early-onset ataxia with oculomotor apraxia and hypoalbuminemia/ataxia with oculomotor apraxia type 1): 眼球運動失行と低アルブミン血症を伴う早発型失調症, FRDA (Friedreich ataxia): フリードライヒ運動失調症, FXTAS (fragile X-associated tremor/ataxia syndrome): 脆弱 X 関連振戦/失調症候群, IOSCA (infantile onset spinocerebellar ataxia): 乳児期発症脊髄小脳変性症, MSS (Marinesco-Sjögren syndrome): マリネスコ・シェーグレン症候群, NPC (Niemann-Pick type C): ニーマン・ピック病C型, PCARP (posterior column ataxia with retinitis pigmentosa), PHARC (polyneuropathy, hearing loss, ataxia, retinitis pigmentosa, and cataract), RD (Refsum disease): レフサム病, SANDO (sensory ataxic neuropathy, dysarthria, and ophthalmoparesis), SCAN1 (spinocerebellar ataxia with axonal neuropathy 1): 軸索型ニューロパチーを伴う脊髄小脳失調症 1 型, SCAR (spinocerebellar ataxia, autosomal recessive), XLSA/A (X-linked sideroblastic anemia and ataxia): X 連鎖性鉄芽球性貧血/運動失調症

19) Seminara SB, Acierno JS, Jr, Abdulwahid NA, et al. Hypogonadotropic hypogonadism and cerebellar ataxia: detailed phenotypic characterization of a large, extended kindred. J Clin Endocrinol Metab 2002; **87**: 1607–1612
20) Hagerman RJ, Hagerman P. Fragile X-associated tremor/ataxia syndrome - features, mechanisms and management. Nat Rev Neurol 2016; **12**: 403–412
21) Hagerman PJ, Hagerman RJ. Fragile X-associated tremor/ataxia syndrome. Ann N Y Acad Sci 2015; **1338**: 58–70
22) Allikmets R, Raskind WH, Hutchinson A, et al. Mutation of a putative mitochondrial iron transporter gene (ABC7) in X-linked sideroblastic anemia and ataxia (XLSA/A). Hum Mol Genet 1999; **8**: 743–749

検索式・参考にした二次資料

PubMed（検索 2016 年 7 月 1 日）
ataxia[MeSH Terms] AND (recessive OR X-linked[MeSH Terms]) Filters: published in the last 5 years; English 273 件
必要な文献はハンドサーチで追加した

Clinical Question 2-11　②AR-SCD・X-linked SCD—b. 病因・病態

病因・病態はどのようなものか

回答
- 病因・病態は疾患により様々であるが，ミトコンドリア機能障害，代謝障害，核酸品質管理機構の障害，蛋白品質管理機構の障害，核膜・ゴルジ膜制御の障害などの関与が想定されている．

背景・目的

常染色体劣性遺伝性脊髄小脳変性症（AR-SCD）およびX連鎖性脊髄小脳変性症（X-linked SCD）の病因・病態を理解する．

解説・エビデンス

病因と病態は疾患により様々である．一般に，AR-SCDでは，病因蛋白の機能喪失が病態の基盤となる．たとえば，Friedreich（フリードライヒ）運動失調症（FRDA）は，フラタキシン（frataxin：FXN）をコードする*FXN*遺伝子の第1イントロンのGAAリピートの異常伸長（66〜1,700リピート）が原因で発症する[1,2]．大部分（96％）の患者は異常伸長GAAリピートのホモ接合体であり，数％が点変異と異常伸長の複合ヘテロ接合体である[2]．GAAリピートの異常伸長は長さ依存性に*FXN*遺伝子の転写を低下させ，その結果，FXN蛋白の発現量が低下して機能不全をきたす[2,3]．FXN蛋白はミトコンドリアでの鉄代謝に関与する蛋白で，その機能不全は鉄硫黄クラスターの産生を低下させ，ミトコンドリア内の複数の呼吸鎖酵素に障害を及ぼし，酸化ストレスの増加を引き起こし，神経細胞機能障害や神経細胞死が生じると考えられている[3]．

このように，ミトコンドリア機能障害が関与している疾患には，FRDA[3]，小脳失調を伴うCoQ10欠乏症[4]，SCAR9/ARCA2[5]，SANDO[6]，IOSCA[7]がある．また，代謝障害が関与している疾患には，AVED[8,9]，ABL[10]，RD[11]，CTX[12]がある．核酸品質管理機構の障害が関与している疾患には，AT[13]，ATLD[14]，EAOH/AOA1[15,16]，AOA2/SCAR1[17]，SCAN1[18]がある．蛋白品質管理機構の障害が関与する疾患には，ARSACS[19,20]やMSS[21,22]がある．その他，SCAR8/ARCA1は核膜・ゴルジ膜制御の障害[23]，SCAR10/ARCA3はCa介在性Clチャネル制御の障害が関与している[24]と考えられている．病因蛋白とその主な機能を表1にまとめた．

一方，脆弱X関連振戦/失調症候群（FXTAS）は，*FMR1*遺伝子の5'非翻訳領域のCGGリピートが55〜200に異常伸長して発症する．これまで，異常伸長によるRNA毒性がFXTASの病態の本態と考えられてきたが，伸長したCGGリピートに由来する翻訳（repeat associated non-AUG initiated translation：RAN翻訳）が神経変性の鍵となることが示されている[25]．

2. 各論

表1 AR-SCD および X-linked SCD の病因蛋白とその主な機能

ミトコンドリア機能障害				
FRDA	229300	FXN（9q13）	Frataxin	ミトコンドリアの鉄代謝
小脳失調を伴うCoQ10欠乏症	607426	PDSS1（10p12.1）	Prenyldiphosphate synthase subunit 1	CoQ10生合成
		PDSS2（6q21）	Prenyldiphosphate synthase subunit 1	CoQ10生合成
		COQ2（4q21）	OH-benzoate polyiprenyl transferase	CoQ10生合成
SCAR9/ARCA2	612016	CABC1（1q42）	CABC1/ADCK3	CoQ10生合成
SANDO	607459	POLG1（15q25）	DNA polymerase subunit γ-1	ミトコンドリアDNA修復・複製
IOSCA	271245	C10orf2（10q24）	Twinkles, Twinky	ミトコンドリアDNA修復・維持
代謝障害				
AVED	277460	TTPA（8q13）	α-tocopherol transfer protein	ビタミンEの恒常性維持
ABL	200100	MTP（4q22-24）	Microsomal triglyceride transfer protein	リポプロテイン代謝
RD	266500	PHYH（10pter-11.2）	Phytanoyl-CoA hydroxylase	脂肪酸酸化
		PEX7（6q21-22.2）	Peroxisomal biogenesis factor-7	ペルオキシソーム機能
CTX	213700	CYP27（2q33-ter）	Sterol 27-hydroxylase	胆汁酸合成
核酸品質管理機構の障害				
AT	208900	ATM（11q22.3）	Ataxia telangiectasia mutated (ATM)	DNA二本鎖切断損傷修復
ATLD	604391	MRE11A（11q21）	Meiotic recombination 11(Mre11)	DNA二本鎖切断損傷修復
AOA1/EAOH	208920	APTX（9q13.3）	Aprataxin（APTX）	DNA単鎖切断損傷修復
AOA2/SCAR1	606002	SETX（9q34）	Senataxin（SETX）	DNA単鎖切断損傷修復, RNA修復
SCAN1	607250	TDP1（14q32.11）	Tyrosyl DNA phosphodiesterase 1	DNA単鎖切断損傷修復
蛋白品質管理機構の障害				
ARSACS	270550	SCAS（13q12）	Sacsin	蛋白フォールディング
MSS	248800	SIL1（5q31）	BiP associated protein /Sil-1	蛋白フォールディング
その他				
SCAR5	606937	ZNF592（15q25.3）	Zinc-finger (ZnF) protein protein	不明
SCAR8/ARCA1	610743	SYNE1（6q25）	Syne-1	核膜・ゴルジ膜制御
SCAR10/ARCA3	613728	ANO10（3p22.1）	Anoctamin-10	Ca介在性Clチャネル制御
SCAR11	614229	SYT14（1q32.2）	Synaptotagmin 14	小胞体の機能障害
PHARC	612674	ABHD12（20p11.21）	ABHD12	不明
PCARP/AXPC1	609033	FLVCR1（1q31-q32）	FLVCR1 protein	ヘム輸送
Salih失調症	—	KIAA0226（3q28-qter）	Rundataxin	小胞輸送
FXTAS	300623	FMR1（Xq27.3）	FMR1	RNA代謝

文献

1) Corben LA, Lynch D, Pandolfo M, et al. Consensus clinical management guidelines for Friedreich ataxia. Orphanet J Rare Dis 2014; **9**: 184
2) Fogel BL, Perlman S. Clinical features and molecular genetics of autosomal recessive cerebellar ataxias. Lancet Neurol 2007; **6**: 245–257
3) Bradley JL, Blake JC, Chamberlain S, et al. Clinical, biochemical and molecular genetic correlations in

Friedreich's ataxia. Hum Mol Genet 2000; **9**: 275–282

4) Quinzii CM, Lopez LC, Gilkerson RW, et al. Reactive oxygen species, oxidative stress, and cell death correlate with level of CoQ10 deficiency. FASEB J 2010; **24**: 3733–3743
5) Lagier-Tourenne C, Tazir M, Lopez LC, et al. ADCK3, an ancestral kinase, is mutated in a form of recessive ataxia associated with coenzyme Q10 deficiency. Am J Hum Genet 2008; **82**: 661–672
6) Van Goethem G, Martin JJ, Dermaut B, et al. Recessive POLG mutations presenting with sensory and ataxic neuropathy in compound heterozygote patients with progressive external ophthalmoplegia. Neuromuscul Disord 2003; **13**: 133–142
7) Nikali K, Suomalainen A, Saharinen J, et al. Infantile onset spinocerebellar ataxia is caused by recessive mutations in mitochondrial proteins Twinkle and Twinky. Hum Mol Genet 2005; **14**: 2981–2990
8) Gotoda T, Arita M, Arai H, et al. Adult-onset spinocerebellar dysfunction caused by a mutation in the gene for the alpha-tocopherol-transfer protein. N Engl J Med 1995; **333**: 1313–1318
9) Yokota T, Shiojiri T, Gotoda T, et al. Friedreich-like ataxia with retinitis pigmentosa caused by the His101Gln mutation of the alpha-tocopherol transfer protein gene. Ann Neurol 1997; **41**: 826–832
10) Sharp D, Blinderman L, Combs KA, et al. Cloning and gene defects in microsomal triglyceride transfer protein associated with abetalipoproteinaemia. Nature 1993; **365**: 65–69
11) Jansen GA, Wanders RJ, Watkins PA, Mihalik SJ. Phytanoyl-coenzyme A hydroxylase deficiency: the enzyme defect in Refsum's disease. N Engl J Med 1997; **337**: 133–134
12) Nie S, Chen G, Cao X, Zhang Y. Cerebrotendinous xanthomatosis: a comprehensive review of pathogenesis, clinical manifestations, diagnosis, and management. Orphanet J Rare Dis 2014; **9**: 179
13) McKinnon PJ. ATM and the molecular pathogenesis of ataxia telangiectasia. Ann Rev Pathol 2012; **7**: 303–321
14) Taylor AM, Groom A, Byrd PJ. Ataxia-telangiectasia-like disorder (ATLD)-its clinical presentation and molecular basis. DNA repair 2004; **3**: 1219–1225
15) Tumbale P, Williams JS, Schellenberg MJ, Kunkel TA, Williams RS. Aprataxin resolves adenylated RNA-DNA junctions to maintain genome integrity. Nature 2014; **506**: 111–115
16) Tada M, Yokoseki A, Sato T, et al. Early-onset ataxia with ocular motor apraxia and hypoalbuminemia/ ataxia with oculomotor apraxia 1. Adv Exp Med Biol 2010; **685**: 21–33
17) Lavin MF, Yeo AJ, Becherel OJ. Senataxin protects the genome: Implications for neurodegeneration and other abnormalities. Rare Dis 2013; **1**: e25230
18) El-Khamisy SF, Saifi GM, Weinfeld M, et al. Defective DNA single-strand break repair in spinocerebellar ataxia with axonal neuropathy-1. Nature 2005; **434**: 108–113
19) Lariviere R, Gaudet R, Gentil BJ, et al. Sacs knockout mice present pathophysiological defects underlying autosomal recessive spastic ataxia of Charlevoix-Saguenay. Hum Mol Genet 2015; **24**: 727–739
20) Bouhlal Y, Amouri R, El Euch-Fayeche G, Hentati F. Autosomal recessive spastic ataxia of Charlevoix-Saguenay: an overview. Parkinsonism Relat Disord 2011; **17**: 418–422
21) Krieger M, Roos A, Stendel C, et al. SIL1 mutations and clinical spectrum in patients with Marinesco-Sjogren syndrome. Brain 2013; **136**: 3634–3644
22) Inaguma Y, Hamada N, Tabata H, et al. SIL1, a causative cochaperone gene of Marinesco-Sojgren syndrome, plays an essential role in establishing the architecture of the developing cerebral cortex. EMBO Mol Med 2014; **6**: 414–429
23) Gros-Louis F, Dupre N, Dion P, et al. Mutations in SYNE1 lead to a newly discovered form of autosomal recessive cerebellar ataxia. Nat Genet 2007; **39**: 80–85
24) Vermeer S, Hoischen A, Meijer RP, et al. Targeted next-generation sequencing of a 12.5 Mb homozygous region reveals ANO10 mutations in patients with autosomal-recessive cerebellar ataxia. Am J Hum Genet 2010; **87**: 813–819
25) Todd PK, Oh SY, Krans A, et al. CGG repeat-associated translation mediates neurodegeneration in fragile X tremor ataxia syndrome. Neuron 2013; **78**: 440–455

検索式・参考にした二次資料

CQ 2–10 参照

2. 各論

Clinical Question 2-12　②AR-SCD・X-linked SCD—c. 診断・鑑別診断

遺伝子検査以外の検査で，鑑別診断につながる検査はあるか

回答

- 低アルブミン血症，胎児性蛋白（AFP，CEA）の高値，ビタミンE低値，フィタン酸高値，コレスタノール高値，低免疫グロブリン血症（IgA，IgG低値），有棘赤血球などがある．
- MRI所見では，高度の小脳萎縮，中小脳脚の信号異常，小脳白質の信号異常，大脳白質の信号異常，脊髄の信号異常・萎縮などが診断に有用な支持所見となる．

■ 背景・目的

常染色体劣性遺伝性脊髄小脳変性症（AR-SCD）およびX連鎖性脊髄小脳変性症（X-linked SCD）の診断プロセスと疾患に特徴的な検査所見を理解する．

■ 解説・エビデンス

AR-SCD，X-linked SCDの診断は，小脳性または脊髄性（感覚性）運動失調の存在（失調性歩行，上下肢の協調運動障害，小脳性構音障害，眼振，眼球運動障害，筋緊張低下など），慢性進行性の経過，ARまたはX連鎖性遺伝形式の家族歴の確認，失調症を呈する他疾患を除外することにより判断される．疾患に特徴的な臨床・検査所見は鑑別診断に有用な支持所見となる．病因遺伝子が判明している疾患では，診断は遺伝子変異の同定により確定される．

表1　AR-SCDおよびX-linked SCDにみられる特徴的な検査所見・MRI所見

検査所見	示唆される疾患
低アルブミン血症	EAOH/AOA1 [1,2]，AOA2/SCAR1 [3,4]，SCAN1 [5]
胎児性蛋白（AFP，CEA）の高値	AT [6,7]，AOA2/SCAR1 [3,4]
ビタミンE低値	AVED [8,9]，ABL [10]
フィタン酸高値	RD [11]
コレスタノール高値	CTX [12,13]
低免疫グロブリン血症（IgA，IgG低値）	AT [6,7]
有棘赤血球	ABL [10]
MRI所見	
高度の小脳萎縮	FRDA [14]，AVED [8,9]，ABL [10]，RD [11]，PCARP/AXPC1 [15] は否定的
両側中小脳脚の信号異常（MCP病変）	FXTAS [16,17]
小脳白質の信号異常	CTX [12]，SANDO [18]
大脳白質の信号異常	CTX [12]，SCAR9/ARCA2 [19]，FXTAS [16,17]
橋，両側中小脳脚のT2強調画像での低信号	ARSACS [20]

鑑別診断につながる検査所見とMRI所見，考慮すべき疾患を表1に示す．

文献

1) Tada M, Yokoseki A, Sato T, et al. Early-onset ataxia with ocular motor apraxia and hypoalbuminemia/ataxia with oculomotor apraxia 1. Adv Exp Med Biol 2010; **685**: 21–33
2) Yokoseki A, Ishihara T, Koyama A, et al. Genotype-phenotype correlations in early onset ataxia with ocular motor apraxia and hypoalbuminaemia. Brain 2011; **134**: 1387–1399
3) Anheim M, Monga B, Fleury M, et al. Ataxia with oculomotor apraxia type 2: clinical, biological and genotype/phenotype correlation study of a cohort of 90 patients. Brain 2009; **132**: 2688–2698
4) Moreira MC, Klur S, Watanabe M, et al. Senataxin, the ortholog of a yeast RNA helicase, is mutant in ataxia-ocular apraxia 2. Nat Genet 2004; **36**: 225–227
5) Takashima H, Boerkoel CF, John J, et al. Mutation of TDP1, encoding a topoisomerase I-dependent DNA damage repair enzyme, in spinocerebellar ataxia with axonal neuropathy. Nat Genet 2002; **32**: 267–272
6) Chun HH, Gatti RA. Ataxia-telangiectasia, an evolving phenotype. DNA repair 2004; **3**: 1187–1196
7) Shiloh Y, Lederman HM. Ataxia-telangiectasia (A-T): An emerging dimension of premature ageing. Ageing Res Rev 2017; **33**: 76–88
8) Gotoda T, Arita M, Arai H, et al. Adult-onset spinocerebellar dysfunction caused by a mutation in the gene for the alpha-tocopherol-transfer protein. N Engl J Med 1995; **333**: 1313–1318
9) Di Donato I, Bianchi S, Federico A. Ataxia with vitamin E deficiency: update of molecular diagnosis. Neuro Sci 2010; **31**: 511–515
10) Sharp D, Blinderman L, Combs KA, et al. Cloning and gene defects in microsomal triglyceride transfer protein associated with abetalipoproteinaemia. Nature 1993; **365**: 65–69
11) Jansen GA, Wanders RJ, Watkins PA, Mihalik SJ. Phytanoyl-coenzyme A hydroxylase deficiency: the enzyme defect in Refsum's disease. N Engl J Med 1997; **337**: 133–134
12) Federico A, Dotti MT, Gallus GN. Cerebrotendinous Xanthomatosis, Pagon RA, Adam MP, Ardinger HH, et al (eds), GeneReviews, Seattle, 1993
13) Nie S, Chen G, Cao X, Zhang Y. Cerebrotendinous xanthomatosis: a comprehensive review of pathogenesis, clinical manifestations, diagnosis, and management. Orphanet J Rare Dis 2014; **9**: 179
14) Bradley JL, Blake JC, Chamberlain S, et al. Clinical, biochemical and molecular genetic correlations in Friedreich's ataxia. Hum Mol Genet 2000; **9**: 275–282
15) Rajadhyaksha AM, Elemento O, Puffenberger EG, et al. Mutations in FLVCR1 cause posterior column ataxia and retinitis pigmentosa. Am J Hum Genet 2010; **87**: 643–654
16) Hagerman RJ, Hagerman P. Fragile X-associated tremor/ataxia syndrome: features, mechanisms and management. Nat Rev Neurol 2016; **12**: 403–412
17) Berry-Kravis E, Abrams L, Coffey SM, et al. Fragile X-associated tremor/ataxia syndrome: clinical features, genetics, and testing guidelines. Mov Disord 2007; **22**: 2018–2030
18) Van Goethem G, Martin JJ, Dermaut B, et al. Recessive POLG mutations presenting with sensory and ataxic neuropathy in compound heterozygote patients with progressive external ophthalmoplegia. Neuromuscul Disord 2003; **13**: 133–142
19) Lagier-Tourenne C, Tazir M, Lopez LC, et al. ADCK3, an ancestral kinase, is mutated in a form of recessive ataxia associated with coenzyme Q10 deficiency. Am J Hum Genet 2008; **82**: 661–672
20) Shimazaki H, Takiyama Y, Honda J, et al. Middle cerebellar peduncles and Pontine T2 hypointensities in ARSACS. J Neuroimaging 2013; **23**: 82–85

検索式・参考にした二次資料

CQ 2–10 参照

2. 各論

Clinical Question 2-13　②AR-SCD・X-linked SCD—d. 予後

どのように進行するか

回答
● 発症年齢と進行速度は多彩である．AR-SCD の多くは幼少期～青年期に発症し，緩徐進行性経過をとる．しかし，同一疾患であっても，遺伝子変異の種類により発症年齢と進行速度は異なる．

■ 背景・目的

常染色体劣性遺伝性脊髄小脳変性症（AR-SCD）および X 連鎖性脊髄小脳変性症（X-linked SCD）の主要な疾患の自然歴を理解する．

■ 解説・エビデンス

ここでは主な疾患を取りあげて記載する．

1. 眼球運動失行と低アルブミン血症を伴う早発型運動失調症（EAOH/AOA1）（CQ 2-14）

発症年齢は 1 歳～20 歳代（平均 7 歳）で，多くは幼少期に発症する[1]．最軽症例は 40 歳発症である．歩行障害で初発し，不随意運動（振戦や舞踏運動）が加わる．小脳性運動失調が緩徐に進行し，感覚運動性ニューロパチーが徐々に高度となる．病初期には眼球運動失行が特徴的所見であるが，10 歳代後半には目立たなくなり，徐々に眼球運動制限が進行する．知能はまったく問題ない例から，自立した社会生活ができないレベルまで幅広い．30 歳代を過ぎると，低アルブミン血症と二次性の高コレステロール血症をきたす．ミスセンス変異例に比べ，ナンセンス変異例は重症で，知能低下を伴い，20 歳代までにはほぼ歩行不能となる[1~3]．

2. 眼球運動失行を伴う失調症 2 型（AOA2/SCAR1）（CQ 2-14）

発症年齢は 10～22 歳（平均 15.6 歳）で，EAOH/AOA1 よりもやや遅い．初発症状は歩行障害が多く，徐々に末梢神経障害が進行し，遠位優位の筋萎縮・筋力低下，感覚障害，深部腱反射消失，手指・足の変形などが生じる[4,5]．眼球運動失行の陽性率は約 50% と低く，特に日本の 7 家系 13 名では眼球運動失行を認めなかった．ジストニア，振戦，舞踏病などの錐体外路症候が 10～44% に出現する．認知機能障害はないかあっても軽度である．20 歳代で歩行不能となるが，生命予後は良好である[4,5]．

3. Charlevoix-Saguenay（シャルルヴォア・サグネ）型常染色体劣性遺伝性痙性失調症（ARSACS）

発症年齢は 1.5 歳～20 歳後半（ケベック例では 12～18 ヵ月）で，10 歳未満の発症が 8 割を占

める[6]．歩行障害で初発し，小脳性運動失調，構音障害，眼振，腱反射亢進（25歳以降のアキレス腱反射は消失する），病的反射陽性，遠位筋の筋萎縮，下肢優位の運動感覚性ニューロパチー，手指・足の変形などが生じる．網膜の視神経乳頭辺縁から放射状に伸びる有髄神経線維の増生を認める．症状の進行は10～20歳代で顕著で，40歳頃までに車椅子生活となる．認知機能はよく保たれる．ケベック例では臨床像は比較的均一であるが，日本の例では下肢痙縮・腱反射亢進を欠く，網膜有髄線維の増生を欠く，手指・足変形を欠く，知能低下を認めるなど非典型例もある[7~9]．

4．毛細血管拡張性運動失調症（ataxia telangiectasia：AT）

乳幼児期（1～5歳）に歩行障害で発症し，進行性の経過をとる．毛細血管拡張，眼球運動失行，免疫不全・頻回の感染症併発，内分泌異常（性腺機能障害，耐糖能異常），白血病やリンパ腫などの悪性腫瘍の高頻度罹患（AT患者の約15～30％にみられ，発生頻度は健常者より100～250倍高い）など多彩な症状を呈する[10~12]．進行に伴い舞踏病アテトーゼやジストニアなどの錐体外路徴候を高率に認める．血清 α-フェトプロテイン（α-fetoprotein：AFP）の高値が，2歳以降のほぼ全例にみられる（36～340 ng/mL以上，10歳以降は150 ng/mL以上）．眼球結膜の毛細血管拡張は，半数では6歳以降に出現する（1～13歳）．したがって，2歳以降の小脳性運動失調でAFPが高値であれば，毛細血管拡張が陰性でもATを積極的に疑う必要がある．ときに10歳代で神経症状が出現することがあり，なかには35歳で発症し免疫不全や放射線感受性を示さない軽症例も存在する．日本での発生頻度は人口10万～15万人に1人で，保因者は人口の0.5～1％と推定されている．保因者は症状を示さないが，癌の発症リスクや心筋梗塞による死亡率が高くなることが示されている．平均寿命は19～26年であり，多くは神経症状の進行に伴う誤嚥性肺炎，悪性腫瘍に対する化学療法中に死亡する．

5．ビタミンE単独欠損性運動失調症（ataxia with isolated vitamin E deficiency：AVED）（CQ 2-15）

脂肪吸収不全を伴わないビタミンE単独欠乏による脊髄型のAR-SCDとして，1995年に病因遺伝子として *TTPA* 遺伝子が同定された[13,14]．学童期から10歳代に構音障害や失調性歩行で発症し，進行性の運動失調と深部覚障害，腱反射消失，Romberg徴候陽性を呈する[15]．ビタミンE補充療法が有効であるため，早期診断と早期治療が重要である．

6．Friedreich（フリードライヒ）運動失調症（FRDA）

日本では *FXN* 遺伝子のGAAリピートの異常伸長を認める例はいまだ報告されていない．欧米におけるFRDAの典型例は，25歳までに失調症状で発症し，下肢腱反射消失，脊髄後索変性による深部覚障害，構音障害，筋力低下，Babinski徴候陽性，凹足，脊柱変形（側彎）を呈する[16,17]．左室肥大や糖尿病を合併する．約25％の患者では25歳以降の高齢発症，腱反射が保たれる，非常に進行が遅い，認知機能障害や小脳萎縮を伴うなど非定型的な臨床像を呈する[14]．

7．脆弱X関連振戦/失調症候群（FXTAS）

CQ 2-16参照．

文献

1) Yokoseki A, Ishihara T, Koyama A, et al. Genotype-phenotype correlations in early onset ataxia with ocular motor apraxia and hypoalbuminaemia. Brain 2011; **134**: 1387–1399
2) Tada M, Yokoseki A, Sato T, et al. Early-onset ataxia with ocular motor apraxia and hypoalbuminemia/ataxia with oculomotor apraxia 1. Adv Exp Med Biol 2010; **685**: 21–33
3) Coutinho P, Barbot C. Ataxia with Oculomotor Apraxia Type 1, Pagon RA, Adam MP, Ardinger HH, et al (eds), GeneReviews, Seattle, 1993
4) Anheim M, Monga B, Fleury M, et al. Ataxia with oculomotor apraxia type 2: clinical, biological and genotype/phenotype correlation study of a cohort of 90 patients. Brain 2009; **132**: 2688–2698
5) Moreira MC, Klur S, Watanabe M, et al. Senataxin, the ortholog of a yeast RNA helicase, is mutant in ataxia-ocular apraxia 2. Nat Genet 2004; **36**: 225–227
6) Bouhlal Y, Amouri R, El Euch-Fayeche G, Hentati F. Autosomal recessive spastic ataxia of Charlevoix-Saguenay: an overview. Parkinsonism Relat Disord 2011; **17**: 418–422
7) Vermeer S, van de Warrenburg BP, Kamsteeg EJ. Arsacs, Pagon RA, Adam MP, Ardinger HH, et al (eds), GeneReviews, Seattle, 1993
8) Miyatake S, Miyake N, Doi H, et al. A novel SACS mutation in an atypical case with autosomal recessive spastic ataxia of Charlevoix-Saguenay (ARSACS). Intern Med 2012; **51**: 2221–2226
9) Shimazaki H, Takiyama Y, Honda J, et al. Middle cerebellar peduncles and Pontine T2 hypointensities in ARSACS. J Neuroimaging 2013; **23**: 82–85
10) Chun HH, Gatti RA. Ataxia-telangiectasia, an evolving phenotype. DNA Repair 2004; **3**: 1187–1196
11) Shiloh Y, Lederman HM. Ataxia-telangiectasia (A-T): An emerging dimension of premature ageing. Ageing Res Rev 2017; **33**: 76–88
12) Taylor AM, Lam Z, Last JI, Byrd PJ. Ataxia telangiectasia: more variation at clinical and cellular levels. Clin Genet 2015; **87**: 199–208
13) Ouahchi K, Arita M, Kayden H, et al. Ataxia with isolated vitamin E deficiency is caused by mutations in the alpha-tocopherol transfer protein. Nat Genet 1995; **9**: 141–145
14) Gotoda T, Arita M, Arai H, et al. Adult-onset spinocerebellar dysfunction caused by a mutation in the gene for the alpha-tocopherol-transfer protein. N Engl J Med 1995; **333**: 1313–1318
15) Schuelke M. Ataxia with Vitamin E Deficiency, Pagon RA, Adam MP, Ardinger HH, et al (eds), GeneReviews, Seattle, 1993
16) Bradley JL, Blake JC, Chamberlain S, et al. Clinical, biochemical and molecular genetic correlations in Friedreich's ataxia. Hum Mol Genet 2000; **9**: 275–282
17) Fogel BL, Perlman S. Clinical features and molecular genetics of autosomal recessive cerebellar ataxias. Lancet Neurol 2007; **6**: 245–257

検索式・参考にした二次資料

CQ 2–10 参照

Clinical Question 2-14　②AR-SCD・X-linked SCD—e. EAOH/AOA1

EAOH/AOA1 および AOA2 の臨床・治療で気をつけることはあるか

回答
- 眼球運動失行と低アルブミン血症を伴う早発型運動失調症（early-onset ataxia with oculomotor apraxia and hypoalbuminemia：EAOH, ataxia with oculomotor apraxia type 1：AOA1）および AOA2（ataxia with oculomotor apraxia type 2）は，生化学マーカーが診断に寄与する．
- 疾患の進行に伴う症状の変化に対応した対症療法が必要である．

背景・目的
EAOH/AOA1 および AOA2 の臨床を理解する．

解説・エビデンス

1. EAOH/AOA1 の臨床症状（図 1）

EAOH/AOA1（MIM：208920）は，病因遺伝子アプラタキシン（aprataxin：*APTX*）に変異を有する常染色体劣性遺伝の疾患であり[1]，日本の劣性遺伝性の失調症では最も頻度が高い．日本で Friedreich（フリードライヒ）運動失調症（FRDA）やその亜型と診断されていた症例の多くは本症である．

本症では，遺伝子型と表現型の間には相関がある[2]．日本で最も頻度の高い変異である c.689_690insT ホモ接合例は 9 割以上の症例が 10 歳以下で発症し，臨床症状も重症である．一

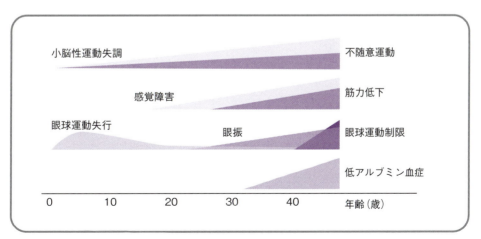

図 1　EAOH/AOA1 の年齢と臨床症状の関係

2. 各論

方，ミスセンス変異は8割以上が10歳以降の発症であり，症状はc.689_690insTホモ接合例に比して軽度である．

初発症状は9割以上の症例で歩行障害であり，振戦や舞踏運動など不随意運動を約10%で認める．小脳性構音障害，体幹失調，末梢神経障害による四肢の筋萎縮，筋力低下を呈する．四肢腱反射，振動覚は低下する．進行期には手や足に屈曲拘縮，下腿の浮腫を合併する．眼球運動失行は，小児期での発現頻度は高いが，成人期には少なくなり，注視眼振の頻度が増加する．知能障害は，遺伝子変異により異なり，フレームシフト変異であるc.689_690insTホモ接合例は，約6割の症例で知的障害を合併するが，ミスセンス変異では知能は正常である[2,3]．

血清アルブミン値は10歳以上では全例で4g/dL以下であり，成人期には確実に低アルブミン血症を認める[2]．低アルブミン血症に付随して，高コレステロール血症も合併する．画像所見では，小脳虫部および小脳半球の萎縮を認める．早期から感覚神経伝導速度の異常を認める[2]．

2．AOA2の臨床症状

AOA2（MIN：606002）/SCAR1（spinocerebellar ataxia, autosomal recessive 1）は，senataxin（*SETX*）に変異を有する常染色体劣性遺伝の失調症である[4]．

初発症状は，EAOH/AOA1と同様に歩行障害が頻度が最も高い．発症年齢は，10歳〜20歳代であり，EAOHのフレームシフト変異症例より遅い．構音障害，末梢神経障害による感覚障害，運動障害，腱反射の低下/消失を認める．ジストニア，舞踏運動を10〜44%に合併する[5,6]．眼球運動失行は51%に合併する．認知機能は，MMSEで平均26.5±1.9とごく軽度の認知機能低下を認めるが，重症の認知症の合併例はない[5]．

α-フェトプロテイン（α-fetoprotein：AFP）の増加が90%以上の症例で報告されている[6]．欧州では，FRDAおよびataxia-telangiectasiaが否定されAFPが7μg/L以上の場合，*SETX*の遺伝子検査が推奨されている[6]．画像所見では，小脳萎縮を認める．

3．EAOH/AOA1およびAOA2の治療

EAOH/AOA1およびAOA2は，いずれも根本的治療法がなく，対症療法が中心である．症状の進行期には，日常生活動作も大幅に制限されるため，補助具や人的支援も重要である．また，本疾患は若年で発症するため，精神的ケア，遺伝カウンセリングも重要である．AOA1の高脂血症に対しては，スタチン製剤などにより加療することが推奨される（エビデンスレベルV）[3]．しかし，実際，心血管系のイベントの合併は少ない[2]．低アルブミン血症の補正は必ずしも必要ない（エビデンスレベルV）．

文献

1) Date H, Onodera O, Tanaka H, et al. Early-onset ataxia with ocular motor apraxia and hypoalbuminemia is caused by mutations in a new HIT superfamily gene. Nat Genet 2001; **29**: 184–188
2) Yokoseki A, Ishihara T, Koyama A, et al. Genotype-phenotype correlations in early onset ataxia with ocular motor apraxia and hypoalbuminaemia. Brain 2011; **134**: 1387–1399
3) Tada M, Yokoseki A, Sato T, et al. Early-onset ataxia with ocular motor apraxia and hypoalbuminemia/ataxia with oculomotor apraxia 1. Adv Exp Med Biol 2010; **685**: 21–33
4) Moreira MC, Klur S, Watanabe M, et al. Senataxin, the ortholog of a yeast RNA helicase, is mutant in ataxia-ocular apraxia 2. Nat Genet 2004; **36**: 225–227
5) Le Ber I, Bouslam N, Rivaud-Pechoux S, et al. Frequency and phenotypic spectrum of ataxia with oculo-

motor apraxia 2: a clinical and genetic study in 18 patients. Brain 2004; **127**: 759–767
6) Anheim M, Monga B, Fleury M, et al. Ataxia with oculomotor apraxia type 2: clinical, biological and genotype/phenotype correlation study of a cohort of 90 patients. Brain 2009; **132**: 2688–2698

検索式・参考にした二次資料

EAOH/AOA1
PubMed（検索 2016 年 5 月 12 日）
(("Spinocerebellar Ataxias"[Mesh]) AND "Hypoalbuminemia"[Mesh])) OR "Early-onset ataxia with oculomotor apraxia and hypoalbuminemia" [Supplementary Concept] OR "ataxia with oculomotor apraxia 1" OR AOA1 OR EAOH OR EOAHA OR EOCA-HA OR HMSNCA   131 件

AOA2
PubMed（検索 2016 年 5 月 9 日）
("Spinocerebellar ataxia, autosomal recessive 1" [Supplementary Concept]) OR "SETX protein, human" [Supplementary Concept] OR AOA2 OR "ataxia with oculomotor apraxia 2"   144 件

2. 各論

Clinical Question 2-15　②AR-SCD・X-linked SCD−f. ビタミンE単独欠損性運動失調症

ビタミンE単独欠損性運動失調症の臨床・治療で気をつけることはあるか

回答

● ビタミンE単独欠損性運動失調症（ataxia with isolated vitamin E deficiency：AVED）は，日本での発症頻度は低いが，ビタミンEの補充による治療介入が可能であるため，早期に確実に診断する必要がある．

■ 背景・目的

ビタミンE単独欠損性運動失調症（AVED）の発症年齢，臨床症状を理解する．

■ 解説・エビデンス

　AVED（MIM：#277460）は，病因遺伝子 α-tocopherol transfer protein（TTPA）に変異を有する常染色体劣性遺伝の疾患である[1]．チュニジア，モロッコなどの北アフリカや，イタリアからの報告が多く，日本からも数家系報告がある．

　初発症状は，ふらつき，歩行障害，構音障害，巧緻運動障害が多く，神経学的には小脳失調，深部感覚障害，振動覚の低下，腱反射の低下・消失を認める．また，頭部振戦，側彎，凹足，Babinski徴候，精神症状，難聴を合併する症例もある．遺伝子型と表現型には相関が存在する．北アフリカで頻度が最も高い c.744delA ホモ接合例は，発症年齢が幼小児期で，臨床症状も重症であるが[2]，日本では同変異の報告例はない．日本で頻度が最も高い p.His101Gln ホモ接合例は，発症が30〜50歳代と高齢であり，進行も緩やかである．精神症状の合併はない[3]．網膜色素変性症による視力障害を認める．一方，日本では，小児期発症の報告（c.2T＞C，c.191A＞G，c.552G＞A，c.717delC，いずれもホモ接合）もあり，日本では，発症時期は小児〜成人まで可能性を念頭に置く必要がある．検査データでは，血清ビタミンEの低値を認める．最終的には TTPA の遺伝子診断により診断が確定する．一方，血清ビタミンEの低値を伴う失調を呈した家族例において，TTPA 変異が見出されなかった報告もある[4]．

　治療は，ビタミンE（α-tocopherol）の補充であるが，投与量には十分なコンセンサスは得られていない．1日 800〜1,000 mg の α-tocopherol 投与により血清濃度の上昇と，臨床症状の改善が得られたとする報告が多い（エビデンスレベル V）[5]．1日 40 mg/kg の高用量の投与の報告もある（エビデンスレベル V）[6]．小児においても，20 mg/kg で治療を開始し，40 mg/kg に増量により症状の改善した報告がある（エビデンスレベル V）[7]．日本のビタミンE欠乏症に対する α-tocopheryl acetate の保険適用は1回 50〜100 mg，1日2〜3回で適宜増減である．本症では α-tocopherol 中断後2日以内に，ほぼゼロまで低下することもあり，本剤内服の際は服薬中断しないように指導する（エビデンスレベル V）[6]．

　本疾患に関連して，胃切除後，短腸症候群，嚢胞性線維症でも二次性にビタミンE欠乏が生

じ，神経症状を呈することがある点も念頭に置く必要がある．

文献

1) Ouahchi K, Arita M, Kayden H, et al. Ataxia with isolated vitamin E deficiency is caused by mutations in the alpha-tocopherol transfer protein. Nat Genet 1995; **9**: 141–145
2) El Euch-Fayache G, Bouhlal Y, Amouri R, et al. Molecular, clinical and peripheral neuropathy study of Tunisian patients with ataxia with vitamin E deficiency. Brain 2014; **137**: 402–410
3) Yokota T, Shiojiri T, Gotoda T, Arai H. Retinitis pigmentosa and ataxia caused by a mutation in the gene for the alpha-tocopherol-transfer protein. N Engl J Med 1996; **335**: 1770–1771
4) Shiojiri T, Yokota T, Fujimori N, Mizusawa H. Familial ataxia with isolated vitamin E deficiency not due to mutation of alpha-TTP. J Neurol 1999; **246**: 982
5) Martinello F, Fardin P, Ottina M, et al. Supplemental therapy in isolated vitamin E deficiency improves the peripheral neuropathy and prevents the progression of ataxia. J Neurol Sci 1998; **156**: 177–179
6) Schuelke M, Finckh B, Sistermans EA, et al. Ataxia with vitamin E deficiency: biochemical effects of malcompliance with vitamin E therapy. Neurology 2000; **55**: 1584–1586
7) Schuelke M, Mayatepek E, Inter M, et al. Treatment of ataxia in isolated vitamin E deficiency caused by alpha-tocopherol transfer protein deficiency. J Pediatr 1999; **134**: 240–244

検索式・参考にした二次資料

PubMed（検索 2016 年 5 月 7 日）
((("Vitamin E Deficiency"[Mesh]) AND "Ataxia"[Mesh])) OR "Ataxia with vitamin E deficiency" [Supplementary Concept]　96 件

2. 各論

Clinical Question 2-16　②AR-SCD・X-linked SCD—g. FXTAS

FXTASの臨床・治療で気をつけることはあるか

回答
- FXTASは中高年以降発症で，振戦，失調歩行をきたす症例の鑑別にあげる．
- 家族歴を伴わず，典型的な臨床症状，MRI所見を有さない症例も多く，診断には遺伝子検査が必須である．
- 治療は対症療法にとどまる．

■ 背景・目的

脆弱X関連振戦/失調症候群（fragile X-associated tremor/ataxia syndrome：FXTAS）の臨床，治療方針を理解する．

■ 解説・エビデンス

FXTASはX染色体にある*FMR1*遺伝子の非翻訳領域のCGGリピートの異常伸長により発症する．正常例でのリピート数は6～54回である．200回以上の伸長は脆弱X症候群（FXS）の原因となり，55～200回のリピート（前変異）がFXTASの原因となる[1]．病理学的には神経細胞やグリア細胞に，異常伸長したCGGリピートに結合したRNA結合蛋白からなる核内封入体を認める．このRNA結合蛋白の機能低下や[1]，CGGリピート部分からの異常蛋白合成[2]が病態機序として提唱されている．

*FMR1*の前変異の欧米での保有率は女性で1/250，男性で1/800～813[3,4]である．浸透率は年齢依存性で，男性では，50歳以上で30～40%である[3,4]．女性保因者での発症はさらに少ない[4]．また，同一家系内でも注意欠陥・多動性障害やFMR1関連早期卵巣機能不全症など，FXTASと異なる臨床型を呈する[1]．日本では欧米よりまれであり，FXTASの報告例は数例のみである[5]．

FXTASの発症年齢は平均58.4歳[6]～60.2歳[3]（35～69歳）[6]である．CGGリピートの延長数は発症年齢と相関する[4]．振戦，失調性歩行，パーキンソニズム，認知機能障害が典型的所見であり，それぞれ70～86%，90%，60%，40%の症例でみられる[6]．振戦は，本態性振戦，小脳性企図振戦，パーキンソン病様振戦がみられる[6]．頭部MRIではT2強調画像での両側中小脳脚の高信号病変が60%で出現する．しかし，FXTAS特異的な所見ではないこと，女性例では陽性例が少ないことに注意が必要である[6]．

これらの臨床所見，画像所見を基にした診断基準が提唱されている[7]．FXTASの43%は家族歴を有さず[6]，家族歴は診断基準には含まれない．企図振戦ないし失調歩行に加え，MRIでの中小脳脚または脳幹の両側性白質病変が重要である[7]．また，脳梁体部膨大部の高信号病変，末梢神経障害も重要である[6,8]．特に脳梁体部膨大部の信号異常は疾患予後と相関がみられ重要とされる[6]．

FXTASの98例の初期診断では，パーキンソン病関連24％，本態性振戦など20％，失調性疾患17％認知症13％であった[3]．FXTASは非典型例が多く，女性であること，FXS/FXTASの家族歴を伴わないこと，振戦，MCP高信号を伴わないことを理由に否定するべきではない[6]．中高年以降で発症する原因不明の失調，振戦を有する例でFXTASを疑い遺伝子検査を提出することが重要となる．

　病態機序の解明は進んでいるが，根治的な治療はいまだ存在しない．本態性振戦，企図振戦については，β遮断薬，プリミドンが半数程度で有効である（エビデンスレベルⅤ）[9]．トピラマートも有効とされる（エビデンスレベルⅤ）[6]．高度の振戦例に対するDBSの有効性が報告されている（エビデンスレベルⅤ）[9,10]．認知機能低下については，ドネペジル，メマンチンが試みられる（エビデンスレベルⅤ）．失調性歩行に対する有効な治療は確立されていない．安静時振戦を含めたパーキンソニズムについては，レボドパ，プラミペキソールが半数で有効である（エビデンスレベルⅤ）[9]．

文献

1) Hagerman R, Hagerman P. Advances in clinical and molecular understanding of the FMR1 premutation and fragile X-associated tremor/ataxia syndrome. Lancet Neurol 2013; **12**: 786–798
2) Todd PK, Oh SY, Krans A, et al. CGG repeat-associated translation mediates neurodegeneration in fragile X tremor ataxia syndrome. Neuron 2013; **78**: 440–455
3) Hall D, Berry-Kravis E, Jacquemont S, et al. Initial diagnoses given to persons with the fragile X associated tremor/ataxia syndrome (FXTAS). Neurology 2005; **65**: 299–301
4) Berry-Kravis E, Abrams L, Coffey SM, et al. Fragile X-associated tremor/ataxia syndrome: Clinical features, genetics, and testing guidelines. Mov Disord 2007; **22**: 2018–2030
5) Otsuka S, Sakamoto Y, Siomi H, et al. Fragile X carrier screening and FMR1 allele distribution in the Japanese population. Brain Dev 2010; **32**: 110–114
6) Apartis E, Blancher A, Meissner WG, et al. FXTAS New insights and the need for revised diagnostic criteria. Neurology 2012; **79**: 1898–1907
7) Jacquemont S, Hagerman RJ, Leehey M, et al. Fragile X premutation tremor/ataxia syndrome: molecular, clinical, and neuroimaging correlates. Am J Hum Genet 2003; **72**: 869–878
8) Renaud M, Perriard J, Coudray S, et al. Relevance of corpus callosum splenium versus middle cerebellar peduncle hyperintensity for FXTAS diagnosis in clinical practice. J Neurol 2015; **262**: 435–442
9) Hagerman RJ, Hall DA, Coffey S, et al. Treatment of fragile X-associated tremor ataxia syndrome (FXTAS) and related neurological problems. Clin Interv Aging 2008; **3**: 251
10) Oyama G, Umemura A, Shimo Y, et al. Posterior subthalamic area deep brain stimulation for fragile X-associated tremor/ataxia syndrome. Neuromodulation 2014; **17**: 721–723

検索式・参考にした二次資料

PubMed（検索2016年7月23日）
("Fragile X Tremor Ataxia Syndrome"[Supplementary Concept] OR "Fragile X Tremor Ataxia Syndrome"[All Fields] OR "fxtas"[All Fields]) Filters: published in the last 10 years; English　333件

2. 各論

Clinical Question 2-17　③MSA—a. 臨床像

多系統萎縮症の臨床症候にはどのようなものがあるか

回答

- 多系統萎縮症の中核となる症状は，小脳失調，パーキンソン症状，自律神経障害であり，そのいずれかで発症するが病期の進行とともにこれらの3症候に重複が認められ，錐体路徴候も目立つようになる．
- 多系統萎縮症に伴うパーキンソン症状に対して，レボドパの効果は乏しいことが多い．
- 認知症は多系統萎縮症を支持しない症状とされているが，近年，明らかな認知症を伴った多系統萎縮症の報告が散見されている．

■ 背景・目的

多系統萎縮症は病理学的に確立された疾患単位であるが，臨床上は多系統萎縮症と症候が部分的に類似する他の神経変性疾患（脊髄小脳変性症，パーキンソン病，進行性核上性麻痺など）と鑑別が困難な症例がしばしば経験される．多系統萎縮症の臨床症候について熟知することは，診療を正しく進めるうえで極めて重要である．

■ 解説・エビデンス

多系統萎縮症の第2回 Consensus Criteria（2008年）（CQ 2–19 参照）にあるごとく，多系統萎縮症の中核となる症状は，小脳失調，パーキンソン症状，自律神経障害である[1]．多系統萎縮症のサブタイプとしては，診断時に小脳失調が前景に立った multiple system atrophy with predominant cerebellar ataxia（MSA-C）と診断時にパーキンソン症状が前景に立った multiple system atrophy with predominant parkinsonism（MSA-P）の2型に大別される．また従来，日本ではMSA-Cに相当するオリーブ橋小脳萎縮症（olivopontocerebellar atrophy：OPCA），MSA-Pに相当する線条体黒質変性症（striatonigral degeneration：SND），また病初期から自律神経症状が前景に立った Shy-Drager（シャイ・ドレーガー）症候群（Shy-Drager syndrome：SDS）の3型に分類されてきた．このように発症当初は3症候のうちのいずれかが際立っていても，病期の進行とともに3症候の重複が認められるようになる．

自律神経障害の存在は多系統萎縮症を他の病型の小脳失調症から鑑別するうえで重要な特徴であり，勃起不全（男性）（CQ 3–9 参照），排尿障害（尿閉，尿失禁），起立性低血圧，食事性低血圧，便秘などがある．また，勃起不全や排尿障害は起立性低血圧よりも早期に出現する自律神経障害という報告もある（エビデンスレベル Ⅳb）[2~4]．一般における勃起不全の頻度は加齢とともに上昇するので特異度は低いが，勃起機能が保たれている場合は多系統萎縮症の可能性は低い（エビデンスレベル Ⅳb）[2]．

多系統萎縮症におけるパーキンソン症状について，振戦は典型的パーキンソン病に認められるような pill-rolling 型を示すことは少なく動作時に認めることが多い（エビデンスレベル IVb）[5,6]．しかし，安静時振戦を MSA-C の 25％に認めたという報告もあり，振戦は多系統萎縮症にしばしば認められる律動性不随意運動である（エビデンスレベル IVb）[6]．また，多系統萎縮症はパーキンソン病よりも体幹動揺が強く転倒しやすい（エビデンスレベル IVb）[6]．

多系統萎縮症における小脳・脳幹障害の症候では，体幹失調と失調性構音障害が四肢失調よりも目立つ[1]．緩徐衝動性眼球運動や眼球運動制限を認めることは少ない（エビデンスレベル V）[7]．

多系統萎縮症の第 2 回 Consensus Criteria（2008 年）では，認知機能障害は多系統萎縮症であることを支持しない症状とされているが[1]，認知症と評価されるレベルまでの認知機能障害を伴うことも報告され，特に前頭葉障害の関与が示唆されている（エビデンスレベル V）[8,9]．そのほか，多系統萎縮症では，錐体路障害，首下がり（antecollis）などの姿勢異常（CQ 3-8 参照），ジストニア，強制笑い・強制泣き，レム期睡眠行動異常症，喘鳴なども呈しうる（エビデンスレベル IVb）[1,4]．

文献

1) Gilman S, Wenning GK, Low PA, et al. Second consensus statement on the diagnosis of multiple system atrophy. Neurology 2008; **71**: 670–676
2) Kirchhof K, Apostolidis AN, Mathias CJ, Fowler CJ. Erectile and urinary dysfunction may be the presenting features in patients with multiple system atrophy: a retrospective study. Int J Impot Res 2003; **15**: 293–298
3) Sakakibara R, Hattori T, Uchiyama T, et al. Urinary dysfunction and orthostatic hypotension in multiple system atrophy: which is the more common and earlier manifestation? J Neurol Neurosurg Psychiatry 2000; **68**: 65–69
4) Lin DJ, Hermann KL, Schmahmann JD. The Diagnosis and Natural History of Multiple System Atrophy, Cerebellar Type. Cerebellum 2016; **15**: 663–679
5) Wenning GK, Ben Shlomo Y, Magalhães M, et al. Clinical features and natural history of multiple system atrophy. An analysis of 100 cases. Brain 1994; **117** (Pt 4): 835–845
6) Wüllner U, Schmitz-Hübsch T, Abele M, et al. Features of probable multiple system atrophy patients identified among 4770 patients with parkinsonism enrolled in the multicentre registry of the German Competence Network on Parkinson's disease. J Neural Transm (Vienna) 2007; **114**: 1161–1165
7) Anderson T, Luxon L, Quinn N, et al. Oculomotor function in multiple system atrophy: clinical and laboratory features in 30 patients. Mov Disord 2008; **23**: 977–984
8) Kawai Y, Suenaga M, Takeda A, et al. Cognitive impairments in multiple system atrophy: MSA-C vs MSA-P. Neurology 2008; **70** (16 Pt 2): 1390–1396
9) Kitayama M, Wada-Isoe K, Irizawa Y, Nakashima K. Assessment of dementia in patients with multiple system atrophy. Eur J Neurol 2009; **16**: 589–594

検索式・参考にした二次資料

PubMed（検索 2016 年 1 月 3 日）
("Multiple System Atrophy/diagnosis"[Majr]) AND "Signs and Symptoms"[Majr] Sort by: Relevance Filters: Humans; English; Japanese　145 件
ほかに重要な文献をハンドサーチで追加した

Clinical Question 2-18　③MSA—b. 病因・病態

多系統萎縮症の病態に関連する因子はあるか

回答

- αシヌクレインは多系統萎縮症の病理学的マーカーであるグリア細胞質内封入体（GCI）などの封入体に蓄積している．
- αシヌクレインは多系統萎縮症の疾患感受性遺伝子としても報告されている（欧米人における解析結果）．
- 他の多系統萎縮症の遺伝学的危険因子として *COQ2* 遺伝子多型やグルコセレブロシダーゼ（GBA）遺伝子多型が報告されている．
- 多系統萎縮症の臨床亜型の相対的頻度には人種差があり，日本人においては MSA-C が多く，欧米人においては MSA-P が多い．

背景・目的

多系統萎縮症の病態は解明されていないが，これまで明らかになっている病態に関連する遺伝学的因子や生化学的因子について理解する．

解説・エビデンス

多系統萎縮症の中枢神経系内に広範に存在し，診断上重要な病理学的マーカーとしてオリゴデンドログリアにおける細胞質内封入体（GCI），神経細胞質内封入体（NCI），神経細胞核内封入体（NNI）などが知られている．これらの封入体中にはαシヌクレインが蓄積していることが明らかにされ，神経変性に至る病態との関連が示唆されている[1]．

また，欧米人の多系統萎縮症患者を対象とした複数の候補遺伝子における一塩基多型解析では，αシヌクレイン遺伝子内多型が多系統萎縮症の遺伝学的危険因子として報告された（オッズ比＝6.2）（エビデンスレベル Ⅳb）[2]．しかし，その後に実施された欧米の別グループによるゲノムワイド関連解析では再現性のある結果は得られていない（エビデンスレベル Ⅳb）[3]．

日本においては，剖検にて病理学的に確認された多系統萎縮症患者を含む家族性多系統萎縮症例の遺伝学的解析から，コエンザイム Q10 の生合成にかかわる酵素をコードする *COQ2* 遺伝子変異と多系統萎縮症の関係が明らかにされた．また，多数例の日本人の孤発性多系統萎縮症患者を対象とした解析結果から，*COQ2* 遺伝子の common variant である p.V393A 多型はオッズ比＝2.23〜3.05 の発症リスクを示し，*COQ2* 遺伝子の疾患感受性遺伝子としての関連が示唆された（エビデンスレベル Ⅳb）[4]．日本人以外では，中国や台湾といった東アジアの国々の解析で多系統萎縮症と p.V393A 多型の関連が示唆されたが，ヨーロッパ系白人における解析では関連を認めず，*COQ2* 遺伝子の疾患感受性遺伝子としての関与には人種差があることが判明している．

また，ゴーシェ病の原因遺伝子であるグルコセレブロシダーゼ（GBA）遺伝子を候補遺伝子として多数例の日本人の多系統萎縮症患者を対象とした解析結果から GBA 遺伝子多型はオッズ比＝1.78 の発症リスクを示し，疾患感受性遺伝子としての関連が示唆された（エビデンスレベル Ⅳb）[5]．

　多系統萎縮症の臨床亜型の相対的頻度について，日本人においては MSA-C が 67〜84％，MSA-P が 16〜33％で（エビデンスレベル Ⅳb）[6,7]，欧米人においては MSA-C が 28〜38％，MSA-P が 62〜72％と報告があり（エビデンスレベル Ⅳb）[8〜10]，日本人と欧米人で両者の頻度は大きく異なり逆転している．よって臨床亜型を規定する多系統萎縮症の病態について人種差が存在することが想定される．

文献

1) Trojanowski JQ, Revesz T; Neuropathology Working Group on MSA. Proposed neuropathological criteria for the post mortem diagnosis of multiple system atrophy. Neuropathol Appl Neurobiol 2007; **33**: 615–620
2) Scholz SW, Houlden H, Schulte C, et al. SNCA variants are associated with increased risk for multiple system atrophy. Ann Neurol 2009; **65**: 610–614
3) Sailer A, Scholz SW, Nalls MA, et al; European Multiple System Atrophy Study Group and the UK Multiple System Atrophy Study Group. A genome-wide association study in multiple system atrophy. Neurology 2016; **87**: 1591–1598
4) Multiple-System Atrophy Research Collaboration. Mutations in COQ2 in familial and sporadic multiple-system atrophy. N Engl J Med 2013; **369**: 233–244
5) Mitsui J, Matsukawa T, Sasaki H, et al. Variants associated with Gaucher disease in multiple system atrophy. Ann Clin Transl Neurol 2015; **2**: 417–426
6) Watanabe H, Saito Y, Terao S, et al. Progression and prognosis in multiple system atrophy: an analysis of 230 Japanese patients. Brain 2002; **125** (Pt 5): 1070–1083
7) Yabe I, Soma H, Takei A, et al. MSA-C is the predominant clinical phenotype of MSA in Japan: analysis of 142 patients with probable MSA. J Neurol Sci 2006; **249**: 115–121
8) Wenning GK, Geser F, Krismer F, et al; European Multiple System Atrophy Study Group. The natural history of multiple system atrophy: a prospective European cohort study. Lancet Neurol 2013; **12**: 264–274
9) Low PA, Reich SG, Jankovic J, et al. Natural history of multiple system atrophy in the USA: a prospective cohort study. Lancet Neurol 2015; **14**: 710–719
10) Köllensperger M, Geser F, Ndayisaba JP, et al; EMSA-SG. Presentation, diagnosis, and management of multiple system atrophy in Europe: final analysis of the European multiple system atrophy registry. Mov Disord 2010; **25**: 2604–2612

検索式・参考にした二次資料

PubMed（検索 2016 年 1 月 3 日）
multiple system atrophy/etiology[majr] OR multiple system atrophy/pathology[majr] OR multiple system atrophy/physiopathology[majr] Filters: Review; Humans; English; Japanese　116 件
ほかに重要な文献をハンドサーチで追加した

2. 各論

Clinical Question 2-19　③MSA—c．診断・鑑別診断

多系統萎縮症の診断基準にはどのようなものがあるか

推奨

❶多系統萎縮症の診断基準には，国内外で広く使用されている第 2 回 Consensus Criteria（2008 年）があり，その臨床亜型として，診断時に小脳失調が前景に立った MSA-C とパーキンソン症状が前景に立った MSA-P に大別される．本診断基準を使用することが推奨される（グレード 1B）．
❷病初期から自律神経障害が目立つ病型は Shy-Drager（シャイ・ドレーガー）症候群と呼称される．
❸多系統萎縮症による障害の程度を評価する目的で，統一多系統萎縮症評価尺度（UMSARS）が使用されている（グレード 1C）．

■ 背景・目的

多系統萎縮症の臨床診断に用いられる診断基準と重症度に関する評価尺度について理解をする．

■ 解説・エビデンス

多系統萎縮症の臨床診断には，国内外で広く第 2 回 Consensus Criteria（2008 年）が使用されている．多系統萎縮症の中核となる症状は，小脳失調，パーキンソン症状，自律神経障害であり，臨床亜型としては，診断時に小脳失調が前景に立った multiple system atrophy with predominant cerebellar ataxia（MSA-C）と診断時にパーキンソン症状が前景に立った multiple system atrophy with predominant parkinsonism（MSA-P）の 2 型に大別される（CQ 2–17 参照）[1]．また，診断の確からしさについては，definite，probable，possible の 3 つの診断区分がある．definite MSA は病理学的に α シヌクレイン陽性のグリア細胞質内封入体（GCI）を中枢神経系に広範に認め，黒質線条体系やオリーブ橋小脳系の神経変性を認める場合で，死後に剖検された場合に診断される（表 1）．

probable MSA の診断の要点としては，孤発性，進行性かつ成人発症（30 歳以降）で，種々の自律神経障害に加えレボドパの効果に乏しいパーキンソニズムまたは小脳症状を呈する場合であり，probable MSA に必要な起立性低血圧の基準として，3 分間の安静臥位のあと起立し，その 3 分以内に，少なくとも収縮期血圧 30 mmHg または拡張期血圧 15 mmHg の低下が定められている（表 1）[1]．

possible MSA の診断は同様に，孤発性，進行性かつ成人発症（30 歳以降）で，パーキンソニズムまたは小脳症状を呈し，自律神経障害を示唆する所見（尿意切迫，尿排泄障害，勃起不全，probable MSA の規準を満たさない起立性低血圧）を少なくとも 1 つと，さらに診断基準に定め

表1 第2回 Consensus Criteria（2008年）

① **Definite MSA** 病理学的に中枢神経系に広範なαシヌクレイン陽性グリア細胞内封入体（GCI）を認め，線条体黒質系もしくはオリーブ橋小脳系の神経変性所見を呈するもの．
② **Probable MSA** 孤発性で進行性かつ成人発症（30歳以降）の疾患で，自律神経障害（※）に加えて，レボドパの効果に乏しいパーキンソニズムまたは小脳性運動失調を呈するもの． ※自律神経障害：尿失禁（膀胱からの尿排泄の制御不全），勃起不全（男性），もしくは起立後3分以内に少なくとも収縮期血圧が30mmHgまたは拡張期血圧が15mmHg低下する起立性低血圧
③ **Possible MSA** 孤発性で進行性かつ成人発症（30歳以降）の疾患で，パーキンソニズムまたは小脳性運動失調を呈し，加えて自律神経障害を示唆する所見（他の原因で説明できない尿意切迫，頻尿，排尿障害，勃起不全，probable MSAの規準を満たさない起立性低血圧）を少なくとも1つと，さらに以下の付帯所見のうち1つを示すもの． 　1．Possible MSA-P もしくは MSA-C：腱反射亢進を伴う Babinski 徴候，喘鳴 　2．Possible MSA-P：急速進行性パーキンソニズム，レボドパ不応性，運動症状出現後3年以内の姿勢保持障害，小脳性運動失調，運動症状出現後5年以内の嚥下障害，MRIにおける被殻・中小脳脚・橋・小脳の萎縮，FDG-PETにおける被殻・脳幹・小脳の代謝低下 　3．Possible MSA-C：パーキンソニズム，MRIにおける被殻・中小脳脚・橋の萎縮，FDG-PETにおける被殻の代謝低下，SPECTまたはPETにおける黒質線条体系ドパミン作動性ニューロンの節前性脱神経所見

られている付帯所見のうち1つを示す必要がある（表1）[1]．

現行の第2回 Consensus Criteria（2008年）の有用性検証としては，臨床的に多系統萎縮症と診断された連続症例で死後の剖検にて病理学的に確定診断の得られた59例の解析がある．現行の診断基準を用いて初診時に possible MSA と診断された場合の感度は41％，陽性的中率95％で，probable MSA と診断された場合の感度は18％，陽性的中率100％であった．また，最終受診時に possible MSA と診断された場合の感度は92％，陽性的中率89％で，probable MSA と診断された場合の感度は63％，陽性的中率91％であった．現行の診断基準では，特に possible MSA の診断において，旧版の criteria を用いた場合よりも高い有用性を示した（エビデンスレベルⅣb）[2]．

また，多系統萎縮症による障害の程度を評価する目的で，統一多系統萎縮症評価尺度（UMSARS）が存在する．Part 1：病歴による日常生活動作の評価，Part 2：診察による運動症状の評価，Part 3：自律神経機能評価，Part 4：全体的障害度評価から構成され，臨床的に経過観察の目的や研究目的で利用されており，高い評価者間信頼性が確認されている（表2）（エビデンスレベルⅣb）[3]．

文献

1) Gilman S, Wenning GK, Low PA, et al. Second consensus statement on the diagnosis of multiple system atrophy. Neurology 2008; **71**: 670–676
2) Osaki Y, Ben-Shlomo Y, Lees AJ, et al. A validation exercise on the new consensus criteria for multiple system atrophy. Mov Disord 2009; **24**: 2272–2276
3) Wenning GK, Tison F, Seppi K, et al; Multiple System Atrophy Study Group. Development and validation of the Unified Multiple System Atrophy Rating Scale (UMSARS). Mov Disord 2004; **19**: 1391–1402

2. 各論

表2 統一多系統萎縮症評価尺度（unified MSA rating scale：UMSARS）

Part I：Historical Review（Part Iの総点：＿＿＿/48点）
（特定できないときは）患者あるいは介護者に対する質問により，過去2週間の平均的機能を評価する．患者の状態に最も適合する点数をつける．臨床上のサインとは独立して機能を点数化する．

1. 会話
   - 0．＝正常
   - 1．＝軽度に障害されるが，容易に理解可能
   - 2．＝中等度の障害．時々（半分以下）聞き返す必要あり
   - 3．＝高度の障害．何度も（半分以上）聞き返す必要あり
   - 4．＝ほとんど聞き取り不能
2. 嚥下
   - 0．＝正常
   - 1．＝軽度障害．むせがあっても1週間に1回以下
   - 2．＝中等度障害．食事を誤嚥し，1週間に1回以上むせる
   - 3．＝高度障害．しばしば食事を誤嚥する
   - 4．＝経鼻胃管あるいは胃瘻による栄養
3. 書字
   - 0．＝正常
   - 1．＝軽度障害されるが，すべての文字が読める
   - 2．＝中等度障害され，半分くらいの字は読めない
   - 3．＝高度に障害され，ほとんどの字が読めない
   - 4．＝不能
4. 食事と食器の扱い
   - 0．＝正常
   - 1．＝やや遅いか拙劣だが，介助は不要
   - 2．＝遅くて拙劣だが，たいていの食物は扱える．介助が少し必要．
   - 3．＝あらかじめ食物を食べやすい状態にしてもらう必要があるが，ゆっくりなら自分で食べられる．
   - 4．＝全介助
5. 更衣
   - 0．＝正常
   - 1．＝やや遅いか拙劣だが，介助不要
   - 2．＝ボタンをはめるときや，袖に手を通すときに介助が必要なときもある
   - 3．＝かなりの介助が必要だが部分的には一人でできる
   - 4．＝全介助
6. 衛生
   - 0．＝正常
   - 1．＝やや遅いか拙劣だが，介助不要
   - 2．＝シャワーあるいは入浴に介助が必要，あるいは衛生ケアに非常に時間がかかる
   - 3．＝洗顔，歯磨き，整髪，トイレ使用に介助が必要
   - 4．＝全介助
7. 歩行
   - 0．＝正常
   - 1．＝軽度障害．介助は不要．補助具は不要（関連のない疾患に対する補助具は除く）
   - 2．＝中等度障害．介助あるいは歩行補助具が時々必要
   - 3．＝高度障害．介助あるいは歩行補助具が頻回に必要
   - 4．＝介助があっても歩行不能
8. 転倒（先月の回数）
   - 0．＝なし
   - 1．＝滅多に転倒しない（1ヵ月に1回未満）
   - 2．＝時々転倒（1週間に1回未満）
   - 3．＝1週間に1回以上転倒
   - 4．＝1日に少なくとも1回は転倒
   （歩けない場合も「4」と評価）
9. 起立性症状
   - 0．＝起立性症状（失神，めまい，視覚障害，頸部痛．臥位になると楽になる）はなし
   - 1．＝まれで日常生活が制限されることはない
   - 2．＝少なくとも1週間に1回．時に日常生活が制限される
   - 3．＝たいていの場合に生じるが，通常1分以上立っていられる．日常生活の多くが制限される
   - 4．＝立位のときには持続的に生じ，通常立位を保てるのは1分以内．立とうとすると失神するか，しそうになる
10. 排尿機能
    - 0．＝正常
    - 1．＝尿意切迫あるいは頻尿だが，薬物治療不要
    - 2．＝尿意切迫あるいは頻尿があり，薬物治療が必要
    - 3．＝切迫性尿失禁あるいは残尿により間欠的自己導尿が必要
    - 4．＝失禁によりカテーテル留置が必要
    ＊排尿症状は他の原因によるものではない
11. 性機能
    - 0．＝問題なし
    - 1．＝健康な時期に比べて軽度の障害
    - 2．＝健康な時期に比べて中等度の障害
    - 3．＝健康な時期に比べて高度の障害
    - 4．＝性的活動は不可能
12. 腸機能
    - 0．＝以前のパターンと変わりなし
    - 1．＝時に便秘するが薬物治療は不要
    - 2．＝しばしば便秘し，緩下剤が必要
    - 3．＝慢性的に便秘で緩下剤か浣腸が必要
    - 4．＝自発的な腸の動きがない

表2 統一多系統萎縮症評価尺度（unified MSA rating scale：UMSARS）

Part Ⅱ：Motor Examination Scale
（Part Ⅱの総得点：＿＿／56点）
四肢のうち最も重症な部分により評点する

1. 表情
   - 0.＝正常
   - 1.＝表情はやや乏しいが，ポーカーフェイス程度にも取れる
   - 2.＝軽度だが明瞭な表情の減少
   - 3.＝中等度の無表情．口が開いていることがある
   - 4.＝仮面様顔貌．口は0.6cm以上開いている
2. 言語
   患者に標準的な文章を数回繰り返し発音してもらう
   - 0.＝正常
   - 1.＝軽度だが遅く，不明瞭，または発声困難．発話を繰り返してもらう必要はない
   - 2.＝中等度に遅く，不明瞭，または発声困難．発話を時々繰り返してもらう必要がある
   - 3.＝高度に遅く，不明瞭，または発声困難．発話をしばしば繰り返してもらう必要がある
   - 4.＝理解不能
3. 眼球運動障害
   水平にゆっくり動かす検者の指を追視させること，異なった場所にある指を側方視させること，約30°開いた極位にある2本の指の間でサッケードを行わせることにより，眼球運動を検査する．検者は次の異常サインを評価する：(1) 滑動性眼球運動の欠落，(2) 45°以上の眼位で生じる注視性眼振，(3) 45°以内の眼位で生じる注視性眼振，(4) サッケード性ハイパーメトリア．(3) の存在は，(2) の存在が前提なので，少なくとも2つの異常なサインが存在することを示唆する．
   - 0.＝なし
   - 1.＝1つの眼球運動の異常なサイン
   - 2.＝2つの眼球運動の異常なサイン
   - 3.＝3つの眼球運動の異常なサイン
   - 4.＝4つの眼球運動の異常なサイン
4. 安静時振戦（最も重症な肢を評点する）
   - 0.＝なし
   - 1.＝軽度でごくたまに出現
   - 2.＝振幅は小さいが持続的．あるいは中等度の振幅で間欠的
   - 3.＝中等度の振幅でたいていの時間出現
   - 4.＝振幅が大きく，たいていの時間出現
5. 動作時振戦
   進展した上肢の姿勢時振戦（A）と，指差しでの動作時振戦（R）を評価する．タスク（A）と（B）で重症なほうの振戦を最も重症な肢において評点する．
   - 0.＝なし
   - 1.＝軽度の振戦（A），指差しで干渉なし（B）
   - 2.＝中等度の振幅（A），指差しで少量の干渉（B）
   - 3.＝著明な振幅（A），指差しで著明な干渉（B）
   - 4.＝重度の振幅（A），指差し不能（B）
6. 筋トーヌス上昇（最も障害の強い肢で評点）
   患者を座位にし，リラックスさせた状況で，受動的な動きを評価する．歯車様筋強剛は無視する．
   - 0.＝なし
   - 1.＝ごく軽度であるか，鏡像または他の動作により誘発したときのみ検出される
   - 2.＝軽度～中等度
   - 3.＝著明だが，可動域内は容易に動かせる
   - 4.＝重症で可動域内を完全には動かせない
7. 手のすばやい変換運動
   手の回内外運動を，垂直あるいは水平に，可能な限りの振幅により，片手ずつ行い，最も重症な肢により評価する．このタスクの障害は無動や小脳症状によっても生じうることに注意する．背景にある運動障害を無視して動作を評点する
   - 0.＝正常
   - 1.＝軽度の障害
   - 2.＝中等度の障害
   - 3.＝重度の障害
   - 4.＝タスクがほとんど遂行できない
8. 指タップ
   速く連続して可能な限りの振幅で指をタップさせる．それぞれの手につき少なくとも15～20秒．このタスクの障害は無動や小脳症状によっても生じうることに注意する．背景にある運動障害を無視して動作を評点する
   - 0.＝正常
   - 1.＝軽度の障害
   - 2.＝中等度の障害
   - 3.＝重度の障害
   - 4.＝タスクがほとんど遂行できない
9. 下肢の機敏さ
   座位の状態で速く連続して足全体を持ち上げ，かかとで床をたたく．振幅は約10cm，悪いほうの足で評価する．このタスクの障害は無動や小脳症状によっても生じうることに注意する．背景にある運動障害を無視して動作を評点する
   - 0.＝正常
   - 1.＝軽度の障害
   - 2.＝中等度の障害
   - 3.＝重度の障害
   - 4.＝タスクがほとんど遂行できない
10. かかと-膝-脛テスト
    一方の下肢を持ち上げ，かかとを休ませているほうの下肢の膝の上に置き，前脛部から足首へとスライドさせる．足関節に達したら，下肢を再び挙上し，約40cm持ち上げてから一連の動作を繰り返す．正確な評価のためにはそれぞれの下肢について少なくとも3回繰り返されるべきである．悪いほうの下肢によって評点する．
    - 0.＝正常
    - 1.＝軽度の障害
    - 2.＝中等度の障害
    - 3.＝重度の障害
    - 4.＝タスクがほとんど遂行できない

2. 各論

表2 統一多系統萎縮症評価尺度（unified MSA rating scale：UMSARS）
Part Ⅱ：Motor Examination Scale
（Part Ⅱの総得点：___/56点）
四肢のうち最も重症な部分により評点する

11. 椅子からの立ち上がり 　手を胸の前に組んで背中がまっすぐな木または金属製の椅子から立ち上がる 　0．＝正常 　1．＝ぎこちなく，一度でうまく行かないこともある 　2．＝肘掛けに腕をつかないと立てない 　3．＝立とうとしても座り込んでしまい，1回以上やり直しが必要だが，介助は不要 　1．＝介助なしでは立ち上がれない 12. 姿勢 　0．＝正常 　1．＝完全な直立ではなく，ごく軽度前屈みの姿勢．高齢者なら正常でもありえる程度 　2．＝中等度の前屈姿勢で明らかに異常．一側にやや傾くこともある 　3．＝重度の前屈姿勢で後彎を伴う．一側に中等度傾くこともある 　4．＝極度の前屈で極めて異常な姿勢	13. 姿勢反射 　両足を開いて目を開けた状態でまっすぐ立った状態から，肩を持って突然強く後方に引いたときの自発的な姿勢反射と反応を評点する 　0．＝正常 　1．＝軽度の体の動揺と後方突進現象があるが，自分で立ち直れる 　2．＝中等度の体の動揺と姿勢保持障害があり，支えないと倒れる 　3．＝重度の体の動揺があり，極めて不安定．自然に倒れそうになる 　4．＝介助なしには立位保持不能 14. 歩行 　0．＝正常 　1．＝軽度の障害 　2．＝中等度の障害．歩行困難だが独歩可能 　3．＝高度の歩行障害で介助が必要 　4．＝介助があっても歩行不能

表2 統一多系統萎縮症評価尺度（unified MSA rating scale：UMSARS）

Part Ⅲ：Autonomic Examination
　臥位で安静にしてから2分後と，立位になってから2分後に血圧と脈拍を測定する．起立性症状は浮遊感，非回転性めまい，眼のかすみ，虚弱感，疲労感，認知障害，悪心，動悸，身震い，頭痛，頸肩部痛を含む

　収縮期血圧
　　臥位_____　立位（2分後）_____　○記録不能
　拡張期血圧
　　臥位_____　立位（2分後）_____　○記録不能
　脈拍
　　臥位_____　立位（2分後）_____　○記録不能
　起立症状　　○あり　　○なし

Part Ⅳ：Global Disability Scale
　1．＝完全に自立．最小限度の困難や障害はあってもすべての雑用をこなすことができる．基本的に正常．困難さは気づかれない
　2．＝完全な自立とはいえない．いくつかの雑用には介助が必要
　3．＝さらに依存．半数の雑用には介助が必要．一日の大半を雑事に費やしてしまう
　4．＝非常に依存的．時々雑用を自分でできるか，自分だけで始められる．多くには介助が必要
　5．＝完全に依存的で身の回りのことができない．臥床状態

検索式・参考にした二次資料

PubMed（検索2016年1月3日）
multiple system atrophy/diagnosis[majr] AND diagnosis, differential Filters: Review; Humans; English; Japanese　36件
ほかに重要な文献をハンドサーチで追加した

Clinical Question 2-20　　③MSA—c. 診断・鑑別診断

多系統萎縮症の診断に自律神経検査の意義はあるか

推奨

❶多系統萎縮症の診断において自律神経障害の有無と重症度を判定することは必須であることから，自律神経検査は行うべきである（グレード 1A）．
❷起立性低血圧の標準的診断の目的では起立試験（いわゆるシェロング試験）を行うべきである（グレード 1A）．
❸尿排泄障害による残尿量の測定には膀胱用超音波画像診断装置が簡便であり，行うことが望ましい（グレード 1C）．

背景・目的

多系統萎縮症に伴う自律神経障害を評価する検査について理解をする．

解説・エビデンス

自律神経障害は多系統萎縮症の中核となる臨床症候のひとつであり（CQ 2-17 参照），probable MSA および possible MSA の臨床診断基準（第 2 回 Consensus Criteria（2008 年））においては，その判定基準が明記されている（CQ 2-19 参照）[1]．臨床的には，多系統萎縮症に伴う自律神経障害のなかでも起立性低血圧と排尿障害を評価するための検査が頻用されている．

起立性低血圧の有無と重症度を判定する目的で，臥位の状態から起立する前後の血圧を測定し評価する起立試験（いわゆるシェロング試験）が広く行われている．第 2 回 Consensus Criteria（2008 年）においてはその実施方法についても記載されており，3 分間の安静臥位のあと起立し，その 3 分以内に少なくとも収縮期血圧 30 mmHg または拡張期血圧 15 mmHg の低下を認めた場合が probable MSA における起立性低血圧基準であり，これを満たさない程度の低下の場合は possible MSA における基準となる[1]．シェロング試験は能動的起立による血圧変動を評価するが，ティルトテーブルを用いて段階的に体を起こす受動的起立法（いわゆる head-up tilt 試験）もあり，一般的に後者の血圧低下度のほうが大きい．また，起立試験時の心拍数変動について，多系統萎縮症では起立性低血圧が認められても代償性の心拍数増加を認めないことがある．

排尿障害について，尿排泄機能の障害に起因する残尿量の測定には，経尿道的にカテーテルを膀胱に挿入する方法と膀胱用超音波画像診断装置を用いる方法があるが，その簡便性と非侵襲性の観点から後者が日常的に広く使用されている．超音波画像診断装置を用いた検討では，多系統萎縮症患者においてはパーキンソン病患者や健常者よりも残尿量が有意に多いことが報告されている（エビデンスレベル V）[2]．

心臓交感神経（節後線維）の機能障害を可視化する画像検査として ^{123}I-MIBG 心筋シンチグラフィーがあり，多系統萎縮症では心臓領域の軽度の集積低下を認めることもあるが，多くの例

2. 各論

ではパーキンソン病やレビー小体型認知症ほどには低下しないことが報告されている（CQ 2-21 参照）（エビデンスレベル V）[3~5].

文献

1) Gilman S, Wenning GK, Low PA, et al. Second consensus statement on the diagnosis of multiple system atrophy. Neurology 2008; **71**: 670–676
2) Hahn K, Ebersbach G. Sonographic assessment of urinary retention in multiplesystem atrophy and idiopathic Parkinson's disease. Mov Disord 2005; **20**: 1499–1502
3) Courbon F, Brefel-Courbon C, Thalamas C, et al. Cardiac MIBG scintigraphy is a sensitive tool for detecting cardiac sympathetic denervation in Parkinson's disease. Mov Disord 2003; **18**: 890–897
4) Nagayama H, Hamamoto M, Ueda M, et al. Reliability of MIBG myocardial scintigraphy in the diagnosis of Parkinson's disease. J Neurol Neurosurg Psychiatry 2005; **76**: 249–251
5) Chung EJ, Lee WY, Yoon WT, et al. MIBG scintigraphy for differentiating Parkinson's disease with autonomic dysfunction fromParkinsonism-predominant multiple system atrophy. Mov Disord 2009; **24**: 1650–1655

検索式・参考にした二次資料

PubMed（検索 2016 年 1 月 3 日）
("multiple system atrophy" OR "Multiple System Ataxia") AND ("Autonomic Nervou s system"[mesh] OR "autonomic nerve system diseases"[mesh]) AND diagnosis Filters: Humans; English; Japanese　14 件
ほかに重要な文献をハンドサーチで追加した

Clinical Question 2-21　③MSA—c. 診断・鑑別診断

多系統萎縮症の診断に画像検査の意義はあるか

推奨

❶多系統萎縮症における頭部 MRI 上の特徴として，中小脳脚の萎縮や T2 強調画像高信号域（MCP sign）や橋レベルの T2 強調画像水平断での十字徴候（hot cross bun sign）を認めることがあり，頭部 MRI は行うべきである（グレード 1A）.
❷橋底部の萎縮所見は正中矢状断像で判定しやすく，橋底部の下方から萎縮が目立ってくることが多い.
❸より MSA-C に顕著な変化として，小脳萎縮と第四脳室拡大がある.
❹より MSA-P に顕著な変化として，被殻の神経変性を反映した萎縮所見や T2 強調画像水平断での被殻背外側から外縁の低信号域や線状高信号域（スリットサインまたは hyperintense putaminal rim：HPR）を認めることがある.
❺MSA-C における脳血流 SPECT 画像では，小脳や脳幹の血流低下を認めることが多いため，行うことが望ましい（グレード 1C）.

■ 背景・目的

病期がある程度進行した多系統萎縮症では，神経変性に伴う形態的変化を示す画像（頭部 MRI）や機能的変化を示す画像（核医学検査）において特徴的な所見を伴うことが多い.

■ 解説・エビデンス

病理学的に多系統萎縮症と確認された症例における生前の頭部 MRI の盲検化解析の結果から，多系統萎縮症の診断における頭部 MRI の有用性が示唆されている（エビデンスレベル V）[1]. 多系統萎縮症におけるオリーブ・橋・小脳（小脳への入力系）の神経変性を反映して，頭部 MRI にて中小脳脚の萎縮や中小脳脚中央部での T2 強調画像高信号域（MCP sign）（エビデンスレベル V）[1,2] や橋レベルの T2 強調画像水平断での十字徴候（hot cross bun sign）を認めることがある. hot cross bun sign についてはプロトン密度強調画像のほうが T2 強調画像よりも同定しやすいといった報告もある（エビデンスレベル V）[3]. ただし hot cross bun sign は多系統萎縮症のみでなく，SCA1, SCA2, MJD/SCA3, SCA23, SCA34 といった遺伝性脊髄小脳変性症でも認めることがあるので注意が必要である. また，橋底部の萎縮所見は正中矢状断像で判定しやすく，橋底部の下方から萎縮が目立ってくることが多い（エビデンスレベル V）[2].

多系統萎縮症の臨床亜型では，より MSA-C に顕著な変化として小脳萎縮と第四脳室拡大があり，病期の進行に伴って萎縮の程度も目立つようになる. また，より MSA-P に顕著な変化として，被殻の神経変性を反映して，T2 強調画像で通常はやや高信号に描出される被殻領域の萎縮所見や，T2 強調画像水平断での被殻背外側から外縁の低信号域や線状高信号域（スリットサ

2. 各論

インまたは hyperintense putaminal rim（HPR））を認めることがあり，これらの変化は MSA-C に比べてより早期から認められる（エビデンスレベル V）[1,4,5]．被殻におけるこれらの信号変化は鉄の沈着やグリオーシスを反映していると想定されている（エビデンスレベル V）[4,6]．以上の頭部 MRI 所見は多系統萎縮症の診断において大変有用であるが，いずれの所見も発症早期では必ずしも目立たないことに注意が必要である．

^{123}I-MIBG 心筋シンチグラフィー（CQ 2-20 参照）は多系統萎縮症における心臓交感神経（節後線維）の機能を評価する目的で行われるが，心臓領域の集積低下について，パーキンソン病やレビー小体型認知症ほどには低下しないことが多く，パーキンソン症候群鑑別の一助となる（エビデンスレベル V）[7〜9]．

MSA-C における脳血流 SPECT 画像では，小脳に加えて脳幹の血流低下が認められ，小脳血流の低下度も皮質性小脳萎縮症（CCA）と比べて顕著である傾向があり，診断に有用である（エビデンスレベル V）[10]．

文献

1) Massey LA, Micallef C, Paviour DC, et al. Conventional magnetic resonance imaging in confirmed progressive supranuclear palsy and multiple system atrophy. Mov Disord 2012; **27**: 1754–1762
2) Reginold W, Lang AE, Marras C, et al. Longitudinal quantitative MRI in multiple system atrophy and progressive supranuclear palsy. Parkinsonism Relat Disord 2014; **20**: 222–225
3) Kasahara S, Miki Y, Kanagaki M, et al. "Hot cross bun" sign in multiple system atrophy with predominant cerebellar ataxia: a comparison between proton density-weighted imaging and T2-weighted imaging. Eur J Radiol 2012; **81**: 2848–2852
4) Watanabe H, Ito M, Fukatsu H, et al. Putaminal magnetic resonance imaging features at various magnetic field strengths in multiple system atrophy. Mov Disord 2010; **25**: 1916–1923
5) Horimoto Y, Aiba I, Yasuda T, et al. Longitudinal MRI study of multiple system atrophy - when do the findings appear, and what is the course? J Neurol 2002; **249**: 847–854
6) Schwarz J, Weis S, Kraft E, et al. Signal changes on MRI and increases in reactive microgliosis, astrogliosis, and iron in the putamen of two patients with multiple system atrophy. J Neurol Neurosurg Psychiatry 1996; **60**: 98–101
7) Courbon F, Brefel-Courbon C, Thalamas C, et al. Cardiac MIBG scintigraphy is a sensitive tool for detecting cardiac sympathetic denervation in Parkinson's disease. Mov Disord 2003; **18**: 890–897
8) Nagayama H, Hamamoto M, Ueda M, et al. Reliability of MIBG myocardial scintigraphy in the diagnosis of Parkinson's disease. J Neurol Neurosurg Psychiatry 2005; **76**: 249–251
9) Chung EJ, Lee WY, Yoon WT, et al. MIBG scintigraphy for differentiating Parkinson's disease with autonomic dysfunction from Parkinsonism-predominant multiple system atrophy. Mov Disord 2009; **24**: 1650–1655
10) Waragai M, Yamada T, Matsuda H. Evaluation of brain perfusion SPECT using an easy Z-score imaging system (eZIS) as an adjunct to early-diagnosis of neurodegenerative diseases. J Neurol Sci 2007; **260**: 57–64

検索式・参考にした二次資料

PubMed（検索 2016 年 1 月 3 日）
("Multiple System Atrophy/radiography"[Majr] OR "Multiple System Atrophy/radionuclide imaging"[Majr] OR "Multiple System Atrophy/ultrasonography"[Majr]) Filters: Humans; English; Japanese　89 件
ほかに重要な文献をハンドサーチで追加した

Clinical Question 2-22　③MSA-d．予後

多系統萎縮症の進行の速さはどのくらいか

回答
- 多系統萎縮症は他の脊髄小脳変性症やパーキンソン病よりも進行が速く，特に早期から排尿障害や声帯運動障害が顕性化した症例の進行が速いことが知られている．
- 診断時に重度の自律神経障害（排尿障害）や声帯運動障害を伴った場合の生命予後は不良であることが知られている．
- 発症から介助歩行・車椅子移動・寝たきり状態・死亡に至る期間の中央値はそれぞれ3年・5年・8年・9年と報告されている．

背景・目的

多系統萎縮症の進行の速さと，進行を促進する因子について理解する（CQ 2-29参照）．

解説・エビデンス

米国の175人の多系統萎縮症（MSA-P 126人，MSA-C 49人）を前向きに5年間調査した自然史に関する多施設共同研究では，生存期間の中央値は9.8年であり，発症から12ヵ月までのUMSARSはpart 1で0.3点/月，part 2で0.5点/月の悪化を認めた．生存期間はMSA-PとMSA-C間で違いはないが，診断時に重症の症候性自律神経障害を伴っている症例の予後が不良であることが報告された（エビデンスレベルIVa）[1]．

また，ヨーロッパの141人の多系統萎縮症（MSA-P 87人，MSA-C 54人）を前向きに2年間調査した自然史に関する多施設共同研究では，生存期間の中央値は9.8年であり，発症から12ヵ月までのUMSARSはpart 1で0.5点/月，part 2で0.7点/月の悪化を認めた．また，サブタイプがMSA-Pであること，排尿障害（不完全排泄）を伴っていることが予後不良因子であると報告された（エビデンスレベルIVa）[2]．

日本の230人の多系統萎縮症（MSA-P 75人，MSA-C 155人）の後方視的検討では，発症から運動障害と自律神経障害がともに認められるまでの期間は約2年であることが報告されている．言い換えると多系統萎縮症の発症から2年以内は診断基準を満たすような多系統障害を示唆する神経症状を認めない時期があるともいえ，発症から早期に受診した多系統萎縮症患者については脊髄小脳変性症などと誤診される可能性がある．発症から介助歩行・車椅子移動・寝たきり状態・死亡に至る期間の中央値はそれぞれ3年・5年・8年・9年であり，MSA-PのほうがMSA-Cよりも病状の進行が早かった（エビデンスレベルIVb）[3]．

多系統萎縮症，Friedreich（フリードライヒ）運動失調症（FRDA）およびSCA1，SCA2，MJD/SCA3を含む種々の遺伝性脊髄小脳変性症病型の自然史に関する後方視的検討（合計466人）では，多系統萎縮症は他の病型と比べて最も進行が早く，特に高齢発症多系統萎縮症患者の

2. 各論

進行リスクが高いことが報告されている（エビデンスレベル IVb）[4]．

剖検で病理学的に診断が確認された 49 例の多系統萎縮症における臨床所見と予後との関連解析では，発症早期からカテーテル導尿が必要となるような排尿障害は大きな予後規定因子であり，早期からカテーテル導尿を必要としなかった患者に比べて，発症から死亡に至るまでの期間が短い傾向があった（エビデンスレベル V）[5]．

耳鼻咽喉科的な検討を受けて，声帯運動障害が確認された 38 例の多系統萎縮症の後方視的検討では，喘鳴を 66％，両側の声帯運動障害を 84％，一側の声帯運動障害を 16％に認めた．一側障害はすべて左側の声帯障害であった．また，一側または両側の声帯の不全麻痺を 55％に，完全麻痺を 40％に認めた．声帯の完全麻痺を認めた患者は不全麻痺を認めた患者よりも，発症から死亡に至るまでの期間が短かった（エビデンスレベル V）[6]．

文献

1) Low PA, Reich SG, Jankovic J, et al. Natural history of multiple system atrophy in the USA: a prospective cohort study. Lancet Neurol 2015; **14**: 710–719
2) Wenning GK, Geser F, Krismer F, et al; European Multiple System Atrophy Study Group. The natural history of multiple system atrophy: a prospective European cohort study. Lancet Neurol 2013; **12**: 264–274
3) Watanabe H, Saito Y, Terao S, et al. Progression and prognosis in multiple system atrophy: an analysis of 230 Japanese patients. Brain 2002; **125** (Pt 5): 1070–1083
4) Klockgether T, Lüdtke R, Kramer B, et al. The natural history of degenerative ataxia: a retrospective study in 466 patients. Brain 1998; **121** (Pt 4): 589–600
5) Figueroa JJ, Singer W, Parsaik A, et al. Multiple system atrophy: prognostic indicators of survival. Mov Disord 2014; **29**: 1151–1157
6) Lalich IJ, Ekbom DC, Starkman SJ, et al. Vocal foldmotion impairment in multiple system atrophy. Laryngoscope. 2014; **124**: 730–735

検索式・参考にした二次資料

PubMed（検索 2016 年 1 月 29 日）
((multiple system atrophy[Majr]) AND disease progression[Mesh]) AND time factors[Mesh] Filters: Humans; English; Japanese　135 件
ほかに重要な文献をハンドサーチで追加した

Clinical Question 2-23　③MSA–d. 予後

多系統萎縮症の呼吸障害にはどのような特徴があるか

回答

- 多系統萎縮症では，中枢性睡眠時無呼吸症候群，閉塞型睡眠時無呼吸症候群，声帯開大障害（声帯外転筋麻痺），喉頭蓋軟化症（floppy epiglottis），披裂部軟化症（floppy arytenoid）などによる種々のタイプの呼吸障害を呈しうる（CQ 2-19 参照）．

背景・目的

多系統萎縮症における呼吸障害の特徴について理解し，患者や家族への療養指導に役立てる．

解説・エビデンス

多系統萎縮症において呼吸障害は大きな生命予後規定因子であり，その病態と特徴を理解することは診療を進めるうえで大変重要である．呼吸障害を呈した多系統萎縮症で特に重要な症候に喘鳴がある．喘鳴の出現は声帯運動障害が生じてきていることを意味し，喘鳴が出現した場合の生命予後は不良であり，喘鳴出現時は気管切開も考慮されるが，気管切開が施行された場合であっても中枢性低換気に起因して死亡に至ることもある（エビデンスレベル V）[1]．

21 例の日本人多系統萎縮症の後方視的検討においては，血液ガス分析で $A\text{-}aDO_2$ の増加を伴う日中の低酸素血症，ポリソムノグラフィーで Cheyne-Stokes 呼吸，鎮静下（ジアゼパムまたはプロポフォール使用）の内視鏡所見でより明らかになる声帯外転筋麻痺および，舌根部，軟口蓋，喉頭蓋や披裂部での上気道閉塞所見を認めた（エビデンスレベル V）[2]．

また，17 例の日本人多系統萎縮症に対してプロポフォール鎮静下で内視鏡的に上気道所見を検討したところ，12/17（71％）に喉頭蓋軟化症（floppy epiglottis）を認め（エビデンスレベル V）[3]，喉頭蓋以外にも披裂部の気管への倒れ込み（披裂部軟化症，floppy arytenoid）の所見も認め（エビデンスレベル V）[2,4]，floppy epiglottis や floppy arytenoid の所見は睡眠中に増悪することが知られている．

多系統萎縮症の呼吸調節機能に関して，低酸素と高炭酸ガス状態に対する化学受容器の感受性を調べたところ，MSA-P，MSA-C ともに低酸素換気応答の障害を認めたが，高炭酸ガス換気応答の障害は認めなかった（エビデンスレベル V）[5]．

文献

1) Silber MH, Levine S. Stridor and death in multiple system atrophy. Mov Disord 2000; **15**: 699–704
2) Shimohata T, Shinoda H, Nakayama H, et al. Daytime hypoxemia, sleep-disordered breathing, and laryngopharyngeal findings in multiple system atrophy. Arch Neurol 2007; **64**: 856–861

3) Shimohata T, Tomita M, Nakayama H, et al. Floppy epiglottis as a contraindication of CPAP in patients with multiple system atrophy. Neurology 2011; **76**: 1841–1842
4) Sakuta H, Miyamoto M, Suzuki K, et al. [Obese woman presenting as vocal cord abductor paralysis and floppy arytenoid associated with early signs of multiple system atrophy]. Rinsho Shinkeigaku 2012; **52**: 421–424
5) Tsuda T, Onodera H, Okabe S, et al. Impaired chemosensitivity to hypoxia is a marker of multiple system atrophy. Ann Neurol 2002; **52**: 367–371

検索式・参考にした二次資料

PubMed（検索 2016 年 1 月 28 日）
((multiple system atrophy[Majr]) AND Respiration disorders[Mesh]) AND (((Signs and symptoms[Mesh]))) Filters: Humans; English　36 件
ほかに重要な文献をハンドサーチで追加した

Clinical Question 2-24　③MSA—d. 予後

多系統萎縮症の突然死の原因と予防法にはどのようなものがあるか

回答

- 多系統萎縮症における突然死の原因としては，呼吸障害によるもの，心血管系障害によるもの，誤嚥による窒息などがある．
- 気管切開下の機械的人工呼吸療法（TPPV）を行っても突然死に至る症例もあり，多系統萎縮症における突然死のメカニズムは解明されていない．
- 喘鳴や睡眠時無呼吸症候群に対する非侵襲的陽圧換気（NPPV），特に持続的気道陽圧法（CPAP）は多系統萎縮症の呼吸障害を改善する作用がある一方で，喉頭蓋軟化症（floppy epiglottis）や披裂部軟化症（floppy arytenoid）を伴う場合には気道閉塞を増悪させることがあり，実施に際して注意を要する．

背景・目的

多系統萎縮症における突然死の原因と予防法につき理解し，患者や家族への療養指導に役立てる．

解説・エビデンス

多系統萎縮症における突然死例の解析では，睡眠中の突然死例が多い可能性が指摘されており，気管切開または何らかの呼吸補助療法を受けていても突然死が発生していることから，多系統萎縮症における突然死はこれらの処置でも防ぎきれない可能性が指摘されている（エビデンスレベル V）[1]．突然死した4例の多系統萎縮症の病理学的解析から，心血管機能と呼吸機能を司る延髄のセロトニン作動性ニューロンの障害が突然死と関連する可能性が示唆されている[2]．

CPAP療法は多系統萎縮症に伴う夜間の喘鳴を改善し長期に使用も可能と報告がある一方で（エビデンスレベル V）[3]，CPAP療法が導入された29例の日本人多系統萎縮症の後方視的検討では，19人（66%）が中止に至り（中断までの期間の中央値13ヵ月），その理由としては，呼吸器感染症，呼吸不全，CPAP不耐症などであった．特に短期間で中止に至った症例は喉頭蓋軟化症（floppy epiglottis）（CQ 2-23参照）の頻度が高く，CPAP療法の継続の決定因子であると考えられた（エビデンスレベル V）[4]．

また，17例の日本人多系統萎縮症に対してプロポフォール鎮静下で内視鏡的に検討したところ，12/17（71%）に喉頭蓋軟化症（floppy epiglottis）を認めた．これらの症例においてはCPAP療法の効果に乏しく，喉頭蓋を下方に偏倚させ，さらにfloppy epiglottis所見を悪化させる結果を認めた（CQ 2-23参照）（エビデンスレベル V）[5]．

重度の喘鳴や声帯運動障害を認める進行期の多系統萎縮症では気管切開，または気管切開下の機械的人工呼吸療法が生存期間の延長に有効という報告がある一方で，気管切開を施行した

2. 各論

多系統萎縮症患者においては，閉塞性障害からは解放されても，中枢性睡眠時無呼吸が顕性化する場合があり注意が必要と報告されている（エビデンスレベル V）[6~8]．

文献

1) Shimohata T, Ozawa T, Nakayama H, et al. Frequency of nocturnal sudden death in patients with multiple system atrophy. J Neurol 2008; **255**: 1483–1485
2) Tada M, Kakita A, Toyoshima Y, et al. Depletion of medullary serotonergic neurons in patients with multiple system atrophy who succumbed to sudden death. Brain 2009; **132** (Pt 7): 1810–1819
3) Iranzo A, Santamaria J, Tolosa E, et al. Long-term effect of CPAP in the treatment of nocturnal stridor in multiple system atrophy. Neurology 2004; **63**: 930–932
4) Shimohata T, Nakayama H, Aizawa N, Nishizawa M. Discontinuation of continuous positive airway pressure treatment in multiple system atrophy. Sleep Med 2014; **15**: 1147–1149
5) Shimohata T, Tomita M, Nakayama H, et al. Floppy epiglottis as a contraindication of CPAP in patients with multiple system atrophy. Neurology 2011; **76**: 1841–1842
6) Jin K, Okabe S, Chida K, et al. Tracheostomy can fatally exacerbate sleep-disordered breathing in multiple system atrophy. Neurology 2007; **68**: 1618–1621
7) Silber MH. Tracheostomy can fatally exacerbate sleep-disordered breathing in multiple system atrophy. Neurology 2008; **70**: 980; author reply 981–982
8) Shimohata T, Ozawa T, Nakayama H, et al. Tracheostomy can fatally exacerbate sleep-disordered breathing in multiple system atrophy. Neurology 2008; **70**: 980–981; author reply 981–982

検索式・参考にした二次資料

PubMed（検索 2016 年 1 月 28 日）
(multiple system atrophy[majr]) AND ((((death,sudden/prevention and control[mesh]))) OR death,sudden/etiology[mesh]) Filters: Humans; English; Japanese　9 件
ほかに重要な文献をハンドサーチで追加した

Clinical Question 2-25　④CCA－a．臨床像

CCAには小脳外症状・症候はみられるか

回答

● 皮質性小脳萎縮症（CCA）をどのように捉えるかによる．原義に従ってMarie-Foix-Alajouanine型の失調症と考えれば，小脳外症状・症候はかなり頻度が低いと見積もられる．一方，現状の指定難病の制度にて集積されたCCA患者群では一定の割合で小脳外症状・徴候を伴うと考えるのが現実的である．

背景・目的

皮質性小脳萎縮症（cortical cerebellar atrophy：CCA）の疾患概念を理解する（CQ 1-6，CQ 1-8参照）．

解説・エビデンス

CCAの疾患概念は1922年にMarie，Foix，Alajouanineにより報告された晩発性皮質性小脳萎縮症（de látrophie cérébelleuse tardive à prédominance corticale，late cortical cerebellar atrophy：LCCA）に端を発する[1]．Greenfieldは主として病理学的な病変分布に基づき，脊髄小脳変性症を脊髄型，脊髄–小脳型，小脳型の3型に分類し，Holmes型遺伝性失調症のなかにlate cortical cerebellar atrophy of Marie, Foix and Alajouanineとして記載している[2]．Greenfieldの分類はその後の脊髄小脳変性症の分類の基礎となった．日本では1974年，高橋がGreenfield分類に準じて脊髄小脳変性症を病理学的な変性部位により，大きく小脳型，小脳・脳幹型，脳幹・脊髄型に分類したが，その小脳型のなかにMarie-Foix-Alajouanine型の記載がある[3]．つまりCCAは病理学的にほぼ小脳皮質に限局した変性を示す病型と理解される（オリーブ核の神経細胞脱落，グリオーシスがみられることもある[2,3]）．

その後，Hardingは"idiopathic" late onset cerebellar ataxia（IDLOCA）という概念名称を提唱し，そのなかで12名の高齢発症（平均54.75歳）のMarie-Foix-Alajouanine型小脳失調症が含まれたことを報告した[4]（ただし，HardingのIDLOCAはMSA-Cを含む疾患概念である）．その後，Klockgetherらのグループによりsporadic adult-onset ataxia of unknown etiology（SAOA）の概念が提唱された[5]．さらに同じドイツのグループから，SAOAとほぼ同じ基準で集積された患者群に対してidiopathic cerebellar ataxia（IDCA）という呼称も提示された[6,7]（図1）．

当初のGreenfieldの分類は，遺伝性，非遺伝性を考慮したものではなかったが，最新のGreenfield's Neuropathology（2015年）では最早この分類は排除され，失調症はPrimary（遺伝性），Sporadic（孤発性），Secondary（続発性）に分類されている[8]．CCAに相当するのはSporadicのなかのidiopathic cerebellar cortical degenerationである．

このように原義的にはCCAはMarie-Foix-Alajouanine型の「孤発性，成人発症（晩発性），

2. 各論

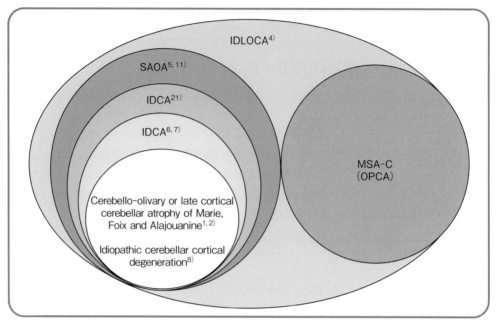

図1 孤発性失調症の疾患概念
　運動失調症調査研究班で策定したIDCA診断基準[21]はSAOA組み入れ基準[5,11]，DCA組み入れ基準[6,7]を参考に，かつ遺伝子検査での除外疾患を日本人用に改変したものである．発症年齢は若干異なっており，運動失調症調査研究班のIDCA診断基準[21]は30歳以上，SAOA組み入れ基準[5,11]では20歳以上，IDCA組み入れ基準[6,7]では35歳以上となっている．

緩徐進行性の純粋型小脳失調症」と捉えられてきた．日本でもCCAはほぼLCCAと同義に使用されてきた．晩発性とは慣習的に50歳以上の発症を指すものと思われるが，SAOAやIDCAでは20歳以上，35歳以上などの基準が採用されており[5〜7]，運動失調班でのIDCA（CCAを含む）診断基準案（試案）（CQ 1-8参照）でも成人発症（30歳以上）としている．現在，CCAはオリーブ橋小脳萎縮症（OPCA，MSA-C）とともに孤発性失調症の代表的病型と考えられている．

　実際に日本においては運動失調症全国第3次疫学調査（1989年1月〜6月に実施）においてLCCA 179例（平均年齢63.2±10.0歳，平均経過年8.1±5.3年）が集積されている[9]．OPCA 382例（平均年齢58.9±9.4歳，平均経過年7.3±5.0年）との臨床的な対比では，LCCA群では深部腱反射が正常〜減弱していることが多いとされている[9]．また，LCCA群ではOPCA群よりも抑うつ，多幸感の精神症状の頻度が高いことも指摘されている[9]．

　Abeleらは原因不明の進行性の孤発性失調症（sporadic adult-onset ataxia）112名のうち，多系統萎縮症32名，および遺伝子検査陽性の15名を除いたunexplained 65名のなかでアキレス腱反射の低下・消失40%，足クローヌス陽性39%，錐体路徴候（Babinski反射陽性，痙縮）34%，振動覚低下62%，眼球運動障害11%，嚥下障害38%，膀胱障害34%，筋固縮9%などがみられたことを報告している[10]．さらにAbeleらは，SAOAからprobable，possible MSAを除く27名を検討し，振動覚低下19名（70%），アキレス腱反射の低下・消失9名（33%），アキレス腱反射亢進6名（22%），Babinski反射陽性4名（15%），尿意切迫9名（33%），嚥下障害9名（32%）などがみられたこと，純粋小脳型は4名（15%）のみだったことを報告した[11]．

　また，英国（ウェールズ南東部）でのpopulation-based studyでは，54名のidiopathic late onset cerebellar ataxia（IDLOCA）（発症年齢18歳以上，経過1年以上の進行性の小脳失調症で続発性失調症，多系統萎縮症を除外）のうち，18名（33.3％）がほぼ純粋小脳型，36名（66.7％）は小脳外徴候を伴っていたことが報告されている[12]．

　IDCAでは純粋小脳型をIDCA-C，小脳外症状・徴候を持つものをIDCA-Pと分ける考え方がある（ここではMSA-CとIDCA-Pは明確に区別されている）[7,8]．IDCA-CがMarie-Foix-Alajouanine型の小脳失調症に相当し，これをCCA（あるいはLCCA）と限定的に捉えるなら，CCAでは小脳外症状・症候はほとんどみられない，といえる．ただし，日本ではOPCA（MSA-C）以外の孤発性失調症を小脳外症状・徴候の有無に応じて二分するという考え方は定着していない．したがって，日本では典型的なOPCA以外の孤発性失調症が広くCCAと診断されている可能性がある（おそらくGilman診断基準[13]のprobable，possible MSAを満たさない病初期（発症から5年以内）の多系統萎縮症症例がかなり含まれている）．さらに，遺伝子検査は指定難病の認定条件にはなっておらず，遺伝性失調症（SCA6，SCA31，など）もある程度（〜20％）混在している．つまり現状の指定難病制度のもとに集積されたCCA患者群は不均一な集団であり，小脳外症状・徴候が一定の割合でみられると考えるのが現実的である．

　なお，CCAはもともと神経病理学的に確立された疾患概念であるが，生前に十分な鑑別診断がなされていないことも影響してか，日本でのCCAの剖検例はごくわずかにとどまっている[14~20]．これらの剖検例は小脳皮質の変性が主病理所見であり，橋には変性を認めないことは共通している．ただし，下オリーブ核の変性の有無は症例により異なり，なかには後索の変性を伴った症例も報告されている[17,18]．臨床的にも発症年齢は14〜76歳に分布しており，症例によっては認知症，不随意運動，視力障害，筋固縮など種々の小脳外症状・徴候が記載されている[14~20]．CCAの場合，たとえ病理学的な検索ができたとしても，単一の原因，病態ではない可能性が示唆される．

　上記の点を踏まえて，運動失調症調査研究班では，臨床的な呼称としてIDCAを提案し，その診断基準を策定した[21]（CQ 1–8参照）．

文献

1) Marie P, Foix C, Alajouanine T. De látrophie cérébelleuse tardive à prédominance corticale. Rev Neurol 1922; **38**: 849–885, 1082–1111
2) Greenfield JG. System degenerations of the cerebellum, brain stem and spinal cord. Neuropathology, Greenfield JG, Blackwood W, McMenemey WH, Meyer A, Norman RM (eds), Edward Arnold, London, 1958: p.529–549
3) 高橋　昭．脊髄小脳変性症の病型分類と各型の特徴．内科 1974; **33**: 1208–1213
4) Harding AE. 'Idiopathic' late onset cerebellar ataxia: a clinical and genetic study of 36 cases. J Neurol Sci 1981; **51**: 259–271
5) Klockgether T. Sporadic adult-onset ataxia of unknown etiology. Handbook of Clinical Neurology, Vol.103 (3rd series), Ataxic Disorders, Subramony SH, Dürr A (eds), Elsevier, Edinburgh, 2012: p.253–262
6) Bürk K, Globas C, Wahl T, et al. MRI-based volumetric differentiation of sporadic cerebellar ataxia. Brain 2004; **127**: 175–181
7) Bürk K, Bühring U, Schulz JB, et al. Clinical and magnetic resonance imaging characteristics of sporadic cerebellar ataxia. Arch Neurol 2005; **62**: 981–985
8) Clark HB. Degenerative ataxic disorders. Greenfield's Neuropathology, 9th Ed, Love S, Budka H, Ironside JW, Perry A (eds), CRC Press, Boca Raton, 2015: p.799–816
9) 柳本真市，高柳哲也，平山惠造ほか．本邦における晩発性小脳皮質萎縮症の臨床症候の多変量解析による検討—オリーブ橋小脳萎縮症とHolmes型小脳皮質萎縮症との対比．臨床神経 1992; **32**: 951–955
10) Abele M, Bürk K, Schöls L, et al. The aetiology of sporadic adult-onset ataxia. Brain 2002; **125** (Pt 5): 961–

968

11) Abele M, Minnerop M, Urbach H, et al. Sporadic adult onset ataxia of unknown etiology: a clinical, electrophysiological and imaging study. J Neurol 2007; **254**: 1384–1389
12) Muzaimi MB, Thomas J, Palmer-Smith S, et al. Population based study of late onset cerebellar ataxia in south east Wales. J Neurol Neurosurg Psychiatry 2004; **75**: 1129–1134
13) Gilman S, Wenning GK, Low PA, et al. Second consensus statement on the diagnosis of multiple system atrophy. Neurology 2008; **71**: 670–676
14) 福田一彦, 坂本玲子, 根本清治ほか. プルキンエ細胞型小脳皮質萎縮症の1剖検例. 臨床神経 1963; **3**: 214–218
15) 萬年 徹, 椿 忠雄, 中村晴臣, 亀山正邦. 皮質性小脳萎縮症の3例—その臨床・病理学的考察. 臨床神経 1966; **6**: 111–119
16) 亀山正邦. 小脳変性症—2剖検例とその考察. 日本臨牀 1970; **28**: 540–545
17) 吉岡 亮, 有薗直樹, 辻本ユカほか. 視神経萎縮と脊髄病変を伴った晩発性皮質性小脳萎縮症の1剖検例. 病理と臨床 1983; **1**: 773–779
18) 岩淵 潔, 柳下三郎. 晩発性皮質性小脳萎縮症の1剖検例—二次性皮質性小脳萎縮症との異同について. 臨床神経 1990; **30**: 1190–1196
19) Tsuchiya K, Ozawa E, Saito F, et al. Neuropathology of late cortical cerebellar atrophy in Japan: distribution of cerebellar change on an autopsy case and review of Japanese cases. Eur Neurol 1994; **34**: 253–262
20) 三富哲郎, 梁 正淵, 長谷川一子, 古和久幸. 晩発性皮質性小脳萎縮症の眼球運動と病理. Equilibrium Res 1995; **54**: 464–470
21) Yoshida K, Kuwabara S, Nakamura K, et al. Idiopathic cerebellar ataxia (IDCA): diagnostic criteria and clinical analyses of 63 Japanese patients. J Neurol Sci 2018; **384**: 30–35

検索式・参考にした二次資料

PubMed（検索 2016 年 1 月 27 日）
(((("cortical cerebellar atrophy") OR ((("Cerebellar Diseases"[majr]) AND atrophy[mesh]) AND "Cerebellar Cortex"[mesh]))) AND ((Signs and symptoms[mesh])) Filters: Humans; English; Japanese　54 件
医中誌（検索 2016 年 1 月 27 日）
((皮質性小脳萎縮症/AL or (小脳萎縮/TH and 小脳疾患/TH and 萎縮/TH)) and 徴候と症状/TH) and (LA=日本語,英語 CK=ヒト)　137 件

Clinical Question 2-26　　　④CCA—b. 病因・病態

臨床的にはどのようにして孤発性と判断するか

> **回答**
> ● 詳細な家族歴の確認により，①第1度，2度近親者内に類似疾患がない，②両親が50歳以上である，もし死亡の場合は50歳以上生存していた，③両親が血族婚ではない，の3つの要件を満たす場合に孤発性と考える．厳密には，遺伝子検査で頻度の高い遺伝性SCAが除外されることが望ましい．

背景・目的

日本の脊髄小脳変性症の67.2％は孤発性とされる[1]．一見，家族歴が明らかではない場合には孤発性が疑われるが，どの程度詳細な家族歴が聴取できているか，に注意する必要がある．

解説・エビデンス

上記はAbeleらによる，原因不明の成人発症孤発性失調症（sporadic adult-onset ataxia of unknown origin：SAOA）の臨床研究において，そのinclusion criteriaのなかに記載された項目から引用した[2]．まず家族歴であるが，十分にinformativeであることが条件である．そのうえで孤発性とは，①第1度近親者（両親，兄弟姉妹，子供），2度近親者（祖父母，叔父・叔母，甥・姪，孫）内に類似疾患がない，②両親が50歳以上である，もし死亡の場合は50歳以上生存していた，③両親が血族婚ではない，の3項目を満たすとされている[2]．特に脊髄小脳変性症はしばしば遅発性であり，片親，あるいは両親が若年で死亡している場合には注意が必要である．

可能であれば，遺伝子検査により頻度的に高い疾患を除外することが望ましい．孤発性のようにみえても実際に遺伝子検査をすると10～20％は陽性となることが知られている（CQ 2–27 参照）．Abeleらは遺伝子検査で除外すべきものとして，SCA1，SCA2，MJD/SCA3，SCA6，SCA17，FXTAS（FMR premutation），FRDAをあげている[1]．日本では実際の診療上，FRDA，FXTAS（FMR premutation），SCA17は限られた症例のみでよいが，頻度の高いSCA1，SCA2，MJD/SCA3，SCA6，SCA31，DRPLAは遺伝子検査にて除外することを考慮する（CQ 2–27 参照）．

なお，より稀少な病型（SCA7，SCA14，SCA15，SCA36，SCA42，VED，ARSACS，SCAR8，SCAR22，など）を含めた遺伝子診断については，厚生労働省の運動失調症調査研究班で管理・運営される運動失調症の患者登録システム（Japan Consortium of Ataxias：J-CAT）に依頼して行うことができる．

文献

1) Tsuji S, Onodera O, Goto J, Nishizawa M; on behalf of the Study Group on Ataxic Diseases. Sporadic ataxias in Japan: a population-based epidemiological study. Cerebellum 2008; **7**: 189–197
2) Abele M, Minnerop M, Urbach H, et al. Sporadic adult onset ataxia of unknown etiology: a clinical, electrophysiological and imaging study. J Neurol 2007; **254**: 1384–1389

検索式・参考にした二次資料

PubMed（検索 2016 年 1 月 27 日）
(((("sporadic" AND "spinocerebellar degenerations"))) AND "diagnosis, differential"[mesh] Filters: Humans; English; Japanese　16 件
医中誌（検索日　2016 年 1 月 27 日）
(脊髄小脳変性症/TH or 皮質性小脳萎縮症/AL or (小脳萎縮/TH and 小脳疾患/TH and 萎縮/TH)) and 孤発性/AL and 鑑別診断/TH　4 件

Clinical Question 2-27　　　④CCA-b. 病因・病態

孤発性失調症に対して，遺伝学的検査をして既知の遺伝性脊髄小脳変性症と判明する割合はどのくらいか

回答
- 頻度の高いリピート伸長病（SCA31を含む）のスクリーニングでは10〜20%と推測される．エクソーム解析を加えれば，この割合はさらに上昇する．

背景・目的

一見，家族歴がなく，孤発性のようにみえても遺伝子検査で遺伝性脊髄小脳変性症と判明する場合がある．孤発性失調症の遺伝子検査では注意が必要である．

解説・エビデンス

頻度の高いリピート伸長病のスクリーニングに関しては，海外ではいくつかの報告がある．
Moseleyらの報告では明らかな家族歴のない134名（ほぼ全員が成人発症，一部，18歳未満の発症あり）のうち遺伝子検査で13名（9.7%）が陽性であった[1]．その内訳はSCA2が2名（1.5%），MJD/SCA3が1名（0.7%），SCA6が2名（1.5%），SCA7が1名（0.7%），FRDAが7名（5.2%）であった．

Schölsらは，原因不明の孤発性失調症の124名（20名のprobable MSAを含む）のうち遺伝子検査により，23名（18.5%）が陽性であったと報告している[2]．その内訳は，FRDAが10名，SCA6が9名，SCA8が3名，SCA2が1名であった．

Abeleらの報告では成人期発症の進行性の孤発性失調症（sporadic adult-onset ataxia）112名のうち（多系統萎縮症32名を含む），遺伝子検査で15名（13.4%）が陽性であった[3]．その内訳は，FRDAが5名，SCA6が7名，MJD/SCA3が2名，SCA2が1名であった．

一方，国内では東北大学のデータが示されている[4]．これによると家族歴の明らかでなかった脊髄小脳変性症252名（1991年6月〜2012年3月）中，遺伝子検査によりSCA6が8.3%，SCA31が2.4%に診断されたとのことである．

おそらく一見，家族歴がないようにみえても，両親いずれかが若年で死亡している，あるいは両親が離婚したり，当該患者が幼少時に養子に出されたりして家族歴が十分に聴取できない場合があることが原因と考えられる．また，罹患した片親がごく軽症であったり，他疾患の併発により脊髄小脳変性症の罹患に気づかれない場合もありうる．特に日本ではSCA31, SCA6が潜在する可能性を十分に考慮すべきである．

ちなみに多系統萎縮症の診断基準を満たす302名の患者に脊髄小脳変性症遺伝子検査を行ったところ，22名（7.3%）で既知の脊髄小脳変性症と判明した，という韓国からの報告がある[5]．その内訳はSCA17が13名と最多で，次いでSCA2が3名，SCA6が3名，SCA1, MJD/SCA3, DRPLAが各1名であった．

2. 各論

次世代シークエンサーを用いた網羅的なエクソーム解析を行えば，遺伝子異常が判明する割合は格段に上昇する．Fogel らは SCA1，SCA2，MJD/SCA3，SCA6，SCA7，Friedreich（フリードライヒ）運動失調症（FRDA）が否定された 76 名の小脳失調症患者（孤発性 56 名，家族性 20 名）に対してエクソーム解析を行い，16 名（約 21％）に病原性変異を同定しているが，16 名のうち 11 名が孤発性であった，と報告している（孤発性に限ってみれば，56 名中，11 名（約 20％））[6]．この 16 名のうち 3 名（いずれも孤発性）が SINE1 変異，2 名（1 名が孤発性）が SPG7 変異であった．若年発症例では変異陽性率が高いことが指摘されている．また Pyle らも同様に頻度の高いリピート伸長病および FMR1 変異が否定された 35 名（孤発性 10 名，家族性 25 名）に対してエクソーム解析を行い，9 名で既知の病原性変異を確定した[7]．9 名中 1 名のみが孤発性であり，TUBB4A 変異であった（孤発性に限ってみれば，10 名中，1 名（10％））．

文献

1) Moseley ML, Benzow KA, Schut LJ, et al. Incidence of dominant spinocerebellar and Friedreich triplet repeats among 361 ataxia families. Neurology 1998; **51**: 1666–1671
2) Schöls L, Szymanski S, Peters S, et al. Genetic background of apparently idiopathic sporadic cerebellar ataxia. Hum Genet 2000; **107**: 132–137
3) Abele M, Bürk K, Schöls L, et al. The aetiology of sporadic adult-onset ataxia. Brain 2002; **125** (Pt 5): 961–968
4) 割田 仁，青木正志．皮質性小脳萎縮症．小脳と運動失調 小脳はなにをしているのか，辻 省次（総編集），西澤正豊（専門編集），中山書店，2013: p.166–171
5) Kim H-J, Jeon BS, Shin J, et al. Should genetic testing for SCAs be included in the diagnostic workup for MSA? Neurology 2014; **83**: 1733–1738
6) Fogel BL, Lee H, Deignan JL, et al. Exome sequencing in the clinical diagnosis of sporadic or familial cerebellar ataxia. JAMA Neurol 2014; **71**: 1237–1246
7) Pyle A, Smertenko T, Bargiela D, et al. Exome sequencing in undiagnosed inherited and sporadic ataxias. Brain 2015; **138**: 276–283

検索式・参考にした二次資料

PubMed（検索 2016 年 1 月 27 日）
(((((((("Cortical cerebellar atrophy") OR ((((cerebellar diseases[majr]) AND atrophy[mesh]) AND cerebellar cortex[mesh]))) OR (("sporadic ataxia") OR spinocerebellar degenerations[mesh])) OR ((("idiopathic cerebellar ataxia") OR "idiopathic late onset cerebellar ataxia") OR "sporadic adult-onset ataxia of unknown etiology"))) AND "genetic testing") AND ((statistics and numerical data[sh])) Filters: Humans; English; Japanese　46 件
医中誌（検索 2016 年 1 月 27 日）
(皮質性小脳萎縮症/AL or 小脳萎縮/TH and 小脳疾患/TH and 萎縮/TH) and 遺伝学的検査/TH) OR ((脊髄小脳変性症/TH or 皮質性小脳萎縮症/AL or (小脳萎縮/TH and 小脳疾患/TH and 萎縮/TH) and 遺伝学的検査/TH) and (SH=疫学)) or (脊髄小脳変性症/TH or 皮質性小脳萎縮症/AL or (小脳萎縮/TH and 小脳疾患/TH and 萎縮/TH) and 遺伝学的検査/TH and 統計/TH))　35 件

Clinical Question 2-28　　④CCA—c．診断・鑑別診断

CCAと鑑別すべき疾患はどのようなものがあるか

回答
- 多系統萎縮症（オリーブ橋小脳萎縮症，MSA-C）が最も鑑別を要する疾患である．次いで遺伝性失調症（特にSCA6，SCA31）である．その他には続発性失調症として，傍腫瘍神経症候群，その他の自己免疫性失調症，プリオン病，アルコール性，薬剤性（アレビアチン長期連用，など），などがある．

背景・目的

皮質性小脳萎縮症（CCA）の診断には他疾患の除外が必須である．

解説・エビデンス

　CCAの診断には他疾患を除外することが必要である．
　まず，最も鑑別を要するのは同じ孤発性失調症である多系統萎縮症（オリーブ橋小脳萎縮症，MSA-C）である．特に病初期（発症から5年くらいまで）では鑑別が困難な場合がある．臨床症候としては，パーキンソン症状と自律神経症状に十分に注意する．また，画像上，中小脳脚の萎縮と高信号，脳幹萎縮，hot cross bun signに注目する．これらの臨床症候，画像所見はいずれも多系統萎縮症を強く示唆する[1,2]．CCAと多系統萎縮症は機能予後や生命予後が大きく異なるため（CQ 2–29参照），両者の鑑別は非常に重要である．
　次いで遺伝性失調症である．前項（CQ 2–27）で記載したように，SCA6やSCA31はいずれも中高年に発症する，純粋小脳型病型であるので，家族歴が明らかでない場合にはCCAとの鑑別は困難である．また，MJD/SCA3，SCA1などのADCA（autosomal dominant cerebeller ataxia）I型病型[3]であってもCAGリピート数の伸長が軽度の場合は純粋小脳型を呈しうる．これらの鑑別は遺伝子検査によるしかない．
　さらには続発性失調症として鑑別すべきは，橋本脳症，抗GAD抗体陽性失調症などの自己免疫性失調症と傍腫瘍神経症候群である．これらは免疫療法が一定の効果を示すため，鑑別上重要である．
　まれながら，プリオン病（特にプリオン遺伝子P102L変異を有するGerstmann-Sträussler-Scheinker病），ミトコンドリア病（CQ 2–40参照），脳表ヘモジデリン沈着症などで進行性小脳失調を主症状とする場合がある．
　下記文献4, 5）はいずれも孤発性の進行性失調症を呈した高齢男性のcase studyであるが，鑑別疾患やその要点が詳細に論じられており，CCAの鑑別上，大変参考になる．なお，いずれも患者も最終的にSCA6と診断されている．

文献

1) Abele M, Bürk K, Schöls L, et al. The aetiology of sporadic adult-onset ataxia. Brain 2002; **125** (Pt 5): 961–968
2) Bürk K, Bühring U, Schulz JB, et al. Clinical and magnetic resonance imaging characteristics of **sporadic** cerebellar ataxia. Arch Neurol 2005; 62: 981–985
3) Harding AE. Classification of the hereditary ataxias and paraplegias. Lancet 1983; **321**: 1151–1155
4) Fogel BL, Perlman S. An approach to the patient with late-onset cerebellar ataxia. Nat Clin Prac Neurol 2006; **2**: 629–635
5) van Gaalen J, van de Warrenburg BPC. A practical approach to late-onset cerebellar ataxia: putting the disorder with lack of order into order. Prac Neurol 2012; **12**: 14–24

検索式・参考にした二次資料

PubMed（検索 2016 年 1 月 27 日）
(((("cortical cerebellar atrophy") OR (((("Cerebellar Diseases"[majr]) AND atrophy[mesh]) AND "Cerebellar Cortex"[mesh]))) AND diagnosis,differential[mesh] Filters: Humans; English; Japanese　17 件
医中誌（検索 2016 年 1 月 27 日）
((皮質性小脳萎縮症/AL or (小脳萎縮/TH and 小脳疾患/TH and 萎縮/TH)) and 鑑別診断/TH) and (LA=日本語, 英語 and CK=ヒト)　35 件

Clinical Question 2-29　④CCA-d. 予後

多系統萎縮症（MSA-C）と比べて予後はどうか

回答
● 皮質性小脳萎縮症（CCA）では，多系統萎縮症（MSA-C）に比べて機能予後，生命予後ともに明らかに良好である（CQ 2-22 参照）．

背景・目的

皮質性小脳萎縮症（CCA）の予後を理解する．

解説・エビデンス

Klockgether ら[1]は 28 名の原因不明の遅発性失調症について，グループ 2（pure cerebellar syndrome）9 名（これはほぼ CCA と考えられる）とグループ 3（non-cerebellar symptoms を伴う）13 名（ほぼ多系統萎縮症と考えられる）の 2 群に分けて検討した（残りの 6 名は発症から 4 年未満）．Kaplan-Meier 法によれば，平均罹病期間はグループ 2（20.7 年）ではグループ 3（7.7 年）に比べて有意に長かった．

Tsuji ら[2]によれば，発症から 4～5 年後に少なくとも 1 本杖で歩ける人はオリーブ橋小脳萎縮症（olivopontocerebellar atrophy：OPCA）で 33％，CCA では 60％強であった．発症から 4～5 年後に一人で立てる人は OPCA で 43％，CCA 76％だった．

Abele ら[3]は，SAOA unexplained 65 名と多系統萎縮症 32 名の患者において発症から歩行に補助具を要するまでの時間を Kaplan-Meier 法により予測した．その結果，unexplained 群では約 11.1 年，多系統萎縮症群では 4.7 年だった．

Watanabe ら[4]は，日本人多系統萎縮症患者 230 名（MSA-P 75 名，MSA-C 155 名）を後方視的に検討し，平均発症年齢が 55.4 歳，発症から歩行に補助具が必要になるのが約 3 年，車椅子になるのが約 5 年，寝たきり状態になるのが約 8 年，死亡までが約 9 年であったと報告している．The European MSA Study Group による 141 名の多系統萎縮症（MSA-P 87 名，MSA-C 54 名）の前向き調査でも平均発症年齢は 56.2 歳，生存期間（中央値）は 9.8 年とほぼ同様の結果を示している[5]．さらに北アメリカにおける 175 名の多系統萎縮症患者（MSA-P 126 名，MSA-C 49 名）の前向き調査でも平均発症年齢は 63.4 歳，発症からの生存期間（中央値）は 9.8 年とされている[5]．

CCA では診断基準が明確な多系統萎縮症のように多数例での自然史調査の報告がないが，上記のデータを総合すると，CCA では多系統萎縮症に比べて機能予後，生命予後ともに明らかに良好と考えられる．

文献

1) Klockgether T, Schroth G, Diener H-C, Dichgans J. Idiopathic cerebellar ataxia of late onset: natural history and MRI morphology. J Neurol Neurosurg Psychiatry 1990; **53**: 297–305
2) Tsuji S, Onodera O, Goto J, Nishizawa M, on behalf of the study group on ataxic diseases. Sporadic ataxias in Japan - a population-based epidemiological study. Cerebellum 2008; **7**: 189–197
3) Abele M, Bürk K, Schöls L, et al. The aetiology of sporadic adult-onset ataxia.Brain 2002; **125** (Pt 5): 961–968
4) Watanabe H, Saito Y, Terao S, et al. Progression and prognosis in multiple system atrophy: an analysis of 230 Japanese patients. Brain 2002; **125**: 1070–1083
5) Wenning GK, Geser F, Krismer F, et al. The natural history of multiple system atrophy: a prospective European cohort study. Lancet Neurol 2013; **12**: 264–274
6) Low PA, Reich SG, Jankovic J, et al. Natural history of multiple system atrophy in the USA: a prospective cohort study.Lancet Neurol 2015; **14**: 710–719

検索式・参考にした二次資料

PubMed（検索 2016 年 1 月 27 日）
(((("cortical cerebellar atrophy") OR ((("Cerebellar Diseases"[majr]) AND atrophy[mesh]) AND "Cerebellar Cortex"[mesh]))) AND (((prognosis[mesh] or "follow-up studies"[mesh]))) Filters: Humans; English; Japanese　13 件

医中誌（検索 2016 年 1 月 27 日）
((脊髄小脳変性症/TH or 皮質性小脳萎縮症/AL or (小脳萎縮/TH and 小脳疾患/TH and 萎縮/TH)) and (予後/TH or 追跡研究/TH)) and (LA=日本語,英語 and CK=ヒト)　98 件

Clinical Question 2-30 ⑤遺伝性痙性対麻痺―a. 臨床像

遺伝性痙性対麻痺にはどのようなものがあるか

回答
- 遺伝性痙性対麻痺は，臨床的には下肢の痙縮と筋力低下を主症状とする純粋型と，これに他の症状を伴う複合型がある（CQ 2-31 参照）．
- 遺伝学的には，常染色体優性遺伝性，常染色体劣性遺伝性，X連鎖性，ミトコンドリア遺伝性があり，SPGナンバーが付けられている（CQ 2-32 参照）．
- 常染色体優性遺伝性ではSPG4が最も多く，常染色体劣性遺伝性ではSPG11が多い．
- SPGナンバーが付いていない他疾患でも痙性対麻痺を呈することがある（CQ 2-34 参照）．

背景・目的

遺伝性痙性対麻痺（hereditary spastic paraplegia：HSP）は極めて多様性のある疾患群であることを理解する．

解説・エビデンス

遺伝性痙性対麻痺は，1880年Strümpellによりはじめて記載されたので，Strümpell-Lorain症候群と呼ばれるほか，家族性痙性対麻痺と呼ばれることもあるが，遺伝性痙性対麻痺と称されることが多い．診断基準の鑑別診断で記載されているようにSPGナンバーのない他疾患でも痙性対麻痺を呈することに注意が必要である（CQ 2-34 参照）．

遺伝性痙性対麻痺は，臨床的に緩徐進行性の下肢の痙縮と筋力低下を主徴とし，病理学的に脊髄の錐体路，後索，脊髄小脳路の系統変性を主病変とする神経変性疾患群である．随伴症状の有無により純粋型（pure form）と複合型（complicated form）に分類される（CQ 2-31 参照）[1,2]．

遺伝形式からは，常染色体優性遺伝性，常染色体劣性遺伝性，X連鎖性，ミトコンドリア遺伝性があり，SPGナンバーが付けられている（CQ 2-32 参照）．頻度的には，常染色体優性遺伝性が多く，常染色体劣性遺伝性は少なく，X連鎖性とミトコンドリア遺伝性はまれである[3]．

Japan Spastic Paraplegia Research Consortium（JASPAC）による日本の分子疫学の検討によると，常染色体優性遺伝性206家系中SPG4が最も多く，78家系（38%）を占めている．続いて，SPG3Aが11家系（5%），SPG31が10家系（5%），SPG10が3家系（2%），SPG8が1家系（1%）である．常染色体優性遺伝性の半数では既知の原因遺伝子に変異を認めず，遺伝子型が決定できていない[4]．欧米でも常染色体優性遺伝性の40～45%がSPG4，10%がSPG3A，5%がSPG31，3%がSPG10と報告されている[5]．

常染色体劣性遺伝性が疑われた116例の網羅的遺伝子解析およびエクソーム解析の結果では，

2. 各論

　SPG11が14例（12%），SPG28が5例（4%），SPG46が4例（3%），SPG15が3例（3%），SPG7，SPG21，SPG35，SPG52，SPG54，SPG56，SPG57が各1例であった．家系図から常染色体劣性遺伝性が疑われたものの実際には常染色体優性遺伝性であるSPG4やSPG12が混在していることがわかっており，合わせて常染色体劣性遺伝性が疑われた症例の約4割で病型が判明している[6]．欧米でもSPG11が最も多く，20%を占めるとする報告がある[5]が，ドイツからは遺伝性痙性対麻痺519家系中，SPG7が25家系と最も多く，SPG11が12家系であったとの報告もある[7]．

　ABCD1，BICD2，LYST，PLA2G6，SACS，SYNE1などのSPGナンバーの付いていない遺伝子変異により痙性対麻痺をきたすことが報告されている[7〜10]．

文献

1) Salinas S, Proukakis C, Crosby A, et al. Hereditary spastic paraplegia: clinical features and pathogenetic mechanism. Lancet Neurol 2008; **7**: 1127–1138
2) Fink JK: Hereditary spastic paraplegia: clinic-pathologic features and emerging molecular mechanisms. Acta Neuropathol 2013; **126**: 307–328
3) Ruano L, Melo C, Silva MC, et al. The global epidemiology of hereditary ataxia and spastic paraplegia: a systematic review of prevalence studies. Neuroepidemiology 2014; **42**: 174–183
4) 瀧山嘉久．痙性対麻痺：JASPAC．Brain and Nerve 2014; **66**: 1210–1217
5) Finsterer J, Loscher W, Quasthoff S, et al. Hereditary spastic paraplegias with autosomal dominant, recessive, X-linked, or maternal trait of inheritance. J Neurol Sci 2012; **318**: 1–18
6) 辻　省次，石浦浩之，高　紀信ほか．常染色体劣性遺伝が疑われた遺伝性痙性対麻痺88例のexome解析．厚生労働科学研究費補助金　難治性疾患等克服研究事業　運動失調症の病態解明と治療法開発に関する研究　平成25年度総括・分担研究報告書，厚生労働省，2014: p.83–86
7) Schule R, Wiethoff S, Martus P, et al. Hereditary spastic paraplegia: clinicogenetic lessons from 608 patients. Ann Neurol 2016; **79**: 646–658
8) Takiyama Y. Sacsinopathies: sacsin-related ataxia. Cerebellum 2007; **6**: 353–359
9) Shimazaki H, Honda J, Naoi T, et al. Autosomal-recessive complicated spastic paraplegia with a novel lysosomal trafficking regulator gene mutation. J Neurol Neurosurg Psychiatry 2014; **85**: 1024–1028
10) 瀧山嘉久，高　紀信，星野恭子ほか．遺伝性痙性対麻痺の新規原因遺伝子同定，病態機序解明と治療法開発．厚生労働科学研究委託費　難治性疾患克服研究事業　運動失調症の分子病態解明・治療法開発に関する研究　平成26年度委託事業成果報告書，2015: p.33–35

検索式・参考にした二次資料

PubMed（検索2016年3月25日）
("spastic paraplegia OR SPG/classification" [Majr]) Limits: Humans, English, Japanese, Publication Data from 1983 to 2016/03/25　425件
ほかに医中誌，JMEDPlusでも検査を行った
ほかに重要な文献をハンドサーチで追加した

Clinical Question 2-31　⑤遺伝性痙性対麻痺―a. 臨床像

純粋型と複合型はどのように区別されるか

回答
- 純粋型は通常，痙性対麻痺のみを呈するが，軽度の振動覚低下，膀胱直腸障害，上肢の腱反射亢進を伴うことがある．
- 複合型はこれらに加え，末梢神経障害，小脳失調，精神発達遅滞，痙攣，難聴，網膜変性症，魚鱗癬，脳画像所見の異常などの随伴症状を伴う．

背景・目的

遺伝性痙性対麻痺（HSP）の臨床的な分類である，純粋型と複合型について理解する．

解説・エビデンス

近年，遺伝性痙性対麻痺の多くの原因遺伝子が明らかになり，それに基づく分子遺伝学的分類が行われている（CQ 2-32 参照）．遺伝子型と表現型との相関は不完全ではあるものの[1]，従来から分類されてきた Harding の臨床病型（純粋型と複合型）[2] を理解しておくことは，遺伝性痙性対麻痺の各病型を決定する遺伝子診断への手がかりになる．また，SPG ナンバーが付いていない他の神経疾患を鑑別するためにも，複合型となりうる症状の理解が必要である．

純粋型（pure form）は，通常，痙性対麻痺を基本症状として上肢の機能は保たれ，構音障害，嚥下障害は認めない．軽度の下肢振動覚低下，膀胱直腸症状，上肢の腱反射亢進を伴うことがある[3]．また，いかなる年齢でも発症し，進行は緩やかである[3]．複合型（complicated form）は，痙性対麻痺に加えて，神経学的には末梢神経障害，小脳失調，精神発達遅滞，構音障害，嚥下障害，錐体外路障害，筋萎縮，痙攣，脳画像異常（脳梁菲薄化，白質病変）などを伴い，全身的には難聴，網膜変性症，白内障，魚鱗癬など伴うことが報告されている[4〜7]．複合型は病気の進行は早く，重症である[8]．

純粋型，複合型のいずれもすべての遺伝形式をとりうるが[6]，純粋型は常染色体優性遺伝性に一般的であり，複合型は常染色体劣性遺伝性やX連鎖性によくみられる[9]．純粋型とされている疾患でも複合型を呈することがあり，複合型とされている疾患でも純粋型を呈することがある．例として，常染色体優性遺伝性では SPG3A, SPG4, SPG10, SPG31，常染色体劣性遺伝性では SPG5, SPG7, SPG11, SPG27，X 連鎖性では SPG16[1] があげられる．すなわち，遺伝形式や表現型と遺伝子型との相関は単純ではなく，ことに常染色体劣性の複合型においては様々な症候の合併が報告されている[10]．たとえば，常染色体優性遺伝性で最も多く，当初純粋型と考えられていた SPG4 においても，精神発達遅滞，認知機能障害[11]，小脳失調[12]，脳梁の菲薄化[13] などを合併することが報告されている．純粋型，複合型を問わず同一家系内においても異なった症状を示すことがある[13,14]．また，異なった遺伝型で類似の表現型を示す場合もある．したがって，

病型の決定には遺伝子診断が必要である．

文献

1) Fink JK. Hereditary spastic paraplegia: clinico-pathologic features and emerging molecular mechanisms. Acta Neuropathol 2013; **126**: 307–328
2) Harding AE. Classification of the hereditary ataxias and paraplegias. Lancet 1983; **321**: 1151–1155
3) Harding AE. Hereditary "pure" spastic paraplegia: a clinical and genetic study of 22 families. J Neurol Neurosurg Psychiatry 1981; **44**: 871–883
4) Fink JK. Hereditary Spastic Paraplegia Overview. 2000 Aug 15 [updated 2014 Feb06]. Pagon RA, Bird TD, Dolan CR, Stephens K, editors. GeneReviews [Internet]. Seattle, University of Washington, Seattle; 1993-. Available from http://www.ncbi.nlm.nih.gov/bookshelf/br.fcgi?book=gene&part=hsp
5) Salinas S, Proukakis C, Crosby A, et al. Hereditary spastic paraplegia: clinical features and pathogenetic mechanisms. Lancet Neurol 2008; **71**: 1127–1138
6) Finsterer J, Löscher W, Quasthoff S, et al. Hereditary spastic paraplegias with autosomal dominant, recessive, X-linked, or maternal trait of inheritance. J Neurol Sci 2012; **318**: 1–18
7) Lo Giudice T, Lombardi F, Santorelli FM, et al. Hereditary spastic paraplegia: clinical-genetic characteristics and evolving molecular mechanisms. Exp Neurol 2014; **261**: 518–539
8) Schule R, Wiethoff S, Martus P, et al. Hereditary Spastic Paraplegia: clinicogenettic lessons from 608 patients. Ann Neurol 2016; **79**: 646–658
9) 瀧山嘉久．遺伝性痙性対麻痺．医学のあゆみ 2015; **255**: 1055–1061
10) Coutinho P, Barros J, Zemmouri R, et al. Clinical heterogeneity of autosomal recessive spastic paraplegias: analysis of 106 patients in 46 families. Arch Neurol 1999; **56**: 943–949
11) Byrne PC, Webb S, McSweeney F, et al. Linkage of AD HSP and cognitive impairment to chromosome 2p: haplotype and phenotype analysis indicates variable expression and low or delayed penetrance. Eur J Human Genet 1998; **6**: 275–282
12) Nielsen JE, Johnsen B, Koefoed P, et al. Hereditary spastic paraplegia with cerebellar ataxia: a complex phenotype associated with a new SPG4 gene mutation. Eur J Neurol 2004; **1**: 817–824
13) Orlacchio A, Kawarai T, Totaro A, et al. Hereditary spastic paraplegia: clinical genetic study of 15 families. Arch Neurol 2004; **61**: 849–855
14) Namekawa M, Takiyama Y, Sakoe K, et al. A Japanese SPG4 family with a novel missense mutation of the SPG4 gene: intrafamilial variability in age at onset and clinical severity. Acta Neurol Scand 2002; **185**: 63–68

検索式・参考にした二次資料

PubMed（検索 2016 年 5 月 25 日）
(((Spastic Paraplegia, Hereditary/genetics[majr]) AND ((pure[tiab] OR uncomplicated) OR (complex[tiab] OR complicated OR))) AND diagnosis[sh]) AND ((English[LA] OR Japanese[LA]))　250 件
ほかに医中誌，JMEDPlus でも検索を行った
ほかに重要な文献をハンドサーチで追加した

Clinical Question 2-32　⑤遺伝性痙性対麻痺—b. 病因・病態

どのような病因遺伝子があるか

回答

● 遺伝性痙性対麻痺では多くの病因遺伝子が同定されている．遺伝子座または遺伝子が同定された順に番号が付与されており，SPG1〜SPG79 が報告されている（表1）．

■ 背景・目的

遺伝性痙性対麻痺（HSP）は，Human Genome Organisation（HUGO）Nomenclature Committee により，病因遺伝子として SPG ナンバーが付けられている．加えて，他疾患の病因遺伝子によっても遺伝性痙性対麻痺が生じることを理解する．

■ 解説・エビデンス

遺伝性痙性対麻痺は，遺伝学的には，常染色体優性，常染色体劣性，X 連鎖性，ミトコンドリア遺伝性に分類されており，遺伝子または遺伝子座が同定された順に番号が付与されている．2017 年 6 月 19 日時点で SPG1〜SPG79 が報告されている（表1）[1〜7]．また，遺伝性痙性対麻痺以外の疾患の症状のひとつとして痙性対麻痺をきたすことがあるので，注意深く鑑別を行うべきである（CQ 2-34 参照）．遺伝性痙性対麻痺の病因蛋白の推定される機能障害を表2に示す．

■ 文献

1) OMIM ホームページ　http://www.omim.org/　（最終アクセス 2016 年 12 月 5 日）
2) 瀧山嘉久．遺伝性痙性対麻痺の最新情報．臨床神経学 2014; **54**: 1009–1011
3) Peddareddygari LR, Hanna PA, Igo RP Jr, et al. Autosomal dominant hereditary spastic paraplegia with axonal sensory motor polyneuropathy maps to chromosome 21q22.3. Int J Neurosci 2016; **126**: 600–606
4) Rinaldi C, Schmidt T, Situ AJ, et al. Mutation in CPT1C associated with pure autosomal dominant spastic paraplegia. JAMA Neurol 2015; **72**: 561–570
5) Lossos A, Stumpfig C, Stevanin G, et al. Fe/S protein assembly gene IBA57 mutation causes hereditary spastic paraplegia. Neurology 2015; **84**: 659–667
6) Novarino G, Fenstermaker AG, Zaki MS, et al. Exome sequencing links corticospinal motor neuron disease to common neurodegenerative disorders. Science 2014; **343**: 506–511
7) Coutelier M, Goizet C, Durr A, et al. Alteration of ornithine metabolism leads to dominant and recessive hereditary spastic paraplegia. Brain 2015; **138**: 2191–2205
8) Lo Giudice T, Lombardi F, Santorelli FM, et al. Hereditary spastic paraplegia: clinical-genetic characteristics and evolving molecular mechanisms. Exp Neurol 2014; **261**: 518–539

2. 各論

表1 HSP病因遺伝子

疾患名	遺伝形式	遺伝子座または遺伝子	疾患名	遺伝形式	遺伝子座または遺伝子
SPG1	XL	L1CAM	SPG41	AD	11p14
SPG2	XL	PLP	SPG42	AD	SLC33A1
SPG3A	AD	ATL1	SPG43	AR	c9orf12
SPG4	AD	SPAST	SPG44	AR	GJA12
SPG5	AR	CYP7B1	SPG45	AR	NT5C2
SPG6	AD	NIPA1	SPG46	AR	GBA2
SPG7	AR	SPG7 (paraplegin)	SPG47	AR	AP4B1
SPG8	AD	KIAA0196	SPG48	AR	KIAA0415
SPG9A	AD	ALDH18A1	SPG49	AR	TECPR2
SPG9B	AR	ALDH18A1	SPG50	AR	AP4M1
SPG10	AD	KIF5A	SPG51	AR	AP4E1
SPG11	AR	SPG11 (KIAA1840, spatacsin)	SPG52	AR	AP4S1
SPG12	AD	RTN2	SPG53	AR	VPS37A
SPG13	AD	HSPD1	SPG54	AR	DDHD2
SPG14	AR	3q27-28	SPG55	AR	c12orf65
SPG15	AR	ZFYVE26	SPG56A	AD	21q22.3
SPG16	XL	Xq11	SPG56	AR	CYP2U1
SPG17	AD	BSCL2	SPG57	AR	TFG
SPG18	AR	ERLIN2	SPG58	AR	KIF1C
SPG19	AD	9q33	SPG59	AR	USP8
SPG20	AR	SPG20 (spartin)	SPG60	AR	WDR48
SPG21	AR	ACP33	SPG61	AR	ARL6IP1
SPG22	XL	SLC16A2	SPG62	AR	ERLIN1
SPG23	AR	1q24	SPG63	AR	AMPD2
SPG24	AR	13q14	SPG64	AR	ENTPD1
SPG25	AR	6q23	SPG65	AR	NT5C2
SPG26	AR	B4GALNT1	SPG66	AR	ARSI
SPG27	AR	10q22	SPG67	AR	PGAP1
SPG28	AR	DDHD1	SPG68	AR	FLRT1
SPG29	AD	1p31	SPG69	AR	RAB3GAP2
SPG30	AD, AR	KIF1A	SPG70	AR	MARS
SPG31	AD	REEP1	SPG71	AR	ZFR
SPG32	AR	14q12	SPG72	AD, AR	REEP2
SPG33	AD	ZFYVE27	SPG73	AD	CPT1C
SPG34	XL	Xq25	SPG74	AR	IBA57
SPG35	AR	FA2H	SPG75	AR	MAG
SPG36	AD	12q23	SPG76	AR	CAPN1
SPG37	AD	8p21	SPG77	AR	FARS2
SPG38	AD	4p16	SPG78	AR	ATP13A2
SPG39	AR	PNPALA6	SPG79	AR	UCHL1

AD: autosomal dominant, AR: autosomal recessive, XL: X-linked

表 2　HSP 病因蛋白の推定される機能障害

A. ミトコンドリア機能：mt-HSP60, Opa3, ATPsyn6, C12ORF65, Paraplegin
B. 軸索輸送：Kinesin-1-HC5A, Kinesin 3, Spastin
C. 脂質代謝：CYP7B1, Seipin, PAPLA1, FA2H, PNPLA6, AcoA carrier, DDHD2, CYP2U1, ARSI, PGAP1, B4GALNT1, GBA2
D. DNA 修復と核酸代謝：AP5Z1, AMPD2, MARS, ENTPD1, NT5C2
E. 髄鞘発生：MPLP, CX47, FA2H, MAG
F. オートファジー：KIAA0329, Spastizin
G. ニューロン発達/シナプス関連：FLRT1, BICD2, RAB3GAP2, NCAM, MCT8, ARL6lp1
H. エンドソーム：NIPA1, AP4, AP5, VSP37A, Spastizin, Spartin, Spatacsin, Spastin, Strumpellin, Maspardin. KIF1C, USP8, WDR48, TFG
I. ERAD パスウェイと蛋白折りたたみ：NIPA1, Strumpellin, CcT5
J. ER 膜モデリング：Reticulon-2, Protrudin, Spastin, REEP1, REEP2, Atlastin-1

ERAD：endoplasmic reticulum-associated degeneration，ER：ebdoplasmic reticulum
（文献 8 より引用一部改変）

検索式・参考にした二次資料

PubMed（検索 2016 年 1 月 15 日）
((Spastic Paraplegia, Hereditary/genetics[majr]) AND genes/etiology[MH]) AND ((English[LA] OR Japanese[LA])) 76 件
医中誌（検索 2016 年 1 月 15 日）
((痙性対麻痺-遺伝性/MTH) and (SH=病因,遺伝学)) and (PT=会議録除く and CK=ヒト) 36 件

Clinical Question 2-33　⑤遺伝性痙性対麻痺—b. 病因・病態

遺伝子型と臨床像に相関はあるか

● HSP 病型のなかでは遺伝子型と臨床像の相関は明らかではない．

■ 背景・目的

遺伝性痙性対麻痺（HSP）病型のなかでの遺伝子型と臨床像の相関の有無を理解する．

■ 解説・エビデンス

遺伝性痙性対麻痺は下肢の痙性対麻痺を主体とする多様性のある疾患群である．各病因遺伝子と臨床像にはある程度相関があることが知られているが[1,2]，HSP 病型のなかでの遺伝子型と臨床像の相関の報告はほとんどない．SPG4 については，病因遺伝子である spastin のミスセンス変異を持つ患者（$n=36$）と短い不完全な蛋白をつくる変異を持つ患者（$n=103$）の発症年齢，臨床症候，病気の重症度に検討されたが，両者に差はなかったと報告されている[3]．SPG4 についてはCQ 2-38 を参照．

■ 文献

1) Klebe S, Stevanin G, Depienne C. Clinical and genetic heterogeneity in hereditary spastic paraplegias: from SPG1 to SPG72 and still counting. Rev Neurol (Paris) 2015; **171**: 505-530
2) Lo Giudice T, Lombardi F, Santorelli FM, et al. Hereditary spastic paraplegia: clinical-genetic characteristics and evolving molecular mechanisms. Exp Neurol 2014; **261C**: 518-539
3) Fonknechten N, Mavel D, Byrne P, et al. Spectrum of SPG4 mutations in autosomal dominant spastic paraplegia. Hum Mol Genet 2000; **9**: 637-644

■ 検索式・参考にした二次資料

PubMed（検索 2016 年 1 月 15 日）
("spastic paraplegia, hereditary"[MeSH Terms] OR ("spastic"[All Fields] AND "paraplegia"[All Fields] AND "hereditary"[All Field]) OR "hereditary spastic paraplegia"[All Fields] OR ("hereditary"[All Fields] AND "spastic" [All Fields] AND "paraplegia" [All Fields]) AND ("genetic association studies"[MeSH Terms] OR ("genetic" [All Fields] AND "association" [All Fields] AND "studies" [All Fields] OR "genetic association studies" [All Fields] OR ("genotype" [All Fields] AND "phenotype" [All Fields] AND "correlation" [All Fields]))　54 件
医中誌（検索 2016 年 1 月 15 日）
遺伝性痙性対麻痺+相関＝1
遺伝性痙性対麻痺+遺伝型＝0
遺伝性痙性対麻痺+臨床型＝1

Clinical Question 2-34　⑤遺伝性痙性対麻痺—c. 診断・鑑別診断

診断・鑑別診断はどのように行うか

回答
- 遺伝性痙性対麻痺は，家族歴，病歴，臨床症候に基づいて診断される．
- 確定診断には遺伝子診断による病型の確定が重要である．
- 種々の補助診断は他疾患の除外に役立つ．
- 既存の診断基準を参考にする（表1）．

背景・目的

遺伝性痙性対麻痺を正しく診断することは，診療の出発点である．確立された診断基準があれば治療・ケアを含む診療に大きく寄与する．

解説・エビデンス

遺伝性痙性対麻痺は，緩徐進行性の下肢痙縮と筋力低下を主徴とする多様性を持つ疾患群の総称である．家族歴により推測される遺伝形式，発症年齢，および臨床症候（痙性対麻痺のみで

表1　痙性対麻痺の診断基準

主要徴候	1. 緩徐進行性の両下肢の痙縮と筋力低下 2. 両下肢の腱反射亢進，病的反射
随伴症状	複合型では末梢神経障害，精神発達遅滞，小脳失調，てんかん，骨格異常，視神経萎縮，網膜色素変性症，魚鱗癬などを伴うことがある（純粋型でも膀胱直腸障害，下肢振動覚低下，上肢腱反射亢進を伴ってもよい）
遺伝性	常染色体優性（最多），常染色体劣性（まれ），X連鎖性（非常にまれ），ミトコンドリア遺伝（非常にまれ）を認め，一部家族歴の明らかでない孤発例もある
初発症状	痙性対麻痺による歩行障害や下肢痛が多く，複合型では小脳失調での発症もある（末梢神経障害，精神発達遅滞，てんかんでの発症もある）
検査所見	MRIにて大脳萎縮，大脳白質病変，小脳萎縮，脊髄萎縮，脳梁の菲薄化，脳幹の線状病変を認めることがある
鑑別診断	脱髄性疾患：多発性硬化症，視神経脊髄炎，急性散在性脳脊髄炎 変性疾患：筋萎縮性側索硬化症，原発性側索硬化症，脊髄小脳変性症，家族性アルツハイマー病，アレキサンダー病，Charcot-Marrie-Tooth病，dopa-responsive dystonia 感染症：HTLV-I関連性脊髄症，HIV脊髄症，梅毒，プリオン病 代謝性疾患：副腎白質ジストロフィー，亜急性連合変性症，ミトコンドリア異常症 その他：膠原病関連疾患，サルコイドーシス，脊髄空洞症，脊髄腫瘍，脳脊髄血管障害，外傷性脊髄障害，脊椎疾患，Chiari奇形，Chediak-Higashi症候群
診断の判定	主要徴候1，2を認め，上記疾患を鑑別できる （末梢神経障害を伴う場合は2を認めないことがある） 病型診断は遺伝子診断により確定する（同じ病型であっても臨床像が異なっていたり，異なる病型であっても同じような臨床像がみられることがある）

（文献6より引用）

経過する純粋型か，随伴症状を認める複合型か）に基づいて診断されるが，一見，孤発性にみえても常染色体優性遺伝性痙性対麻痺の不完全浸透や de novo 変異で HSP 病因遺伝子を持つ症例があることに注意が必要である[1~4]．

遺伝性痙性対麻痺は，同じ SPG ナンバーの遺伝子変異であっても異なる臨床像を呈することがあり，逆に異なる遺伝子変異であっても同じ臨床像を呈することがあるので，臨床症候だけから病型を決定することは極めて困難である[1]．そこで遺伝子診断により既知の原因遺伝子の変異の有無を確認することが重要となる．ただし未知の原因遺伝子も存在することには注意を要する．臨床像として痙性対麻痺を呈する疾患は他にも多数あり，変性疾患だけでなく脱髄性疾患や感染症，代謝性疾患，脊椎疾患，腫瘍，血管障害などでも認められるので，血液・生化学検査，頭部・脊髄 MRI 検査，脳脊髄液検査，神経生理検査などの補助診断は鑑別疾患に役立つ．2010 年，European Federation of Neurological Societies の診断基準はあるが，確立されたものではない[5]．日本では，「運動失調症の医療基盤に関する調査研究班」における診断基準があり，認定基準としては診断基準案の主要項目を 2 つとも満たし，各種検査によって鑑別疾患が除外できることとされている[6]．臨床の現場における有用性と妥当性を評価すべく，JASPAC（Japan Spastic Paraplegia Research Consortium）登録症例の臨床データを用いて検討が行われ，感度は 99％，特異度は 93％であり有用であると考えられる[7]．

文献

1) 瀧山嘉久．遺伝性痙性対麻痺の現状．Annual Review 2016 神経，中外医学社，2016: p.173–179
2) Depienne C, Tallaksen C, Lephay JY, et al. Spastin mutations are frequent in sporadic spastic paraparesis and their spectrum is different from that observed in familial cases. J Med Genet 2006; **43**: 250–265
3) Koh K, Ishiura H, Miwa M, et al. Exome sequencing reveals a novel de novo mutation in ATL1. Neurol Clin Neurosci 2014; **2**: 1–4
4) Lee J-R, Srour M, Kim D, et al. De novo mutations in the motor domain of KIF1A cause cognitive impairment, spastic paraparesis, axonalneuropathy, and cerebellar atrophy. Hum mutat 2015; **36**: 69–78
5) Gasser T, Finsterer J, Baets J, et al. EFNS guidelines on the molecular diagnosis of ataxias and spastic paraplegias. Eur J Neurol 2010; **17**: 179–188
6) 瀧山嘉久，三輪道然，高 紀信ほか．痙性対麻痺の診断基準の提案．厚生労働省難治性疾患等克服研究事業，運動失調症の病態解明と治療法開発に関する研究班 平成 25 年度研究報告書，2014: p.87–90
7) 瀧山嘉久，三輪道然，高 紀信．痙性対麻痺診断基準案の妥当性の検討．厚生労働省難治性疾患等政策研究事業，運動失調症の医療基盤に関する調査研究班 平成 26 年度研究報告書，2015: p.29–31

検索式・参考にした二次資料

PubMed（検索 2016 年 1 月 15 日）
((((Spastic Paraplegia, Hereditary[majr] AND Diagnosis,Differential[MH]))) AND ((English[LA] OR Japanese[LA]))) 38 件
医中誌（検索 2016 年 1 月 15 日）
((((鑑別診断/TH) and (痙性対麻痺-遺伝性/MTH)) or ((痙性対麻痺-遺伝性/MTH) and (((SH=診断的利用,診断,画像診断,X 線診断,放射性核種診断,超音波診断) or (診断/TI))))) and (PT=会議録除く) 28 件

Clinical Question 2-35　⑤遺伝性痙性対麻痺―c. 診断・鑑別診断

JASPACとは何か

回答

- JASPACとは日本における遺伝性痙性対麻痺の系統的な全国調査とゲノム解析をリンクさせた多施設共同研究体制である，Japan Spastic Paraplegia Research Consortiumのことである．
- JASPACの目的は全国的なゲノムリソースの収集を行い，大規模ゲノム解析により遺伝子診断サービスを提供するとともに，日本の遺伝性痙性対麻痺の分子疫学を明らかにして，HSPの病態機序の解明と治療法の開発を行うことを目指している．
- JASPACにより遺伝性痙性対麻痺の網羅的遺伝子解析サービスが受けられる（図1，図2）．

背景・目的

日本における遺伝性痙性対麻痺の系統的な全国調査とゲノム解析をリンクさせた多施設共同研究体制であるJASPACについて理解する．

解説・エビデンス

2006年，厚生労働科学研究費補助金難治性疾患克服研究事業　運動失調に関する研究班（西澤正豊班長）により，これまで系統的な全国調査がほとんど行われてこなかった日本の遺伝性痙性対麻痺に対して，系統的な全国調査とゲノム解析をリンクさせた多施設共同研究体制であるJASPACが立ち上げられた．その後，JASPACは佐々木秀直班長を経て，現在，水澤英洋班長のもとで活動を継続している（事務局：山梨大学神経内科　瀧山嘉久）．

JASPACの目的は全国的なゲノムリソースの収集を行い，大規模ゲノム解析により遺伝子診断サービスを提供するとともに，日本の遺伝性痙性対麻痺の分子疫学を明らかにすること，HSPの病態機序の解明と治療法の開発を目指すことである．2007年から本格始動し，2016年12月1日現在，全国すべての都道府県の245施設から602家系の臨床情報とDNAが集積されている．JASPACにおいては直接塩基配列法，CHIP解析，マイクロアレイ解析，エクソーム解析を用いて遺伝子解析を進めている．これまでの解析から常染色体優性遺伝性ではSPG4, SPG3A, SPG31の順に多く，劣性遺伝性ではSPG11が多いことがわかっている（CQ 2-30参照）[1,2]．しかし，常染色体優性遺伝の約半数，その他の遺伝形式では6割以上が診断未確定であり，新規原因遺伝子の同定を行っているところである．

JASPAC登録の流れを図1に示す．家族歴のある痙性対麻痺患者で遺伝子診断を希望する場合には，主治医がまず事務局に連絡する（E-mail: jaspac-med@yamanashi.ac.jp）．連絡を受けた事務局から，①遺伝子解析研究への協力のお願いと説明文書（患者用），②遺伝子解析研究への

2. 各 論

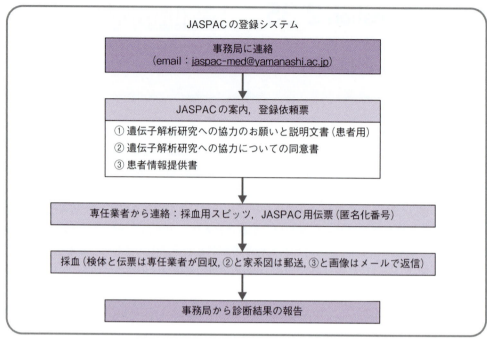

図1　JASPACの登録システム

協力についての同意書，③患者情報提供書の3つの書類がE-mailにて送られる（図2）．次に，専任業者から採血スピッツと患者匿名化番号の記載された伝票が届く．採血終了後，検体と伝票は専任業者が回収する．主治医は，書類②と家系図を郵送で，書類③と頭部MRIをE-mailで事務局へ送る．遺伝子解析が終了すれば，事務局から解析結果が郵送されるが，前述のとおり少なくとも約半数においては病型が同定できていない．

文献

1) 瀧山嘉久．痙性対麻痺：JASPAC．Brain and Nerve 2014; **66**: 1210–1217
2) 辻　省次，石浦浩之，高　紀信ほか．常染色体劣性遺伝が疑われた遺伝性痙性対麻痺88例のexome解析．厚生労働科学研究費補助金　難治性疾患等克服研究事業　運動失調症の病態解明と治療法開発に関する研究　平成25年度総括・分担研究報告書，厚生労働省，2014: p.83–86

検索式・参考にした二次資料

PubMed（検索2016年1月15日）
(("Japan Spastic Paraplegia Research Consortium") OR "JASPAC")　7件
医中誌（検索2016年1月15日）
((全国多施設共同研究体制/AL) or ("Japan Spastic Paraplegia Research Consortium"/AL) or (JASPAC/AL)) and (PT=会議録除く)　15件
ほかに重要な文献をハンドサーチで追加した

痙性対麻痺　　患者情報提供書

患者匿名化番号（SRL依頼書と同じ番号）
（No._____）
（SRL依頼書の被験者　姓・名欄の11桁）
カルテ番号　または　貴院ID
（No._____）

1. 年齢，性別　（____歳），□男性　□女性
2. 発症年齢　（____歳）
3. 神経運動発達　□(1)正常
   　　　　　　　□(2)その他 _____
4. 家族歴　　□(1)なし　　□(3)不明
   　　　　　□(2)あり（簡単な家系図を，下記の記号を用いてA4用紙に手書きし，患者匿名化番号を記載して郵送下さい）

■, ●：患者　□, ○：健常者　↗：発端者　／：死亡

出身都道府県（_____）
両親が同郷出身　　　□1. あり　□2. なし
近親婚　　　　　　　□1. あり　□2. なし
歩行障害　　　　　　□1. あり　□2. なし
mental retardation　□1. あり　□2. なし
dementia　　　　　　□1. あり　□2. なし

5. 初発症状
   □(1) 起立，歩行障害（具体的に_____）
   □(2) 構音障害
   □(3) その他（　　　　　　　　　　　　　　）

6. 経過　□(1)進行性　□(2)進行後停止　□(3)軽快

7. 神経学的所見
   痴呆症状　　　　　□1. あり　□2. なし
   HDS-RまたはMMSE　（_____/30）
   注視方向性眼振　　□1. あり　□2. なし
   網膜有髄線維増生　□1. あり　□2. なし　□3. 未評価
   網膜色素変性　　　□1. あり　□2. なし　□3. 未評価
   小脳性構音障害　　□1. あり　□2. なし
   筋力低下　上肢　　□1. あり　□2. なし
   　　　　　下肢　　□1. あり　□2. なし
   腱反射　　上肢　　□1. 亢進　□2. 正常　□3. 低下
   　　　　　下肢（PTR）□1. 亢進　□2. 正常　□3. 低下
   　　　　　下肢（ATR）□1. 亢進　□2. 正常　□3. 低下

下肢痙縮　　　　□1. あり　□2. なし
Adductor Tone Rating
　□0＝No increase in tone
　□1＝Increased tone, hips easily abducted to 45° by one pers
　□2＝Hips abducted to 45° by one person with mild effort
　□3＝Hips abducted to 45° by one person with moderate eff
　□4＝Two people required to abduct the hips to 45°
Babinski徴候　□1. あり　□2. なし
痙性歩行　　　□1. あり　□2. なし　□3. 評価不能
失調性歩行　　□1. あり　□2. なし　□3. 評価不能
Romberg徴候　 □1. あり　□2. なし　□3. 評価不能
感覚障害　　　□1. あり（レベル□あり □なし）
　　　　　　　□2. なし
排尿障害　　　　　　　□1. あり　□2. なし
錐体外路症状　　　　　□1. あり　□2. なし
手足の変形：手指　　　□1. あり　□2. なし
　　　　　　凹足　　　□1. あり　□2. なし
　　　　　　内反尖足　□1. あり　□2. なし
てんかん　　　　　　　□1. あり　□2. なし
嚥下障害　　　　　　　□1. あり　□2. なし
その他付帯所見（側彎，小奇形，皮膚症状など）

8. Barthel index
   食事　□10：自立，自助具など装着可
   　　　□ 5：部分介助
   　　　□ 0：全介助
   車いすからベッドへの移乗
   　　　□15：自立（歩行自立も含む）
   　　　□10：軽度の部分介助または監視を要す
   　　　□ 5：座ることは可能だが，ほぼ全介助
   　　　□ 0：全介助または不可能
   整容　□ 5：自立（洗面，整髪，歯磨き，髭剃り）
   　　　□ 0：部分介助または全介助
   入浴　□ 5：自立
   　　　□ 0：部分介助または全介助
   トイレ動作
   　　　□10：自立，衣服の操作，後始末を含む

図2　痙性対麻痺患者情報提供書

2. 各論

	患者匿名化番号　No.

```
         □5：部分介助, 体を支える, 衣服後始末に      □(5)大脳白質病変
              介助を要する                          □(6)頸椎症・腰椎症(程度＿＿＿＿＿)
         □0：全介助または不可能                     □(7)その他(
   歩行  □15：45m以上歩行, 補装具の使用の有無                                              )
              を問わない                       11.脳血流シンチ
         □10：45m以上介助歩行, 歩行器使用を含む      □(1)施行(所見
         □5：歩行不能で, 車いすにて45m以上の
              操作可能                                                                    )
         □0：上記以外                              □(2)未施行
   階段昇降                                    ＃ 脳幹より上部頸髄の矢状断MRI画像ファイル
         □10：自立(手すりや杖を使用しても良い)        を別シート「MRI画像ファイル」に貼り付けて
         □5：介助または監視を要する                 下さい.
         □0：不能                              12.電気生理検査
   着替え□10：自立(靴, ファスナー, 装具の着脱を      1)末梢神経伝導速度
              含む)                                 (1) MCV低下     □1.あり   □2.なし
         □0：上記以外                                  SCV低下     □1.あり   □2.なし
   排便コントロール                                 □(2)未施行
         □10：失禁なし, 浣腸, 座薬の取り扱いも      2)針筋電図
              可能                                   (1) 神経原性変化 □1.あり   □2.なし
         □5：時に失禁あり                              筋原性変化   □1.あり   □2.なし
         □0：上記以外                              □(2)未施行
   排尿コントロール                              3) SEP □(1)施行(所見
         □10：失禁なし, 尿器の取り扱いも可能
         □5：時に失禁あり                                                                 )
         □0：上記以外                              □(2)未施行
                                               13.これまでに否定された遺伝子診断(ある場合)
                                                   □MJD/SCA3 □DRPLA □SOD1 □Alsin
         Barthel index 合計 ＿＿＿点                □その他(
                                                                                         )
                                               14.希望する遺伝子診断(ある場合)
   9.検査所見                                      (                                      )
       血清ビタミンB₁₂      ＿＿＿pg/mL              その理由
         乳酸              ＿＿＿mg/dL            [
         ピルビン酸         ＿＿＿mg/dL
         HBs抗原           □陰性   □陽性
         HCV抗体           □陰性   □陽性
         抗HTLV-1抗体      □陰性   □陽性                                                  ]
         梅毒血清反応(TPHA) □陰性   □陽性
         極長鎖脂肪酸       □正常   □増加       医療機関名
         抗核抗体           ＿＿＿倍             医療機関
         髄液細胞数 ＿＿＿/3 (mono＿＿ poly＿＿ )   所在地
         蛋白       ＿＿＿mg/dL                  電話番号
   10.画像所見 ( □MRI,  □CT)                     医師氏名
         □(1)小脳萎縮          □(2)脳幹萎縮      電子メール
         □(3)脊髄萎縮(頸髄, 胸髄) □(4)脳梁菲薄化   記載年月日       20  年    月    日
```

図2　痙性対麻痺患者情報提供書

Clinical Question 2-36　⑤遺伝性痙性対麻痺—d. 治療・予後

薬物治療にはどのようなものがあるか

推奨

根本的な治療はなく，痙縮の対症療法のみである．
❶経口内服薬では筋弛緩作用を有する薬剤の投与が経験的に行われているが，遺伝性痙性対麻痺において有効性が証明された薬剤はない（グレード 2D）．
❷局所的な痙縮の緩和には，ボツリヌス毒素（ボトックス®）の局注がある（グレード 1B）．
❸持続的な痙縮の緩和には，バクロフェン（ギャバロン®）持続髄注療法がある（グレード 1B）．

背景・目的

遺伝性痙性対麻痺の薬物治療について理解する．

解説・エビデンス

　現在のところ，遺伝性痙性対麻痺の根本的治療薬はなく，対症療法のみである．主症状である痙縮の治療に用いられる経口内服は複数あるが，遺伝性痙性対麻痺において治療効果が十分に検討された薬剤はなく，多発性硬化症や脳血管障害などの他疾患に由来した痙性麻痺における治療効果の報告を受けて，経験的に投与が行われているのが現状である．ボツリヌス毒素の局注とバクロフェン持続髄注療法は，痙縮緩和に用いられている．

　経口内服は投与の簡便性から事実上薬物治療の第一選択となっている．治療効果が乏しく，過鎮静などの中枢神経系の副作用が生じやすい（エビデンスレベル V）[1] ため，積極的に推奨されるものではないが，経験的に用いられている薬剤について解説する．

　古くから用いられてきた薬剤としては，ダントロレンナトリウム（ダントリウム®），バクロフェン（リオレサール®，ギャバロン®），チザニジン（テルネリン®），ジアゼパム（セルシン®，ホリゾン®）がある．ダントロレンナトリウムは筋小胞体からのCaイオン遊離抑制作用を有する末梢性筋弛緩薬，バクロフェンはGABA-B誘導体でGABA-B受容体に作用する中枢性筋弛緩薬，チザニジンは中枢性α_2受容体刺激作用を有する中枢性筋弛緩薬である．多発性硬化症や脳血管障害，脊髄障害による痙縮においては，プラセボに比べ各々が抗痙縮作用を有すると報告されている（エビデンスレベル II）[2]．バクロフェンとチザニジンは同等の効果を示すとされるが，ダントロレンナトリウムは2剤に比べ効果に劣っている（エビデンスレベル II）[2]．ジアゼパムは，GABA-A受容体に作用し鎮静作用や筋弛緩作用を示すベンゾジアゼピン誘導体であり，バクロフェンと同等の抗痙縮作用を有する（エビデンスレベル II）[2]．どの薬剤も鎮静や脱力といった副作用が生じうるが，バクロフェンとチザニジンは他2剤に比べると忍容性があり，お互い

2. 各論

の副作用出現頻度は同等とされている（エビデンスレベルⅡ）[2]．

　1990年代以降は，ガバペンチン（ガバペン®）やエペリゾン（ミオナール®）も使用されている．ガバペンチンはGABAトランスポーターの活性化作用を有する抗てんかん薬であり，多発性硬化症において痙縮に有効とする報告がある（エビデンスレベルⅢ）[3]が，遺伝性痙性対麻痺において少数例での二重盲検比較試験を行った報告では治療効果はプラセボと同等との報告がある（エビデンスレベルⅡ）[4]．エペリゾンは単および多シナプス反射の抑制により筋弛緩作用を有する中枢性筋弛緩薬である．二重盲検比較試験でバクロフェンと同等の抗痙縮作用を持つとの報告がある（エビデンスレベルⅡ）[5]．

　これらの薬剤の選択については，バクロフェン，チザニジン，ガバペンチンを第一選択とし，忍容性に劣る点からジアゼパムとダントロレンナトリウムは第一選択薬無効時に投与を考慮することと勧めている報告がある（エビデンスレベルⅤ）[6]．同報告ではエペリゾンへの言及はない．

　いずれの薬剤も副作用が抗痙縮作用の有益性を上回るため，一般的に高用量投与は使用されず，併用による治療効果を評価した報告も乏しい．

　経口薬剤以外の治療としては，ボツリヌス毒素（ボトックス®）の局注と，バクロフェン持続髄注療法（Intrathecal Baclofen療法：ITB療法）がある．

　ボツリヌス毒素（ボトックス®）の局注は痙縮の緩和に有効である．遺伝性痙性対麻痺における報告は，15例において投与後4〜18週時点で歩行速度の増加と筋トーヌスの緩和が確認された報告（エビデンスレベルⅤ）[7]，19例中17例においてModified Ashworth scaleが1ポイント改善した報告（エビデンスレベルⅤ）[8]，小児の遺伝性痙性対麻痺患者12例において下腿の1〜6箇所への注射を行い，平均6.6±3.6ヵ月の期間において痙縮の改善（Ashworth scaleで1.9±0.5から1.18±0.33への改善）と運動機能の改善（Gross Motor Function Measureで75.3±11.9から77.7±11への改善）を得た報告（エビデンスレベルⅤ）[9]，下腿三頭筋の痙縮の改善を確認した報告（エビデンスレベルⅤ）[10]がある．副作用として過量投与による筋力低下を認めることがある（エビデンスレベルⅤ）[8]．薬効が一時的であるため数ヵ月ごとに反復した投与が必要となる．

　バクロフェン持続髄注療法（ITB療法）は痙縮の緩和に有効である（エビデンスレベルⅤ）[11,12]．4名の導入患者における平均6.2年間の追跡評価では，平均投与量75μg/dayで開始後5年間は歩行機能が保たれたと報告がある（エビデンスレベルⅤ）[13]．日本からは，脳疾患7例，脊髄疾患5例，遺伝性痙性対麻痺4例おいて，ITB療法導入後25週時点で脳疾患，脊髄疾患に比べて，遺伝性痙性対麻痺では有意にAshworth scaleの改善度が高く（脊髄疾患2.44±0.13，脳疾患1.8±0.11，遺伝性痙性対麻痺1.0±0.15），かつバクロフェンの必要投与量が少なかった（脊髄疾患121.25±6.15μg/day，脳疾患150±5.85μg/day，遺伝性痙性対麻痺46.25±5.25μg/day）との報告がある（エビデンスレベルⅤ）[14]．痙縮緩和効果で支持性を失うとかえって歩容が悪化することがあるので，症例ごとに投与量の微調整が必要であるが，遺伝性痙性対麻痺の病型や罹病期間，痙縮の程度に応じた至適投与量が示された報告はない．経口投与に比べ，バクロフェンを脊髄のGABA-B受容体に直接作用させることが可能であり，鎮静，呼吸抑制，脱力などの副作用は生じにくい（エビデンスレベルⅥ）[15]．本療法は，腹部皮下または筋層下にポンプを植え込み，側腹部皮下を通したカテーテルを髄腔内へ挿入する必要があるため，カテーテル断裂や閉塞などの器械的な有害事象を生じることがあり，これに伴う急激なバクロフェンの離脱症状がかつては懸念されていた[15]．経験のある専門機関での導入が望ましいが，現在はカテーテルの改良や治療者への教育によって合併症の発生率は激減している（エビデンスレベルⅤ）[16]．

膀胱直腸障害などの随伴症状には，対症療法が行われるが，諸随伴症状の治療に関して十分検討した報告はない．

文献

1) Dones I, Nazzi V, Broggi G. The guidelines for the diagnosis and treatment of spasticity. J Neurosurg Sci 2006; **50**: 101–105
2) Chou R, Peterson K, Helfand M. Comparative efficacy and safety of skeletal muscle relaxants for spasticity and musculoskeletal conditions: a systematic review. J Pain Symptom Manage 2004; **28**: 140–175
3) Mueller ME, Gruenthal M, Olson WL, et al. Gabapentin for relief of upper motor neuron symptoms in multiple sclerosis. Arch Phys Med Rehabil 1997; **78**: 521–524
4) Scheuer KH, Svenstrup K, Jennum P, et al. Double-blind crossover trial of gabapentin in SPG4-linked hereditary spastic paraplegia. Eur J Neurol 2007; **14**: 663–666
5) Bresolin N, Zucca C, Pecori A. Efficacy and tolerability of eperisone and baclofen in spastic palsy: a double-blind randomized trial. Adv Ther 2009; **26**: 563–573
6) Kischka U. Neurological rehabilitation and management of spasticity. Medicine 2008; **36**: 616–619
7) de Niet M, de Bot ST, van de Warrenburg BP, et al. Functional effects of botulinum toxin type-A treatment and subsequent stretching of spastic calf muscles: a study in patients with hereditary spastic paraplegia. J Rehabil Med 2015; **47**: 147–153
8) Hecht MJ, Stolze H, Auf dem Brinke M, et al. Botulinum neurotoxin type A injections reduce spasticity in mild to moderate hereditary spastic paraplegia: report of 19 cases. Mov Disord 2008; **23**: 228–233
9) Geva-Dayan K, Domenievitz D, Zahalka R, et al. Botulinum toxin injections for pediatric patients with hereditary spastic paraparesis. J Child Neurol 2010; **25**: 969–975
10) 野呂康志, 須藤恵理子, 横山絵里子. ボトックス治療と理学療法を併用し歩行能力が改善した家族性痙性対麻痺患者の報告. 秋田理学療法 2013; **21**: 31–35
11) Penn RD, Kroin JS. Long-term intrathecal baclofen infusion for treatment of spasticity. J Neurosurg 1987; **66**: 181–185
12) Meythaler JM, Steers WD, Tuel SM, et al. Intrathecal baclofen in hereditary spastic paraparesis. Arch Phys Med Rehabil 1992; **73**: 794–797
13) Lambrecq V, Muller F, Joseph PA, et al. Intrathecal baclofen in hereditary spastic paraparesis: benefits and limitations. Ann Readapt Med Phys 2007; **50**: 577–581
14) 輪島大介, 平林秀裕, 西村文彦ほか. 痙縮に対するITB（intrathecal baclofen）療法でのbaclofen至適投与量の検討. 脳神経外科 2011; **39**: 345–350
15) 平 孝臣, 竹田信彦. 遺伝性痙性対麻痺に対するバクロフェン髄腔内投与療法. 臨床神経 2014; **54**: 1018–1020
16) Taira T, Ueta T, Katayama Y, et al. Rate of complications among the recipients of intrathecal baclofen pump in Japan: a multicenter study. Neuromodulation 2013; **16**: 266–272

検索式・参考にした二次資料

PubMed（検索 2016 年 1 月 15 日）
Spastic Paraplegia, Hereditary /drug therapy[majr]　21 件
医中誌（検索 2016 年 1 月 15 日）
(痙性対麻痺-遺伝性/MTH) and (PT=会議録除く SH=薬物療法)　7 件
ほかに重要な文献をハンドサーチで追加した

2. 各論

Clinical Question 2-37　⑤遺伝性痙性対麻痺—d. 治療・予後

どのような経過をたどるか

回答
- 緩やかに痙縮の悪化と廃用性筋萎縮をきたし，発症から 22 年で半数の症例は歩行補助具が必要となり，37 年で約 1/4 の症例が車椅子を必要とする．
- 発症年齢が遅い症例は，発症年齢が早い症例に比し早期に介助歩行になる．
- 重症度は罹病期間とともに増加し，HSP の病型に関連する．

背景・目的

遺伝性痙性対麻痺は，一般に予後がよく，長期に経過する例が多いが，詳細な自然経過は不明である．

解説・エビデンス

一般的に数十年の経過で緩やかに痙縮の悪化と廃用性筋萎縮をきたし，歩行困難となる．
遺伝性痙性対麻痺 608 症例（SPG4 196 例，SPG7 28 例，SPG11 15 例，SPG5 10 例，SPG3 9 例，SPG15 7 例，SPG10 5 例，SPG31 5 例，SPG17 3 例，SPG21 2 例，SPG35 2 例，SPG39 2 例，SPG1 1 例，SPG2 1 例，SPG8 1 例，SPG28 1 例，SPG46 1 例，SPG58 1 例，その他 9 例，病型不明 309 例）の横断的前向きコホート研究のベースラインのデータでは，発症から 22 年で半数の症例は歩行補助具が必要となり，発症から 37 年では約 25％の症例で車椅子が必要であった[1]．高齢発症であるほど経過は重症で，独歩不能になるまでの経過が早い（$p<0.001$）[1]．疾患の重症度には罹病期間が最も強い影響を及ぼしており（$p<0.001$），次に影響を及ぼしていたのは，発症年齢（遅い発症年齢）であった．また，認知機能障害，パーキンソニズムや末梢神経障害による運動障害，構音障害，嚥下障害などの合併症状が重症度に関連するため，重症度は病型にも依存しており，純粋型に比べて，複合型ではより重症な経過となる（$p<0.001$）．頻度の高い 5 病型（SPG3，SPG4，SPG5，SPG7，SPG11）毎の評価では，SPG11 が他の 4 病型に比して重症であり，SPG5 も比較的重症な経過であった．

最も頻度の高い SPG4 では，発症後歩行補助具が必要となるまでに平均 25 年，車椅子レベルとなるまでに平均 37 年との報告がある[2]．ただし，症状の進行度は家系間や家系内で大きくばらつきがあり[3]，生涯歩行可能な例も存在する[4]．

また症例報告レベルでは，SPG4 と SPG11 について，死亡までの全経過を記載した報告がいくつかある．酒井らは，41 歳時に下肢痙縮で発症し，67 歳で歩行不能，嚥下機能障害はなかったものの 69 歳時に食事中に窒息し植物状態となり 71 歳で死亡し全経過 29 年であった純粋型 SPG4 例を報告している[5]．Kuru らは，14 歳時に下肢痙縮で発症し，20 歳で歩行不能，知的障害が進行して，37 歳でほぼ寝たきりとなり，45 歳で無言状態，50 歳時に去痰困難で窒息し人工

呼吸管理となり，肺炎のために51歳で死亡した全経過43年の複合型SPG 11症例を報告している[6]．Whartonらは，18歳時に下肢痙縮で発症し，60歳で歩行不能，73歳で認知機能障害を発症して74歳で死亡した全経過56年の複合型SPG 4症例，50歳時に下肢痙縮で発症し，60歳で歩行不能，70歳で死亡した全経過20年の純粋型SPG 4症例，20歳代前半に下肢痙縮で発症し，74歳死亡時まで歩行可能であった全経過約50年の純粋型SPG 4症例を報告している[4]．Orlacchioらは，19歳時に左手の筋力低下で発症，球麻痺と下肢痙縮が加わり52歳で窒息により死亡した全経過33年の非典型SPG 11例（Spatacsin変異は常染色体劣性遺伝性若年型ALSも起こす）を報告している[7]．

なお，日本の遺伝性痙性対麻痺の自然歴を明らかにすることは，JASPACが掲げる課題のひとつである[8,9]．

文献

1) Schüle R, Wiethoff S, Martus P, et al. Hereditary spastic paraplegia: clinicenetic lessons from 608 patients. Ann Neurol 2016; **79**: 646–658
2) Fonknechten N, Mavel D, Byrne P, et al. Spectrum of SPG4 mutations in autosomal dominant spastic paraplegia. Hum Mol Genet 2000; **9**: 637–644
3) Namekawa M, Takiyama Y, Sakoe K, et al. A Japanese SPG4 family with a novel missense mutation of the SPG4 gene: intrafamilial valiability in age at onset and clinical severity. Acta Neurol Scand 2002; **106**: 387–391
4) Wharton SB, McDermott CJ, Grierson AJ, et al. The cellular and molecular pathology of the motor system in hereditary spastic paraparesis due to mutation of the spastin gene. J Neuropathol Exp Neurol 2003; **62**: 1166–1177
5) 酒井素子, 亀山　隆, 久留　聡ほか．遺伝性痙性対麻痺の病理．神経内科 2011; **74**: 152–161
6) Kuru S, Sakai M, Konagaya M, et al. Autopsy case of hereditary spastic paraplegia with thin corpus callosum showing severe gliosis in the cerebral white matter. Neuropathology 2005; **25**: 346–352
7) Orlacchio A, Babalini C, Borreca A, et al. SPATACSIN mutations cause autosomal recessive juvenile amyotrophic lateral sclerosis. Brain 2010; **133**: 591–598
8) 瀧山嘉久, 石浦浩之, 嶋崎晴雄ほか．本邦の痙性対麻痺に関する全国多施設共同研究体制（JASPAC）．臨床神経 2010; **50**: 931–934
9) 瀧山嘉久, 石浦浩之, 嶋崎晴雄ほか．遺伝性痙性対麻痺の疫学：JASPAC．神経内科 2011; **74**: 141–145

検索式・参考にした二次資料

PubMed（検索2016年1月15日）
((((Spastic Paraplegia, Hereditary[majr]) AND (("disease progression"[MH] OR natural history OR prognosis OR follow-up studies[MH]))) AND ((English[LA] OR Japanese[LA])))　51件
医中誌（検索2016年1月15日）
((痙性対麻痺/AL and ((病勢悪化/TH or 病勢悪化/AL) or 自然史/AL or (予後/TH or 予後/AL) or (追跡研究/TH or 追跡研究/AL)))) and (PT=会議録除く)　27件
ほかに重要な文献をハンドサーチで追加した

2. 各論

Clinical Question 2-38　⑤遺伝性痙性対麻痺—e. SPG4

SPG4とはどのような病気か

回答
- SPG4は第2番染色体短腕の *SPAST* 遺伝子変異による常染色体優性遺伝性痙性対麻痺である．
- 常染色体優性遺伝性痙性対麻痺のうち最も頻度が高い．
- 不完全浸透や *de novo* 変異のために孤発例も存在する．
- 多くは痙性対麻痺のみを呈する純粋型であるが，随伴症状を有する複合型症例も存在し，臨床像は多彩である．

背景・目的

遺伝性痙性対麻痺全体においても，また，常染色体優性遺伝性においても，最も頻度の高いSPG4について理解する．

解説・エビデンス

SPG4は，日本では常染色体優性遺伝性痙性対麻痺の約38%を占める[1]．1999年に第2番染色体短腕（2p22.3）に遺伝子座を持つ *SPAST* 遺伝子（遺伝子産物spastin）が原因遺伝子として同定された[2]．多くのタイプの変異（ミスセンス，ナンセンス，スプライス部位，小さな欠失や挿入，大きな挿入や重複）が報告されている．ミスセンス変異は，いくつかの例外を除いてAAA（ATPase associated with diverse cellular activities）ドメイン内に位置している．病態機序については，ハプロ不全，優性阻害効果，機能獲得変異などの可能性が考えられている[3~5]．また，孤発性痙性対麻痺の12%をSPG4が占めるが，これは *SPAST* 遺伝子の不完全浸透や *de novo* 変異のためと考えられている[6]．

発症年齢は幅広い年齢層に渡り，欧州の172例の臨床像解析では0歳から74歳（平均29±17歳）と報告されている[7]．日本の32例の解析では発症年齢は10歳代と40歳代に多い[8]．下肢のつっぱり，歩行障害，易転倒，下肢痛などを初発症状とし，痙性対麻痺の他，腱反射亢進，Babinski徴候などの錐体路障害を認める[7]．多くは痙性対麻痺のみで経過する純粋型だが，純粋型でも時に膀胱直腸症状，振動覚低下，上肢の腱反射亢進を伴う例があり，また，まれに小脳性運動失調，脳梁の菲薄化，認知機能低下，手内筋の萎縮，球麻痺，振戦，末梢神経障害，クモ膜嚢胞，精神発達遅滞，片頭痛などを呈する複合型症例も報告があるなど，SPG4の臨床像は均一ではない[9~22]．遺伝子型と表現型の相関は明らかではなく，症状の進行度も家系ごと，さらには同一家系内においてもばらつきがある[7,15]．まれに表現促進現象を認める家系もある[15]．

進行は緩徐であり，発症後平均25年で歩行補助具が必要となり，37年で車椅子レベルとなるが，発症年齢が高い程（35歳以上），症状の進行が早い[7]．

文献

1) 瀧山嘉久．遺伝性痙性対麻痺の最新情報．臨床神経学 2014; **54**: 1009–1011
2) Hazan J, Fonknechten N, Mavel D, et al. Spastin, a new AAA protein, is altered in the most frequent form of autosomal dominant spastic paraplegia. Nat Genet 1999; **23**: 296–303
3) Erico A, Ballabio A, Rugarli EI. Spastin, the protein mutated in autosomal dominant hereditary spastic paraplegia, is involved in microtubule dynamics. Hum Mol Genet 2002; **11**: 153–63
4) Patrono C, Casali C, Tessa A, et al. Missense and splice site mutationsin SPG4 suggest loss-of-function in dominant spastic paraplegia. J Neurol 2002; **249**: 200–205
5) Sherwood NT, Sun Q, Xue M, et al. Drosophila spastin regulates synaptic microtubule networks and is required for normal motor function. PloS Biol 2004; **12**: 429
6) Depienne C, Tallaksen C, Lephay JY, et al. Spastin mutations are frequent in sporadic spastic paraparesis and their spectrum is different from that observed in familial cases. J Med Genet 2006; **43**: 259–65
7) Fonknechten N, Mavel D, Byrne P, et al. Spectrum of SPG4 mutations in autosomal dominant spastic paraplegia. Hum Mol Genet 2000; **9**: 637–644
8) Ishiura H, Takahashi Y, Kanazawa I, et al. Molecular epidemiology and clinical spectrum of hereditary spastic paraplegia in the Japanese population based on comprehends mutational analysis. J Hum Genet 2014; **59**: 163–172
9) Orlacchio A, Kawarai T, Totaro A, et al. Hereditary spastic paraplegia: clinical genetic study of 15 families. Arch Neurol 2004; **61**: 849–55
10) Orlacchio A, Patrono C, Gaudiello F, et al. Silver syndrome variant of hereditary spastic paraplegia: a locus to 4p and allelism with SPG4. Neurology 2008; **70**: 1959–66
11) McDermott CJ, Burness CE, Kirby J, et al. Clinical features of hereditary spastic paraplegia due to spastin mutation. Neurology 2006; **67**: 45–51
12) Aulitzky A, Friedrich K, Gläser D, et al. A complex form of hereditary spastic paraplegia in three siblings due to somatic mosaicism for a novel SPAST mutation in the mother. J Neurol Sci 2014; **347**: 352–355
13) Racis L, Di Fabio R, Tessa A, et al. Large deletion mutation of SPAST in a multi-generation family from Sardinia. Eur J Neurol 2014; **21**: 935–938
14) de Bot ST, van den Elzen RT, Mensenkamp AR, et al. Hereditary spastic paraplegia due to SPAST mutations in 151 Dutch patients: new clinical aspects and 27 novel mutations. J Neurol Neurosurg Psychiatry 2010; **81**: 1073–1078
15) Namekawa M, Takiyama Y, Sakoe K, et al. A Japanese SPG4 family with a novel missense mutation of the SPG4 gene: intrafamilial variability in age at onset and clinical severity. Acta Neurol Scand 2002; **106**: 387–391
16) Murphy S, Gorman G, Beetz C, et al. Dementia in SPG4 hereditary spastic paraplegia: clinical, genetic, and neuropathologic evidence. Neurology 2009; **73**: 378–384
17) Tallaksen CM, Guichart-Gomez E, Verpillat P, et al. Subtle cognitive impairment but no dementia in patients with spastin mutations. Arch Neurol 2003; **60**: 1113–1118
18) Nielsen JE, Johnsen B, Koefoed P, et al. Hereditary spastic paraplegia with cerebellar ataxia: a complex phenotype associated with a new SPG4 gene mutation. Eur J Neurol 2004; **11**: 817–824
19) Alber B, Pernauer M, Schwan A, et al. Spastin related hereditary spastic paraplegia with dysplastic corpus callosum. J Neurol Sci 2005; **236**: 9–12
20) Ribaï P, Depienne C, Fedirko E, et al. Mental deficiency in three families with SPG4 spastic paraplegia. Eur J Hum Genet 2008; **16**: 97–104
21) Orlacchio A, Kawarai T, Gaudiello F, et al. Clinical and genetic study of a large SPG4 Italian family. Mov Disord 2005; **20**: 1055–1059
22) Orlacchio A, Gaudiello F, Totaro A, et al. A new SPG4 mutation in a variant form of spastic paraplegia with congenital arachnoid cysts. Neurology 2004; **62**: 1875–1878

2. 各論

検索式・参考にした二次資料

PubMed(検索 2016 年 1 月 15 日)
((Spastic Paraplegia, Hereditary/genetics) AND (((SPG4[tiab]) AND human[MH]) AND ((English[LA] OR Japanese[LA]))) 139 件

医中誌(検索 2016 年 1 月 15 日)
((痙性対麻痺-遺伝性/MTH) and ((Spastin/TH) or (SPG4/AL))) and (PT=会議録除く) 12 件
ほかに重要な文献をハンドサーチで追加した

Clinical Question 2-39　⑤遺伝性痙性対麻痺―f. SPG11

SPG11とはどのような病気か

回答
- SPG11は，第15染色体長腕に存在するSPG11遺伝子変異を原因とした常染色体劣性遺伝性痙性対麻痺である．
- 常染色体劣性遺伝性痙性対麻痺のうち最も頻度が高い．
- 痙性対麻痺のほか，精神発達遅滞や認知機能障害，脳梁菲薄化を特徴とする．

背景・目的

常染色体劣性遺伝性において，最も頻度の高いSPG11について理解する．

解説・エビデンス

SPG11は常染色体劣性遺伝性痙性対麻痺のうち最も頻度が高く，遺伝性痙性対麻痺を対象としたシステマティックレビューでは15〜21%[1]，日本では12%を占めるとされる[2]．2007年に第15染色体長腕(15q21.1)に存在するSPG11/KIAA1840遺伝子の変異が同定され，遺伝子産物はspatacsinと命名されている[3]．少数の例外を除いて不完全な短いspatacsinを生じる変異（ナンセンス，スプライス部位，フレームシフト，1つあるいはそれ以上のエクソン欠失）であり，蛋白の機能喪失を起こす．

SPG11患者38例の臨床像をまとめた報告[4]では，発症年齢は2〜27歳で，平均は14.0±5.9歳とされる．初発症状は歩行障害が79%と最も多く，精神発達遅滞が16%，まれではあるが構音障害や振戦での初発もある．発症から平均16.5年で症状が進行し，車椅子レベルとなる．80%で認められる認知機能障害は，記憶障害や遂行機能障害を中心に，経過とともに増悪する[4,5]．症状進行に伴い，小脳失調および小脳性眼球運動障害，凹足変形，脊柱側彎，パーキンソニズム，起立性低血圧，黄斑変性，斜視，嚥下障害，便秘，肥満，痙攣発作など，多彩な症状を呈しうる[4,6,7]．網膜色素変性症を合併し，Kjellin症候群を呈する例も報告されている[8]．さらに，SPG11/KIAA1840遺伝子変異は，juvenile amyotrophic lateral sclerosis type 5 (ALS5)を起こすことが知られている[9]．

頭部MRIでは脳梁菲薄化(95%)，皮質萎縮(81%)，T2強調像における白質高信号(69%)を認めることが多く，白質脳症は脳室周囲に融合性に認め，疾患経過とともに増悪するが，軽度の症例では前角および後角のみの場合もある．針筋電図では下位運動ニューロン障害を81%に認める[4]．

終末期には自発語の喪失，高度嚥下障害，痙性四肢麻痺および関節拘縮を呈し，5例の患者において平均41.6歳，発症から26〜47年で死亡したとする報告がある[6]．SPG11は，SPG3A，SPG4，SPG5，SPG7に比し重症であるとの報告がある ($p=0.001$)[10]．

文献

1) Ruano L, Melo C, Silva MC, et al. The global epidemiology of hereditary ataxia and spastic paraplegia: a systematic review of prevalence studies. Neuroepidemiology 2014; **42**: 174–183
2) 瀧山嘉久．遺伝性痙性対麻痺の最新情報．臨床神経 2014; **54**: 1009–1011
3) Stevanin G, Santorelli FM, Azzedine H, et al. Mutations in SPG11, encoding spatacsin, are a major cause of spastic paraplegia with thin corpus callosum. Nat Genet 2007; **39**: 366–372
4) Stevanin G, Azzedine H, Denora P, et al. Mutations in SPG11 are frequent in autosomal recessive spastic paraplegia with thin corpus callosum, cognitive decline and lower motor neuron degeneration. Brain 2008; **131**: 772–784
5) Cao L, Rong TY, Huang XJ, et al. Novel SPG11 mutations in Chinese families with hereditary spastic paraplegia with thin corpus callosum. Parkinsonism Relat Disord 2013; **19**: 367–370
6) de Bot ST, Burggraaff RC, Herkert JC, et al. Rapidly deteriorating course in Dutch hereditary spastic paraplegia type 11 patients. Eur J Hum Genet 2013; **21**: 1312–1315
7) Abdel Aleem A, Abu-Shahba N, et al. Expanding the clinical spectrum of SPG11 gene mutations in recessive hereditary spastic paraplegia with thin corpus callosum. Eur J Med Genet 2011; **54**: 82–85
8) Orlén H, Melberg A, Raininko R, et al. SPG11 mutations cause Kjellin syndrome, a hereditary spastic paraplegia with thin corpus callosum and central retinal degeneration. Am J Med Genet B Neuropsychiatr Genet 2009; **150B**: 984–992
9) Orlacchio A, Babalini C, Borreca A, et al. Spatacsin mutations cause autosomal recessive juvenile amyotrophic lateral sclerosis. Brain 2010; **133**: 591–598
10) Schüle R, Wiethoff S, Martus P, et al. Hereditary spastic paraplegia: clinicenetic lessons from 608 patients. Ann Neurol 2016; **79**: 646–658

検索式・参考にした二次資料

PubMed（検索 2016 年 5 月 24 日）
SPG11 [All Fields]　118 件
PubMed（検索 2016 年 3 月 19 日）
"spastic paraplegia, hereditary"[MH] AND ("epidemiology" OR "etiology") AND SPG11　12 件
医中誌（検索 2016 年 1 月 15 日）
(痙性対麻痺-遺伝性/MTH) and ((SPG11/AL) or ("SPG11 Protein"/TH))　6 件

Clinical Question 2-40　⑥その他の失調症―a. ミトコンドリア病

ミトコンドリア異常による失調症の特徴は何か

回答
- ミトコンドリア異常では高率に失調症を引き起こす．
- 低身長，感音性難聴，外眼筋麻痺，軸索性末梢神経障害，糖尿病，肥大型心筋症，腎尿細管性アシドーシス，など，失調以外の症状を伴う．
- 多くは小脳性失調症をきたすが，一部，感覚性失調を引き起こす．

背景・目的

ミトコンドリア異常に伴う失調症状の，臨床症状を理解する．

解説・エビデンス

ミトコンドリア障害に失調症は高率に合併する．頻度は10万人に9〜16.5人と推定されている[1]．発症年齢は様々である．小脳性もしくは感覚性の失調症状を示す．失調症状に加え，様々な臨床症状を伴うことが特徴である．特に，低身長，感音性難聴，進行性の外眼筋麻痺，軸索性末梢神経障害，糖尿病，肥大型心筋症，腎尿細管性アシドーシスの存在はミトコンドリア異常を示唆する[2]．他に，消化器症状，眼瞼下垂，易疲労性，ミオパチー，筋痙攣，筋痛，片頭痛，脳梗塞，てんかん，錐体外路症状，ジストニア，認知症，精神症状などを合併する[1,2]．

ミトコンドリア遺伝子に異常がある物と，核遺伝子の異常でミトコンドリア障害を起こすものがある．様々な症候群が存在するが，必ずしも，症候群にあてはまらないものも多く存在する．症候群のなかでは，次のものは，失調症状を示すことが多い[1]．

ミトコンドリア遺伝子の異常によるものでは，
　Myoclonic epilepsy with ragged red fibers（MERRF）
　Neurogenic weakness with ataxia and retinitis pigmentosa（NARP）
　Maternally inherited Leigh syndrome（MILS）
　Kearns-Sayre syndrome（KSS）

核遺伝子の異常に伴うものでは，
　Leigh syndrome（LS）
　Sensory ataxic neuropathy with dysarthria and ophthalmoparesis（SANDO）
　Spinocerebellar ataxia and epilepsy（SCAE）
　Alpers-Huttenlocher disease（AHS）
　Infantile onset spinocerebellar ataxia（IOSCA）
　Mitochondrial recessive ataxia syndrome（MIRAS）
　Myoclonus, epilepsy, myopathy, and sensory ataxia（MEMSA）

2. 各論

May-White syndrome（ADCA Ⅳ）

Leukoencephalopathy with brainstem and spinal cord involvement and lactic acidosis（LBSL）

病因遺伝子の機能欠損としてミトコンドリア機能異常をきたすものでは，

Friedreich ataxia

Charcot-Marie-Tooth type 2A（CMT）

一方，Mitochondrial encephalomyelopathy with lactic acidosis and stroke-like episodes（MELAS），Leber hereditary optic neuropathy（LHON），Maternally inherited diabetes and deafness（MIDD），Chronic progressive external ophthalmoplegia（CPEO），Mitochondrial neurogastrointestinal encephalomyopathy（MNGIE）などでは失調を伴うことはまれである．多くは小脳性であるが，NARP, SANDO, SCAE, AHS, IOSCA, MIRAS, CMT2A, CPEOは感覚性失調症が目立つ[1]．このような症候群にあてはまらないものも多数報告されており，これらにも失調症状は合併する．また同じ遺伝子変異でも，臨床病型が多様である．特にMELASの変異であるm.3243 A＞G変異の臨床系は極めて多様性に富む[3,4]．

本症の診断にはDNA解析が必要である．典型的な症候群を満たさない場合などは積極的に次世代シークエンサーを用いた解析が推奨される[5,6]．ミトコンドリア遺伝子の異常を疑う場合は，ヘテロプラスミーを考慮し，末梢血白血球で陰性であった場合は，他の組織由来のミトコンドリアDNAを検査する．特にm.3243 A＞G変異は尿中のミトコンドリアDNA検査が有用である[5,6]．また，ミトコンドリア遺伝子の欠失や重複は，筋や肝臓でしか認められない場合がある．よって非侵襲的に得られたDNAで診断が付かない場合は，筋生検を考慮し，組織診断とDNA診断を加える[5]．血清 fibroblast growth factor 21 や growth/differentiation factor 15 が，感度，特異度も高いミトコンドリア疾患一般のバイオマーカーとして提唱されているが，保険適用にはなっていない[6]．画像では小脳皮質の萎縮を認める場合が多いが，そのほか，基底核の石灰化，大脳萎縮，第四脳室の拡大を示す．病理学的には，Purkinje細胞，歯状核，下オリーブ核に神経変性，軸索変性をきたし，その程度は様々である[7]．

■ 文献

1) Finsterer J. Mitochondrial ataxias. Can J Neurol Sci 2009; **36**: 543–553
2) Dimauro S, Tay S, Mancuso M. Mitochondrial Encephalomyopathies: Diagnostic Approach. Ann N Y Acad Sci 2004; **1011**: 217–231
3) de Laat P, Koene S, van den Heuvel LP, et al. Clinical features and heteroplasmy in blood, urine and saliva in 34 Dutch families carrying the m.3243A>G mutation. J Inherit Metab Dis 2012; **35**: 1059–1069
4) Chin J, Marotta R, Chiotis M, et al. Detection rates and phenotypic spectrum of m.3243A>G in the MT-TL1 gene: a molecular diagnostic laboratory perspective. Mitochondrion 2014; **17**: 34–41
5) Parikh S, Goldstein A, Koenig MK, et al. Diagnosis and management of mitochondrial disease: a consensus statement from the Mitochondrial Medicine Society. Genet Med 2015; **17**: 689–701
6) Gorman GS, Chinnery PF, DiMauro S, et al. Mitochondrial diseases. Nature Reviews Disease Primers 2016; **2**: 16080
7) Lax NZ, Hepplewhite PD, Reeve AK, et al. Cerebellar ataxia in patients with mitochondrial DNA disease: a molecular clinicopathological study. J Neuropathol Exp Neurol 2012; **71**: 148–161

検索式・参考にした二次資料

PubMed（検索 2016 年 7 月 23 日）
(mitochondria[MeSH Terms]) AND ataxia [MeSH Terms] OR ("MELAS Syndrome/genetics"[MAJR] AND heteroplasmy) Filters: published in the last 10 years; English　86 件
ほかに重要な文献をハンドサーチで追加した

2. 各論

Clinical Question 2-41　⑥その他の失調症-b. 反復発作性運動失調症

反復発作性運動失調症の特徴は何か

回答

- 反復発作性運動失調症は，失調症状が周期的に現れる遺伝性の疾患である．
- 重要な臨床病型はⅠ型とⅡ型である．Ⅰ型は持続時間が分単位で，間欠期には失調はなくミオキミアがある．Ⅱ型は，持続時間が長く，間欠期に眼振，小脳失調がある．
- アセタゾラミドが発作予防に有効で，Ⅱ型には 4-アミノピリジンの有効性も唱えられている．

■ 背景・目的

反復発作性運動失調症（episodic ataxia：EA）の臨床症状と対処方法を理解する．

■ 解説・エビデンス

病型として 7 型が報告されている[1]．そのなかで重要なものはⅠ型とⅡ型である．この 2 型は，発症年齢は 20 歳以前，発作性に四肢体幹失調，構音障害，眼振，霧視，吐き気，頭痛を伴う．発作期に脱力を訴える[1〜4]．これらの発作は，物理的，精神的ストレス，化学物質で誘発される．発作頻度は様々である．臨床的に診断される例で遺伝子異常が同定されるはⅠ型の 8 割[3]，Ⅱ型の約半数である[4]．

Ⅰ型では，気温変化や突然の運動でも誘発されるが，Ⅱ型は突然の運動では誘発されない[2,3]．Ⅰ型の発作の特徴として，四肢や頭部の粗大な振戦を認めることがあり[1]，発作時間は数分以内と短い[2,3]．間欠期に，ほぼ全例でミオキミアを認める．この診断には筋電図が有効である．ミオキミアは四肢，目周囲，指に出現する[2]．約 20％で進行性の失調を認める[3]．

Ⅱ型との相異は以下の点である[1,2,4]．Ⅱ型は，①持続時間が数時間と長い，②発作時，吐き気，回転性目眩，複視を高率に伴う，③発作間欠期に，全例で下向き眼振を認める．その他，間欠期に約半数が重篤な片頭痛発作を訴える．多くの例で，虫部前葉に萎縮を認め，失調症が進行する．

治療はアセタゾラミドにより一部の症例では発作回数が減少する（エビデンスレベル Ⅴ）[1,3]．また，Ⅰ型の一部の変異ではカルバマゼピンの有効性が報告されている（エビデンスレベル Ⅴ）[1,3]．Ⅱ型では 4-アミノピリジンの有効性が唱えられている（エビデンスレベル Ⅴ）[5]．

文献

1) Jen JC, Graves TD, Hess EJ, et al. Primary episodic ataxias: diagnosis, pathogenesis and treatment. Brain 2007; **130**: 2484–2493
2) Rajakulendran S, Schorge S, Kullmann DM, Hanna MG. Episodic ataxia type 1: a neuronal potassium channelopathy. Neurotherapeutics 2007; **4**: 258–266
3) Graves TD, Cha YH, Hahn AF, et al. Episodic ataxia type 1: clinical characterization, quality of life and genotype-phenotype correlation. Brain 2014; **137**: 1009–1018
4) Strupp M, Zwergal A, Brandt T. Episodic ataxia type 2. Neurotherapeutics 2007; **4**: 267–273
5) Ilg W, Bastian AJ, Boesch S, et al. Consensus paper: management of degenerative cerebellar disorders. Cerebellum 2014; **13**: 248–268

検索式・参考にした二次資料

PubMed（検索 2016 年 7 月 23 日）
(episodic ataxia [MeSH Terms] Filters: Clinical Study　OR Review; published in the last 10 years; English)　26 件

2. 各論

Clinical Question 2-42　　⑥その他の失調症—c. 小脳低形成症

小脳低形成はどのような疾病か

回答

● 小脳低形成症は，先天的に小脳が小さい病態である．異形成とは脳回の異常を認めない点で，萎縮とは，非進行性である点で異なる．

■ 背景・目的

小脳低形成症（cerebellar hypoplasia）の背景疾患を理解する．

■ 解説・エビデンス

小脳低形成症は，極めて多彩な背景疾患を持つ．画像所見からは，片側性，虫部低形成，一様な小脳低形成，橋の低形成を伴うものに分類する試みがある[1]．一般に非進行性で，その点が，進行性である萎縮とは異なる．また，明らかな脳回の異常を認めないことから異形成と区別される．症状は，運動発達遅延を認め，体幹失調，構音障害，トーヌスの低下，眼球運動異常を示す．精神発達遅延を認めることが多い[1]．片側性の小脳低形成は，発達期の出血などによるものが多く，一部を除いては非遺伝性である．虫部の低形成を主体とするものには，Dandy–Walker malformation（OMIM #220200），Joubert syndrome Rhomboencephalosynapsis がある[1]．これらの鑑別には MRI 所見が有用である[1–3]．一様な小脳低形成を示すものには，サイトメガロウイルス感染症．フェニトイン，バルプロ酸への胎内曝露などがある[1]．

本疾患は，非進行性の小脳失調症と精神運動発達遅滞を伴う．近年，多くの遺伝子が単離されている．代表的なものに Cayman type cerebellar ataxia（OMIM #608179），spinocerebellar ataxia autosomal recessive（SCAR），SCAR2（OMIM #213200）[4]，SCAR5（OMIM #251300），SCAR17（OMIM #616127），cerebellar hypoplasia and mental retardation with or without quadrupedal locomotion 1（OMIM #224050），spinocerebellar ataxia 29（OMIM #117360）[5]，cerebellar ataxia with mental retardation（CAMRQ）1（OMIM #224050），CAMRQ2（OMIM #610185），CAMRQ3（OMIM #613227），CAMRQ4（OMIM #615268）などがある．SCA29 は細胞内カルシウム（Ca^{2+}）シグナル伝達に重要な役割を果たすイノシトール 1,4,5-トリスリン酸受容体（IP3R）の遺伝子異常により，SCA15 と同一の遺伝子の異常による．橋の萎縮を伴うもの（Pontocerebellar hypoplasia）は 7 型に分類が試みられている[6,7]．

文献

1) Poretti A, Boltshauser E, Doherty D. Cerebellar hypoplasia: differential diagnosis and diagnostic approach. Am J Med Genet C Semin Med Genet 2014; **166C**: 211–226
2) Vedolin L, Gonzalez G, Souza CF, et al. Inherited cerebellar ataxia in childhood: a pattern-recognition approach using brain MRI. AJNR Am J Neuroradiol 2013; **34**: 925–934, S1–S2
3) Poretti A, Boltshauser E. Terminology in morphological anomalies of the cerebellum does matter. Cerebellum Ataxias 2015; **2**: 8
4) Jobling RK, Assoum M, Gakh O, et al. PMPCA mutations cause abnormal mitochondrial protein processing in patients with non-progressive cerebellar ataxia. Brain 2015; **138**: 1505–1517
5) Huang L, Chardon JW, Carter MT, et al. Missense mutations in ITPR1 cause autosomal dominant congenital nonprogressive spinocerebellar ataxia. Orphanet J Rare Dis 2012; **7**: 67
6) Namavar Y, Barth PG, Poll-The BT, Baas F. Classification, diagnosis and potential mechanisms in pontocerebellar hypoplasia. Orphanet J Rare Dis 2011; **6**: 50
7) Rudnik-Schoneborn S, Barth PG, Zerres K. Pontocerebellar hypoplasia. Am J Med Genet C Semin Med Genet 2014; **166C**: 173–183

検索式・参考にした二次資料

PubMed（検索 2016 年 7 月 23 日）
(non-progressive ataxia) OR (cerebellar hypoplasia[MeSH Subheading] Filters: Review); Filters: published in the last 5 years; English)　82 件
(pontocerebellar hypoplasia Filters: Review; published in the last 10 years; English)　14 件

3. 臨床症状・徴候

Clinical Question 3-1　①運動失調症候

運動失調とはどのような症候か

回答
- 運動遂行にあたって、それに関与する複数の筋群が協調的に活動しない状態である。小脳系、深部感覚系、前庭系の障害によって生じる。

■ 背景・目的

運動失調の神経症候を理解する。

■ 解説・エビデンス

円滑な協調運動を保つためには、小脳系、深部感覚系、前庭系の三系統の働きが重要である。これらの系のいずれかが障害されることにより運動失調をきたす。加えて大脳−小脳間の神経線維連絡があり、この線維連絡のどこが障害されても運動失調をきたしうる[1]。運動失調という用語は脊髄癆を指す言葉として用いられた時代もあったが、その後、小脳性運動失調の存在が報告され、現在では運動失調というと主に小脳性運動失調を表す[1]。運動失調は関節運動を伴う四肢の動作で最も明確に現れ、口腔動作がこれに次ぎ、眼球や顔面筋の動作ではあまり目立たない。眼球運動における小脳症候としては注視方向性眼振、指標追視における滑動性眼球運動の欠如と測定障害 (overshoot, undershoot)、反跳眼振などとして認められる[1]。小脳性運動失調では、通常は無意識で行っている動作が円滑に遂行できない。すなわち運動分解、測定異常、反復拮抗運動障害、筋緊張低下、リバウンド現象、構音障害、歩行障害、平衡機能障害、前庭眼反射異常、企図振戦、動作性ミオクローヌスといった症候が認められる[2〜4]。

深部感覚性運動失調では、起立歩行不安定や偽性アテトーシスを認め、閉眼によって著明に悪化する[2,5〜7]。

前庭性運動失調では、回転性めまい、悪心を伴い、定方向性眼振や頭位変換性眼振、定方向性の偏倚、羅針盤歩行といった症候を認める。特に一側方向への偏倚現象は重要で、様々な動作に現れる。よく知られている診察法としては閉眼足踏み試験や指示試験がある（CQ 3-5 参照）[2,5,7]。

■ 文献

1) 平山惠造. 運動失調. 神経症候学, 光文堂, 2010: p.529-589
2) 西澤正豊.【神経疾患—その多彩な症状と診断手順】診断の方法と手順 運動失調. Clinical Neuroscience 2013; 31: 569-570
3) 西澤正豊. 小脳症候・運動失調 小脳機能障害—概論. 神経内科 2016; 85: 1-5
4) 宇川義一. 小脳症候. 神経診察—実際とその意義, 水澤英洋, 宇川義一（編著）, 中外医学社, 2011: p.55-64
5) 亀山 隆. 小脳症候・運動失調 脊髄性運動失調. 神経内科 2016; 85: 72-80

6) 小池春樹. 小脳症候・運動失調 末梢神経性運動失調. 神経内科 2016; **85**: 81–86
7) 宇川義一. 神経診察法の基本とピットフォール 姿勢と歩行（2）. Clinical Neuroscience 2010; **28**: 132–135

検索式・参考にした二次資料

必要な文献はハンドサーチで追加した

Clinical Question 3-2　①運動失調症候

運動失調の重症度評価にはどのようなものがあるか

回答
- ICARS，SARA などの評価方法がある．

■ 背景・目的

運動失調の重症度を定量的に評価する方法を学ぶ．

■ 解説・エビデンス

運動失調を評価する診察方法として，半定量的な指標として代表的なものは International Cooperative Ataxia Rating Scale（ICARS）と Scale for the Assessment and Rating of Ataxia（SARA）が使用されている[1〜3]．ICARS は，歩行状態，立位バランス，坐位バランス，下肢運動，上肢運動，構音，眼球運動の全 19 項目について評価し，最重症で合計 100 点となる[4]．SARA は ICARS よりも簡便な評価を目的に作成され，歩行，立位，坐位，言語障害，指追い試験，指鼻試験，回内回外運動，踵脛試験の 8 項目について評価し，最重症が 40 点となる[5]．このほかに，Friedreich（フリードライヒ）運動失調症（FRDA）の評価を目的に作成された Friedreich's Ataxia Rating Scale（FARS），運動失調に合併する症状を評価する Inventory of Non-Ataxia Signs（INAS）も使用されることがある[6,7]．多系統萎縮症の重症度評価には Unified Multiple System Atrophy Rating Scale（UMSARS）が用いられる[8]．

定量的指標としては，プリズム眼鏡，重心動揺計，視覚誘発電位や指 Tapping 装置の有用性が報告されている．また，歩行における重心動揺を定量化して運動失調性歩行を定量化する試みもある[9〜11]．SCA Functional Index（SCAFI）は，8m 歩行所要時間，9 hole peg test 所要時間，10 秒間の PATA 発語回数の Z-score を算出した定量的指標である[10]．姿勢障害の評価として Berg Balalnce Scale（BBS）があり[12]，日本語版も紹介されている[13]．

■ 文献

1) 西澤正豊．神経疾患—その多彩な症状と診断手順　診断の方法と手順　運動失調．Clinical Neuroscience 2013; **31**: 569–570
2) 上田直久，田中章景．小脳の神経学 小脳性運動失調の他覚的評価法．神経内科 2013; **78**: 683–686
3) 西澤正豊．小脳症候・運動失調 小脳機能障害—概論．神経内科 2016; **85**: 1–5
4) Trouillas P, Takayanagi T, Hallett M, et al. International Cooperative Ataxia Rating Scale for pharmacological assessment of the cerebellar syndrome. The Ataxia Neuropharmacology Committee of the World Federation of Neurology. J Neurol Sci 1997; **145**: 205–211
5) Schmitz-Hübsch T, du Montcel ST, Baliko L, et al. Scale for the assessment and rating of ataxia: development of a new clinical scale. Neurology 2006; **66**: 1717–1720
6) Subramony SH, May W, Lynch D, et al. Measuring Friedreich ataxia: Interrater reliability of a neurologic

rating scale. Neurology 2005; **64**: 1261–1262

7) Jacobi H, Rakowicz M, Rola R, et al. Inventory of Non-Ataxia Signs (INAS): validation of a new clinical assessment instrument. Cerebellum 2013; **12**: 418–428
8) Wenning GK, Tison F, Seppi K, et al; Multiple System Atrophy Study Group. Development and validation of the Unified Multiple System Atrophy Rating Scale (UMSARS). Mov Disord 2004; **19**: 1391–1402
9) 持尾聰一郎, 岡 尚省, 栗田 正ほか. 小脳性運動失調の定量的解析—圧力センサーを内蔵した指tapping装置による検討. 神経内科 2004; **61**: 99–101
10) Schmitz-Hübsch T, Giunti P, Stephenson DA, et al. SCA Functional Index: a useful compound performance measure for spinocerebellar ataxia. Neurology 2008; **71**: 486–492
11) Shirai S, Yabe I, Matsushima M, et al. Quantitative evaluation of gait ataxia by accelerometers. J Neurol Sci 2015; **358**: 253
12) Berg K. Measuring balance in the elderly: preliminary development of an instrument. Physiother Can 1989; **41**: 304–311
13) Shumway-Cook A・Woolacott MH（著）, 田中 茂・高橋 晃（監訳）. 姿勢障害を有する患者の臨床的対処法. モーターコントロール—運動制御の理論から臨床実践へ, 原著第3版, 医歯薬出版, 2009: p.258–299

■ 検索式・参考にした二次資料

必要な文献はハンドサーチで追加した

Clinical Question 3-3　①運動失調症候—a．小脳性失調

小脳の障害による運動失調とはどのような症候か

回答

● 小脳性運動失調の症候には，小脳半球障害に起因する運動分解，測定異常，反復拮抗運動障害，筋緊張低下，リバウンド現象，構音障害，虫部障害に起因する歩行障害，平衡機能障害，片葉障害に起因する前庭眼反射異常，遠心路障害に起因する企図振戦，動作性ミオクローヌスなどがある．

背景・目的

小脳障害による運動失調の症候を理解する．

解説・エビデンス

　意図的であるか否かにかかわらず，何らかの動作を行う場合，その運動には複数の筋肉や関節の動きが時間的にも空間的にも精密に調節されて，はじめて円滑な動きとなる．この運動の制御に最もかかわっているのが小脳である．小脳の機能障害により，筋緊張の低下，平衡障害，協調運動障害をきたす．特に協調運動障害としての症候には，測定障害，企図振戦，運動の分解，眼振，反復拮抗運動の異常，律動運動異常などが知られている．また，嚥下，発語，眼球の測定障害などとして現れる．小脳には脊髄，前庭神経，前頭葉などから入力線維がある．出力系としては歯状核などの深部核から赤核や視床への出力線維がある[1〜7]．

　小脳性運動失調は小脳の障害部位により，以下の特徴がある；

①小脳半球障害では，運動分解，測定過多となる頻度が高い測定異常，反復拮抗運動異常，筋緊張低下，リバウンド現象，小脳性構音障害が認められる[1〜4]．

②小脳虫部障害では，歩行運動の障害と平衡障害が認められ，前者は虫部吻側の，後者は虫部尾側の障害による．後者は継ぎ足歩行の選択的な障害として，小児の髄芽腫において認められることが多い[2,8]．

③小脳片葉の障害では前庭眼反射に対する抑制系制御が主に阻害されるため，眼振や眼球測定異常を呈する[2]．

④小脳歯状核から出力する線維は赤核や視床に至る．この障害で企図振戦や動作性ミオクローヌスが出現する[2]．

文献

1) 平山惠造．運動失調．神経症候学，光文堂，2010: p.529-589
2) 岩田　誠．協調運動．神経症候学を学ぶ人のために，医学書院，1994: p.195-205
3) 西澤正豊．小脳症候・運動失調 小脳機能障害—概論．神経内科 2016; 85: 1-5

4) 宇川義一．小脳症候．神経診察—実際とその意義．水澤英洋，宇川義一（編），中外医学社，2011: p.55–64
5) 永雄総一．小脳による眼球運動制御．小脳と運動失調—小脳は何をしているのか，辻　省次，西澤正豊（編），中山書店，2013: p.33–41
6) 北澤　茂．随意運動制御における小脳の役割．小脳と運動失調—小脳は何をしているのか，辻　省次，西澤正豊（編），中山書店，2013: p.17–32
7) 筧　慎治，石川享宏，戸松彩花ほか．小脳の可塑性と運動学習．小脳と運動失調—小脳は何をしているのか，辻　省次，西澤正豊（編），中山書店，2013: p.42–55
8) Bastian AJ, Mink JW, Kaufman BA, Thach WT. Posterior vermal split syndrome. Ann Neurol 1998; **44**: 601–610

検索式・参考にした二次資料

必要な文献はハンドサーチで追加した

3. 臨床症状・徴候

Clinical Question 3-4 　①運動失調症候—b. 深部感覚性失調

深部感覚の障害による運動失調とはどのような症候か

回答
- 深部感覚性運動失調では，起立歩行不安定性，四肢の運動失調を認め，閉眼によって悪化する．

■ 背景・目的

深部感覚障害による運動失調の症候を理解する．

■ 解説・エビデンス

深部感覚障害による運動失調は，脊髄後索を上行する深部覚の伝導路の障害により生じる．すなわち本症候は脊髄後索に加えて，末梢神経，脊髄後根，内側毛帯，視床などの病変で生じる[1〜3]．歴史的には，深部感覚障害を呈した脊髄性運動失調が，最も古い運動失調の記載である[1]．

末梢神経障害では，感覚神経節に障害をきたすと，Aβ線維をつかさどる神経細胞の異常を伴って深部覚障害を生じる[4]．

振動覚や位置覚障害を呈しており，Romberg徴候陽性である一方，視覚による代償は有効である[1]．上肢においては piano playing finger phenomenon と呼ばれる偽性アテトーシスがみられる[2,3]．起立歩行は不安定であり，その程度は暗所で増悪する．構音障害や眼振は基本的には認めない[3]．

■ 文献

1) 平山惠造. 運動失調. 神経症候学，光文堂，1971: p.529–589
2) 西澤正豊.【神経疾患—その多彩な症状と診断手順】診断の方法と手順 運動失調. Clinical Neuroscience 2013; 31: 569–570
3) 亀山　隆. 小脳症候・運動失調 脊髄性運動失調. 神経内科 2016; 85: 72–80
4) 小池春樹. 小脳症候・運動失調 末梢神経性運動失調. 神経内科 2016; 85: 81–86

■ 検索式・参考にした二次資料

必要な文献はハンドサーチで追加した

Clinical Question 3-5　①運動失調症候—c. 前庭性失調

前庭障害による運動失調とはどのような症候か

回答

- 前庭性運動失調とは平衡機能障害であり，機能の左右差により偏倚現象をきたす．転倒や姿勢不安定性がみられる．

背景・目的

前庭障害による運動失調の症候を理解する．

解説・エビデンス

前庭障害による運動失調は末梢性・中枢性前庭機能障害によって起こる．前庭障害による異常は上肢や歩行の偏倚現象として現れる．特に前庭神経核と線維連絡が密な小脳虫部病変では立位・歩行の不安定をきたす（CQ 3-3 参照）．前庭障害による偏倚現象は視覚による補正があるので，閉眼により異常はいっそう明瞭となる[1~3]．回転性めまい，悪心を伴い，定方向性眼振や頭位変換性眼振がみられる[2]．閉眼足踏み試験では体が徐々に回転していく．閉眼で数歩ずつ前進と後退を繰り返すと羅針盤歩行と呼ばれる星形の歩行軌跡を示す[2]．Romberg 徴候陽性であるが，深部覚障害の際にみられるものと異なり，定方向性に偏倚する．歩行可能な状態においては一定の方向に寄って歩く[2]．

文献

1) 宇川義一．神経診察法の基本とピットフォール 姿勢と歩行（2）．Clinical Neuroscience 2010; 28: 132–135
2) 西澤正豊．神経疾患—その多彩な症状と診断手順 診断の方法と手順 運動失調．Clinical Neuroscience 2013; 31: 569–570
3) 中村耕一郎，宇川義一．Lateropulsion，前庭性体幹運動失調．神経内科 2016; 85: 69–71

検索式・参考にした二次資料

必要な文献はハンドサーチで追加した

Clinical Question 3-6　②錐体路症候

脊髄小脳変性症において錐体路徴候が目立つ場合，どのような疾患を考えるか

回答
- 孤発性では多系統萎縮症を，常染色体優性遺伝では SCA1，MJD/SCA3 などを，常染色体劣性遺伝では ARSACS などを考慮する．
- 痙性対麻痺では錐体路徴候が主症状となる．

背景・目的

脊髄小脳変性症に錐体路徴候を認めた際の鑑別診断に用いる．

解説・エビデンス

多系統萎縮症では錐体路徴候を認めやすく，小脳失調，パーキンソニズム，自律神経障害とともに，頻度の高い徴候のひとつであり，これらの主要症状と並列に扱われている．錐体路徴候の出現率は Babinski 徴候が 37％，深部反射亢進が 57％であったとする報告[1]や，錐体路徴候を 61～62.5％に認めたとする報告がある[2,3]．そのため，現在用いられている診断基準である第2回コンセンサス基準では，追加徴候のひとつとして深部反射亢進を伴う Babinski 徴候があげられている[4]．

常染色体優性遺伝形式をとる脊髄小脳失調症において，SCA1，MJD/SCA3 では深部反射亢進，痙縮などの錐体路徴候は主症状のひとつである．SCA1 では深部反射亢進や痙縮を 30～80％程度で認めるとする報告が多い[5〜7]．同様に MJD/SCA3 では 40％程度でこれらを認めるとする報告がある[8]．

常染色体劣性遺伝形式をとる脊髄小脳失調症において，ARSACS では深部反射亢進などの錐体路徴候は主症状のひとつである．ARSACS では，20歳までに深部反射亢進や痙縮などの症を認めることが一般的である[9]．

痙性対麻痺では，錐体路徴候が主徴候となるのが一般的である（CQ 1-9 参照）．

文献

1) Wenning GK, Ben-Shlomo Y, Magalhães M, et al. Clinicopathological study of 35 cases of multiple system atrophy. J Neurol Neurosurg Psychiatry 1995; **58**: 160–166
2) Quinn NP, Marsden CD. The motor disorder of multiple system atrophy. J Neurol Neurosurg Psychiatry 1993; **56**: 1239–1242
3) Wenning GK, Ben Shlomo Y, Magalhães M, et al. Clinical features and natural history of multiple system atrophy: an analysis of 100 cases. Brain 1994; **117** (Pt 4): 835–845
4) Gilman S, Wenning GK, Low PA, et al. Second consensus statement on the diagnosis of multiple system atrophy. Neurology 2008; **71**: 670–676

5) Kameya T, Abe K, Aoki M, et al. Analysis of spinocerebellar ataxia type 1 (SCA1)-related CAG trinucleotide expansion in Japan. Neurology 1995; **45**: 1587–1594
6) Dubourg, Dürr A, Cancel G, et al. Analysis of the SCA1 CAG repeat in a large number of families with dominant ataxia: clinical and molecular correlations. Ann Neurol 1995; **37**: 176–180
7) Filla A, Mariotti C, Caruso G, et al. Relative frequencies of CAG expansions in spinocerebellar ataxia and dentatorubropallidoluysian atrophy in 116 Italian families. Eur Neurol 2000; **44**: 31–36
8) Schmitz-Hübsch, Coudert M, Bauer P, et al. Spinocerebellar ataxia types 1, 2, 3, and 6: disease severity and nonataxia symptoms. Neurology 2008; **71**: 982–989
9) Richter A, Morgan K, Bouchard JP, et al. Clinical and molecular genetic studies on autosomal recessive spastic ataxia of Charlevoix-Saguenay (ARSACS). Adv Neurol 1993; **61**: 97–103

検索式・参考にした二次資料

医中誌（検索2016年1月26日）
((((錐体路徴候/AL) or (異常反射/TH) or (Babinski反射/TH) or (不全対麻痺-痙性/TH) or (足クローヌス/TH)) and (脊髄小脳変性症/TH))) and (PT=会議録除く and CK=ヒト)　16件

Clinical Question 3-7　③錐体外路症候―a. パーキンソン症候

脊髄小脳変性症においてパーキンソン徴候が目立つ場合，どのような疾患を考えるか

回答
- 孤発性では多系統萎縮症を，常染色体優性遺伝では SCA2，MJD/SCA3，SCA17 などを，X 連鎖性遺伝では FXTAS などを考慮する．

背景・目的

脊髄小脳変性症にパーキンソン徴候を認めた際の鑑別診断に用いる．

解説・エビデンス

多系統萎縮症ではパーキンソン徴候を認めやすく，小脳失調，自律神経障害ともに主要徴候のひとつである．診断基準では，レボドパ反応性の悪いパーキンソン症状が probable MSA の診断に必要な特徴のひとつとなっている[1]．多系統萎縮症に認めるパーキンソン徴候は安静時振戦が少なく 10% 未満であり[2]，動作緩慢は 83%，筋強剛は 63% と高頻度であると報告されている[3]．日本においては，パーキンソニズムで初発する割合が欧米に比べ少なく 28.9% であり，最終的に 51.4% に増加したと報告されており[4]，特に病初期においては，必ずしもパーキンソン徴候を合併しているとは限らない．

常染色体優性遺伝形式をとる脊髄小脳失調症において，SCA2，MJD/SCA3 などでパーキンソン徴候を認めることがある[5,6]．SCA2 におけるパーキンソン徴候はレボドパに反応性があり，日本など東アジアで欧米に比べその頻度が高い．MJD/SCA3 ではレボドパに反応するパーキンソン徴候を特徴とするものをIV型と分類している．SCA17 でも無動を中心としたパーキンソン徴候が出現し，初発症状のひとつとなりうる[7]．

X 連鎖性遺伝形式をとる脆弱 X 関連振戦/失調症候群 (FXTAS) において，パーキンソン徴候は主要な症状のひとつである．仮面様顔貌や固縮，無動などを主に認め，安静時振戦の頻度は少ない[8]．FXTAS は X 連鎖性遺伝とされているが，保因者の女性にも発症することがあり注意が必要である．

文献

1) Gilman S, Wenning GK, Low PA, et al. Second consensus statement on the diagnosis of multiple system atrophy. Neurology 2008; **71**: 670–676
2) Wenning GK, Ben Shlomo Y, Magalhães M, et al. Clinical features and natural history of multiple system atrophy. An analysis of 100 cases. Brain 1994; **117** (Pt 4): 835–845
3) Wenning GK, Tison F, Ben Shlomo Y, et al.Multiple system atrophy: a review of 203 pathologically proven cases. Mov Disord 1997; **12**: 133–147
4) Yabe I, Soma H, Takei A, et al. MSA-C is the predominant clinical phenotype of MSA in Japan: analysis of

142 patients with probable MSA. J Neurol Sci 2006; **249**: 115–121
5) Sasaki H, Fukazawa T, Wakisaka A, et al. Central phenotype and related varieties of spinocerebellar ataxia 2 (SCA2): a clinical and genetic study with a pedigree in the Japanese. J Neurol Sci 1996; **144**: 176–181
6) Gwinn-Hardy K, Singleton A, O'Suilleabhain P, et al. Spinocerebellar ataxia type 3 phenotypically resembling parkinson disease in a black family. Arch Neurol 2001; **58**: 296–299
7) Nakamura K, Jeong SY, Uchihara T, et al. SCA17, a novel autosomal dominant cerebellar ataxia caused by an expanded polyglutamine in TATA-binding protein. Hum Mol Genet 2001; **10**: 1441–1448
8) Leehey MA, Berry-Kravis E, Goetz CG, et al. FMR1 CGG repeat length predicts motor dysfunction in premutation carriers. Neurology 2008; **70** (16 Pt 2): 1397–1402

検索式・参考にした二次資料

PubMed（検索 2016 年 1 月 26 日）
((((((("Tremor"[Mesh]) OR ("Muscle Rigidity"[Mesh]) OR ("Postural instability"[tiab]) OR ("Hypokinesia"[Mesh]) OR ("Parkinsonian Disorders"[Majr])))) AND "Spinocerebellar Degenerations"[Majr]) AND (English[LA] OR Japanese[LA])) AND Humans[All Fields]　166 件
医中誌（検索 2016 年 1 月 26 日）
(((((振戦/TH) or (筋硬直/TH) or (運動減少症/TH) or (姿勢動揺/AL)) and (脊髄小脳変性症/TH)) or ((パーキンソニズム/MTH) and (脊髄小脳変性症/MTH)))) and (PT=会議録除く and CK=ヒト)　56 件

Clinical Question 3-8　③錐体外路症候―b. 不随意運動

脊髄小脳変性症における不随意運動にはどのようなものがあるか

回答
- 舞踏運動やジストニア，振戦，ミオクローヌスなどを認めることがある．
- 腰曲がりや首下がりなどの姿勢異常も認めることがある．

■ 背景・目的

脊髄小脳変性症にパーキンソン徴候以外の不随意運動を認めた際の鑑別診断に用いる．

■ 解説・エビデンス

歯状核赤核淡蒼球ルイ体萎縮症（DRPLA）において舞踏運動やミオクローヌスは主要症状のひとつである[1]．DRPLA では，主に舞踏運動や認知症を認め，失調症がマスクされてしまうことからハンチントン舞踏病と診断されている症例が存在する．また，DRPLA は進行性ミオクローヌスてんかんの表現型をとり，日本において進行性ミオクローヌスてんかんの最も主な原因疾患である．SCA17 でも舞踏運動やミオクローヌスなどが認められ，ハンチントン舞踏病との鑑別を要する症例が存在する．

ジストニアは様々な SCA において出現するが，SCA1 で 12.8%，SCA2 で 14.2%，MJD/SCA3 で 23.9%，SCA6 で 4.7% にジストニアを認めたと報告されており，MJD/SCA3 で多い傾向にある[2]．MJD/SCA3 では，錐体路徴候に加え，錐体外路徴候として主にジストニアが前景に立つ症例が存在し，I 型に分類される[3]．

ミオクローヌスも様々な SCA において認められ，SCA1 で 4.3%，SCA2 で 13.7%，MJD/SCA3 で 4.4%，SCA6 で 0.0% にミオクローヌスを認めたと報告されており，SCA2 で多い傾向にある[2,4]．

振戦は様々な SCA や多系統萎縮症で認められるため，病型別の特徴に乏しいが，SCA14 では振戦やミオクローヌスが，SCA15 では振戦，特に頸部の振戦が目立つことがある．一般に，姿勢時振戦や動作時振戦を主に認めるが，安静時振戦は少ない．

その他，MJD/SCA3 では顔面のミオキミアや筋痙攣を生じることがあり，AOA1 や AOA2 では，ジストニアや舞踏運動を 10% 程度に認める[5]．

多系統萎縮症では，首下がり（antecollis）や camptocormia（極端な脊柱前屈），Pisa 症候群（高度の脊柱側屈）などの姿勢異常を早期からきたすことがあり，多系統萎縮症の診断を支持する徴候としてあげられている[6,7]．進行期にはミオリトミーを認める例がある．

周期性失調症 I 型では，発作の間欠期にミオキミアを認めることが多い[8]．

文献

1) Naito H, Oyanagi S. Familial myoclonus epilepsy and choreoathetosis: hereditary dentatorubral-pallidoluysian atrophy. Neurology 1982; **32**: 798–807
2) Schmitz-Hübsch, Coudert M, Bauer P, et al. Spinocerebellar ataxia types 1, 2, 3, and 6: disease severity and nonataxia symptoms. Neurology 2008; **71**: 982–989
3) Matsumura R, Takayanagi T, Fujimoto Y, et al. The relationship between trinucleotide repeat length and phenotypic variation in Machado-Joseph disease. J Neurol Sci 1996; **139**: 52–57
4) Orozco Diaz G, Nodarse Fleites A, Cordovés Sagaz R, Auburger G. Autosomal dominant cerebellar ataxia: clinical analysis of 263 patients from a homogeneous population in Holguín, Cuba. Neurology 1990; **40**: 1369–1375
5) Le Ber I, Brice A, Dürr A. New autosomal recessive cerebellar ataxias with oculomotor apraxia. Curr Neurol Neurosci Rep 2005; **5**: 411–417
6) Gilman S, Wenning GK, Low PA, et al. Second consensus statement on the diagnosis of multiple system atrophy. Neurology 2008; **71**: 670–676
7) Köllensperger M, Geser F, Seppi K, et al; European MSA Study Group. Red flags for multiple system atrophy. Mov Disord 2008; **23**: 1093–1099
8) Rajakulendran S, Schorge S, Kullmann DM, Hanna MG. Episodic ataxia type 1: a neuronal potassium channelopathy. Neurotherapeutics 2007; **4**: 258–266

検索式・参考にした二次資料

PubMed（検索 2016 年 1 月 26 日）
(((((ミオクローヌス/TH) or (ジストニア/TH) or (舞踏病/TH)) and (脊髄小脳変性症/TH)) or (((脊髄小脳変性症/TH) and (不随意運動/TH or 不随意運動/AL)) not (パーキンソニズム/TH)))) and (PT=会議録除く and CK=ヒト)　134 件

Clinical Question 3-9 　④自律神経症候

脊髄小脳変性症において認められる自律神経症候にはどのようなものがあるか

回答
- 起立性低血圧，食事性低血圧，排尿障害，便秘，発汗障害，性的機能障害などを認めることがある．
- これらの自律神経障害が目立つ場合には，多系統萎縮症を考慮する．

■ 背景・目的

脊髄小脳変性症に自律神経障害を認めた際の鑑別診断に用いる．

■ 解説・エビデンス

自律神経障害が目立つ場合，多系統萎縮症を考慮する必要がある．起立性低血圧や神経因性膀胱は多系統萎縮症の診断基準内の自律神経障害としてあげられている[1]．

起立性低血圧は通常，収縮期20 mmHgの低下，拡張期10 mmHgの低下をもって診断するが，probable MSAの診断基準では収縮期30 mmHgの低下，拡張期15 mmHgの低下となっており通常の診断基準と異なるため注意が必要である．日本の解析では，30/10 mmHg以上の低下をきたしたのは全体の76.8%，20/10 mmHgの低下をきたしたのは88.0%であったと報告されており[2]，欧米からは，30/10 mmHg以上の低下をきたしたのは全体の46%，20/10 mmHgの低下をきたしたのは59%であったと報告されている[3]．

食事性低血圧は，食後2時間以内に収縮期血圧が20 mmHg以上，もしくは100 mmHg以上あったものが90 mmHg未満に下がった場合をいい，多系統萎縮症でも食事性低血圧が生じる[4]．

残尿や尿閉などの排尿障害は多系統萎縮症で早期から高頻度に認められ，96%に何らかの排尿障害を認め，起立性低血圧よりも高頻度であったとする報告もある[5]．

排便機能障害も多系統萎縮症では高頻度に認められ，大腸通過時間の遅延，直腸固有収縮の低下が報告されている[6]．

発汗障害も多系統萎縮症では認められることが報告されており，発汗障害のためにうつ熱をきたし，体温が上昇することがある[7]．

性的機能障害は日本において詳細な調査が少ないが，多系統萎縮症の90%程度に認められると報告されている[8]．

その他，様々な脊髄小脳変性症で，便秘や排尿障害などの自律神経症候を認めることがあるが，多系統萎縮症のように主症状となることは少ない．ただし，MJD/SCA3では排尿障害などの自律神経障害の目立つ症例が存在する．

文献

1) Gilman S, Wenning GK, Low PA, et al. Second consensus statement on the diagnosis of multiple system atrophy. Neurology 2008; **71**: 670–676
2) Yabe I, Soma H, Takei A, et al. MSA-C is the predominant clinical phenotype of MSA in Japan: analysis of 142 patients with probable MSA. J Neurol Sci 2006; **249**: 115–121
3) Köllensperger M, Geser F, Ndayisaba JP, et al; EMSA-SG. Presentation, diagnosis, and management of multiple system atrophy in Europe: final analysis of the European multiple system atrophy registry. Mov Disord 2010; **25**: 2604–2612
4) Luciano GL, Brennan MJ, Rothberg MB. Postprandial hypotension. Am J Med 2010; **123**: 281. e1–e6
5) Sakakibara R, Hattori T, Uchiyama T, et al. Urinary dysfunction and orthostatic hypotension in multiple system atrophy: which is the more common and earlier manifestation? J Neurol Neurosurg Psychiatry 2000; **68**: 65–69
6) Sakakibara R, Odaka T, Uchiyama T, et al. Colonic transit time, sphincter EMG, and rectoanal video-manometry in multiple system atrophy. Mov Disord 2004; **19**: 924–929
7) Kihara M, Sugenoya J, Takahashi A. The assessment of sudomotor dysfunction in multiple system atrophy. Clin Auton Res 1991; **1**: 297–302
8) Yamamoto T, Sakakibara R, Uchiyama T, et al. Questionnaire-based assessment of pelvic organ dysfunction in multiple system atrophy. Mov Disord 2009; **24**: 972–978

検索式・参考にした二次資料

医中誌（検索 2016 年 1 月 28 日）
(((自律神経系疾患/TH) and (脊髄小脳変性症/MTH))) and (PT=会議録除く and CK=ヒト)　106 件

3. 臨床症状・徴候

Clinical Question 3-10　⑤認知機能障害

脊髄小脳変性症における認知機能障害の内容とそれが目立つ疾患は何か

回答
- 注意障害や遂行機能障害などの前頭葉機能低下を中心に認めることがある．
- 認知機能障害が目立つ場合，DRPLA や SCA17，FXTAS などの疾患を考慮する．

背景・目的

脊髄小脳変性症に認知機能を認めた際の鑑別診断に用いる．

解説・エビデンス

　脊髄小脳変性症・多系統萎縮症においても，大脳が障害されることにより，一般的な認知機能障害を生じることもあるが，近年，小脳が運動機能のみならず，認知機能にもかかわっていることが認識されている．

　小脳は以前より，運動を制御するのみならず，認知機能など高次機能の制御にも関与している可能性を指摘されてきた．特に小脳による高次機能障害は主として，遂行機能や視空間認知，言語機能の障害が主なものであると報告されており，cerebellar cognitive affective syndrome（CCAS）として報告されている[1]．

　SCA1 では遂行機能障害，言語性短期記憶障害，軽度の全般的な認知機能障害が[2]，SCA2 では記銘力低下，集中力の欠如，遂行機能障害などが[3,4]，MJD/SCA3 では視覚性注意や言語性注意の障害，遂行機能障害などが[5]，SCA6 では言語流暢性，視覚的記憶の障害などが報告されている[6]．

　SCA31 や SCA36 については，認知機能障害に対する報告が乏しいが，SCA36 では進行期に前頭側頭葉変性症様の認知機能障害を呈することが報告されている[5]．

　脊髄小脳変性症で，認知機能障害が目立つ場合，歯状核赤核淡蒼球ルイ体萎縮症（DRPLA）や SCA17，脆弱 X 関連振戦/失調症候群（FXTAS）などを考慮する必要がある．DRPLA では 20 歳以後に発症する症例において認知機能障害が目立ち，主な症状のひとつとなる[7]．SCA17 では認知機能障害が初発症状のひとつとして出現することがある[8]．FXTAS では遂行機能障害などの認知機能障害をきたす[9]．

　多系統萎縮症は，その診断基準内で認知症を不支持項目としてあげているが，近年，遂行機能障害などの前頭葉機能障害を認めるとする報告が増えている[10,11]．早期から認知機能障害を認めることは少ないが，進行期には認知機能障害を認めるとする報告が多数報告されている．これらの報告では，前頭葉機能障害，特に遂行機能障害が最もよく認められ，前頭葉を中心とした萎縮を認めた症例も報告されている．また，多系統萎縮症では記憶障害も報告されており，MMSE が 26% で低下し，言語学習や，即時想起および遅延再生などが障害されていると報告さ

れている[9,10]．MSA-P と MSA-C のサブタイプで認知機能障害が異なっていることが報告されているが，その結果は一様ではない[8,11]．

文献

1) Schmahmann JD. Disorders of the cerebellum: ataxia, dysmetria of thought, and the cerebellar cognitive affective syndrome. J Neuropsychiatry Clin Neurosci 2004; **16**: 367–378
2) Bürk K, Bösch S, Globas C, et al. Executive dysfunction in spinocerebellar ataxia type 1. Eur Neurol 2001; **46**: 43–48
3) Storey E, Forrest SM, Shaw JH, et al. Spinocerebellarataxiatype 2: clinical features of a pedigree displaying prominent frontalexecutive dysfunction. Arch Neurol 1999; **56**: 43–50
4) Gambardella A, Annesi G, Bono F, et al. CAG repeat length and clinical features in three Italian families with spinocerebellar ataxia type 2 (SCA2): early impairment of Wisconsin Card Sorting Test and saccade velocity. J Neurol 1998; **245**: 647–652
5) Zawacki TM, Grace J, Friedman JH, Sudarsky L. Executive and emotional dysfunction in Machado-Joseph disease. Mov Disord 2002; **17**: 1004–1010
6) Suenaga M, Kawai Y, Watanabe H, et al. Cognitive impairment in spinocerebellar ataxia type 6. J Neurol Neurosurg Psychiatry 2008; **79**: 496–499
7) Naito H, Oyanagi S. Familial myoclonus epilepsy and choreoathetosis: hereditary dentatorubral-pallidoluysian atrophy. Neurology 1982; **32**: 798–807
8) Nakamura K, Jeong SY, Uchihara T, et al. SCA17, a novel autosomal dominant cerebellar ataxia caused by an expanded polyglutamine in TATA-binding protein. Hum Mol Genet 2001; **10**: 1441–1448
9) Grigsby J, Brega AG, Jacquemont S, et al. Impairment in the cognitive functioning of men with fragile X-associated tremor/ataxia syndrome (FXTAS). J Neurol Sci 2006; **248**: 227–233
10) Gilman S, Wenning GK, Low PA, et al. Second consensus statement on the diagnosis of multiple system atrophy. Neurology 2008; **71**: 670–676
11) Siri C, Duerr S, Canesi M, et al; A cross-sectional multicenter study of cognitive and behavioural features in multiple system atrophy patients of the parkinsonian and cerebellar type. J Neural Transm (Vienna) 2013; **120**: 613–618

検索式・参考にした二次資料

医中誌（検索 2016 年 1 月 28 日）
(((脊髄小脳変性症/TH) and (認知障害/TH))) and (PT=会議録除く and CK=ヒト)　85 件

Clinical Question 3-11　⑥末梢神経障害

脊髄小脳変性症において末梢神経障害が目立つ場合，どのような疾患を考えるか

回答
- 常染色体優性遺伝では SCA1，SCA2，MJD/SCA3 などを考慮する．常染色体劣性遺伝のものは多数の疾患が末梢神経障害を合併する．

■ 背景・目的

脊髄小脳変性症に末梢神経障害を認めた際の鑑別診断に用いる．

■ 解説・エビデンス

脊髄小脳変性症において，末梢神経障害は比較的よく認められ，電気生理学的検査で確認した末梢神経障害は，SCA1 では82％，SCA2 では63％，MJD/SCA3 では55％，SCA6 では22％であったとする報告[1]をはじめ種々の報告がみられるが，その頻度は一様ではなく，SCA6 に比べ SCA1，SCA2，MJD/SCA3 では有意に末梢神経障害が高頻度で存在していたとする報告が多い．多くは感覚神経，運動神経ともに障害を受け，軸索変性と脱髄の両者とも認められているが，SCA6 では軸索障害が多いようである[1]．しかしながら，他の報告では電気生理学的検討で，20％前後から60％前後の障害であったと報告されており，明確な末梢神経障害の頻度は不明である[2,3]．特に MJD/SCA3 では筋 cramp や不快を伴うしびれ感を訴えることが多い．

多系統萎縮症では感覚神経，もしくは自律神経の末梢神経障害を合併したとする症例報告レベルの報告があるのみで，病理学的裏づけに乏しく，末梢神経障害が多系統萎縮症の症状の一部であるのかは判断ができず，現時点では偶然の合併と考えられている．

常染色体劣性遺伝性では，末梢神経障害を伴う病型が多く存在するため，末梢神経障害以外の徴候とあわせ鑑別を進める必要がある（CQ 2-10 参照）．

アルコール性やビタミン B_1 欠乏症は，末梢神経障害をきたしやすい．ビタミン B_1 欠乏症による末梢神経障害は，運動障害が主であり，感覚は表在覚，深部覚ともに障害されやすく，末梢神経病理では軸索障害が大径，小径線維両者に存在すると報告されている[4]．アルコール性では，感覚障害が主であり，痛みで発症し表在覚優位に障害されやすく，末梢神経病理では軸索障害が小径線維優位に生じていると報告されている[5]．

■ 文献

1) Linnemann C, Tezenas du Montcel S, Rakowicz M, et al. Peripheral Neuropathy in Spinocerebellar Ataxia Type 1, 2, 3, and 6. Cerebellum 2016; **15**: 165–173
2) Abele M, Bürk K, Andres F, et al. Autosomal dominant cerebellar ataxia type I. Nerve conduction and evoked potential studies in families with SCA1, SCA2 and SCA3. Brain 1997; **120** (Pt 12): 2141–2148

3) Perretti A, Santoro L, Lanzillo B, et al. Autosomal dominant cerebellar ataxia type I: multimodal electrophysiological study and comparison between SCA1 and SCA2 patients. J Neurol Sci 1996; **142**: 45–53
4) Koike H, Misu K, Hattori N, et al. Postgastrectomy polyneuropathy with thiamine deficiency. J Neurol Neurosurg Psychiatry 2001; **71**: 357–362
5) Koike H, Iijima M, Sugiura M, et al. Alcoholic neuropathy is clinicopathologically distinct from thiamine-deficiency neuropathy. Ann Neurol 2003; **54**: 19–29

検索式・参考にした二次資料

医中誌（検索 2016 年 1 月 26 日）
(((脊髄小脳変性症/TH) and (末梢神経系疾患/TH))) and (PT=会議録除く and CK=ヒト)　92 件

Clinical Question 3-12　⑦眼球運動障害

脊髄小脳変性症において認められる眼球運動障害にはどのような特徴があるか．またその特徴によってどのような疾患を考えるか

回答
- 脊髄小脳変性症・多系統萎縮症では衝動性眼球運動（saccade）の測定異常，滑動性追従運動（smooth pursuit）の障害，眼振などの眼球運動障害が認められる．一部の病型では，診断につながる特徴的な眼球運動障害が観察される．

■ 背景・目的

脊髄小脳変性症・多系統萎縮症で認められる眼球運動障害の特徴を知る．

■ 解説・エビデンス

　小脳症候としての眼球運動障害は小脳が持つ随意運動の調節，抑制機能が眼球運動に関与することにより現れる．小脳はより正確に眼球運動を行わせ，固視の安定性を高め，視覚情報や前庭情報と干渉し，協調的に運動を遂行する．小脳片葉，傍片葉，虫部，室頂核，小節，虫部垂が眼球運動に重要な役割を果たしている[1,2]．

　眼球運動における小脳症候としては衝動性眼球運動（saccade）の測定異常，滑動性追従運動（smooth pursuit）の障害，前庭動眼反射の過反応，眼球の不随意運動（眼球粗動，オプソクローヌスなど），眼振（注視性眼振，反跳眼振，下眼瞼向き垂直眼振など）があげられる[2]．

1．特徴的な眼球運動障害

　SCA2では特に若年発症例において緩徐眼球運動（slow eye movement）が病初期より認められる[3~5]．緩徐眼球運動（slow eye movement）とは，衝動性眼球運動が欠如し，眼球が緩徐にしか動かせない病態であり，水平性の随意運動でみられ，あたかも球が油槽内を動くようにみえることから，粘稠性とも称される眼球運動障害で，進行すると全眼球運動麻痺に至る[6]．進行期のSCA1，MJD/SCA3でも観察される[3]．

　MJD/SCA3では"びっくり眼"と呼ばれる眼瞼退縮が有名であるが，他の脊髄小脳変性症でも観察される．MJD/SCA3では発症早期から前庭神経核障害によりカロリックテスト，前庭動眼反射（VOR）の反応低下が認められる[3~5]．

　SCA6は粗大な注視性眼振が目立ち，下眼瞼向き成分を含むことが多い[3~5]．下眼瞼向き頭位変換眼振（downbeat positioning nystagmus：DPN）が他の脊髄小脳変性症より高頻度にみられ，同じ純粋小脳型であるSCA31との鑑別に有用であることが報告されている[7]．

　AR-SCDであるEAOH/AOA1，AOA2では眼球運動失行が観察される（CQ 2-14参照）．眼球運動失行（oculomotor apraxia）は，目的指示がなければ眼球を自由に動かすことができる

が，指示された対象を意図的に注視できない，または移動する対象を追視できない現象である．随意性の saccade が障害され，反射性の saccade は保たれているため，患者は側方を見るときに，頭位をすばやく注視方向に回旋する head thrust と呼ばれる運動により眼球運動障害を代償する[6,8]．EAOH/AOA1 では小児期で発現頻度が高いが，成人期には頻度が少なくなり注視眼振，眼球運動制限の頻度が増す．AOA2 でも一般に小児期に目立ち，成長するに従い，目立たなくなる．

文献

1) 平山惠造. 運動失調. 神経症候学 II, 文光堂, 2010: p.529–589
2) 清水夏繪. 眼振と構音障害. Clinical Neuroscience 2005; **23**: 1374–1376
3) Moscovich M, Okun MS, Favilla C, et al. Clinical evaluation of eye movements in spinocerebellar ataxias: a prospective multicenter study. J Neuroophthalmol. 2015; **35**: 16–21
4) Pula JH, Gomez CM, Kattah JC. Ophthalmologic features of the common spinocerebellar ataxias. Curr Opin Ophthalmol. 2010; **21**: 447–453
5) 磯崎英治, 内藤理恵. 各種疾患での眼球運動障害　脊髄小脳変性症. Clinical Neuroscience 2010; **28**: 77–80
6) 平山惠造. 眼の症候. 神経症候学 I, 文光堂, 2006: p.429–654
7) Yabe I, Matsushima M, Yoshida K, et al. Rare frequency of downbeat positioning nystagmus in spinocerebellar ataxia type 31. J Neurol Sci 2015; **350**: 90–92
8) 横関明男, 西澤正豊, 小野寺　理. 眼球運動失行と低アルブミン血症を伴う早発型失調症. 日本臨床　神経症候群 2014: p.385–338

検索式・参考にした二次資料

医中誌（検索 2016 年 1 月 26 日）
(((脊髄小脳変性症/TH) and (眼球運動障害/TH))) and (PT=会議録除く and CK=ヒト)　29 件
そのほか重要な文献をハンドサーチで追加した

Clinical Question 3-13　⑧精神症候

脊髄小脳変性症において精神症候が目立つ場合，どのような疾患を考えるか

回答
- 脊髄小脳変性症・多系統萎縮症では，精神症候として，うつ状態が高頻度に合併すると報告されている．その他，不安症も多い．統合失調症様の精神症状を伴った遺伝性 SCA や多系統萎縮症の症例報告があるが，まれと考えられる．

背景・目的

脊髄小脳変性症・多系統萎縮症に合併する精神症候を理解する．

解説・エビデンス

　Schmitz らは欧州 EUROSCA 研究において SCA1，SCA2，MJD/SCA3，SCA6 患者 526 例を対象に Patient Health Questionnaire（PHQ）を用いてうつ状態を調査し，PHQ アルゴリズム分類を用いた場合，17％でうつ状態を認め，PHQ 合計点で 10 点以上を中等度うつ状態とした場合，22％にうつ状態を認めた．病型ごとの頻度に大きな差は認めなかった．多変量解析では SARA 重症度，女性であることが独立した危険因子であった[1]．Lo らは北米 CRC-SCA 研究において SCA1，SCA2，MJD/SCA3，SCA6 患者 300 例を対象に同様に PHQ を用いてうつ状態を調査したところ，26％で中等度うつ状態（PHQ 10 点以上）を認めた．病型ごとの頻度に大きな差は認めなかったが，MJD/SCA3 では他の病型より高い希死念慮（65％）が認められた．2 年後の follow で変化はなく，CAG リピート数との相関はなかった[2]．Lisa らは多系統萎縮症 99 例を対象に Beck Depression Inventory（BDI）を用いてうつ状態の頻度を調査した．重度 10％，中等度 39％，軽症を含めると合計 80％にうつ状態を認め，生活満足度に影響を与えていた[3]．Schrag らは 286 例の多系統萎縮症を対象に Hospital Depression and Anxiety Scale を用いてうつ状態と不安症の頻度を調査した．probable depression 43％，possible depression を含めると 71％にうつ状態を認めた．不安症は probable anxiety 37％，possible anxiety を含めると 54％に認められた[4]．

　多系統萎縮症，遺伝性 SCA いずれもうつ状態は高頻度に認められ，その他，不安症の合併も報告されている．

　まれであると考えられるが，統合失調症様の精神症状を合併したとする症例報告がある[5〜8]．

文献

1) Schmitz-Hübsch T, Coudert M, Tezenas du Montcel S, et al. Depression comorbidity in spinocerebellar ataxia. Mov Disord 2011; **26**: 870–876
2) Lo RY, Figueroa KP, Pulst SM, et al. Depression and clinical progression in spinocerebellar ataxias. Parkin-

sonism Relat Disord 2016; **22**: 87–92
3) Lisa M, Benrud-Larson LM, Sandroni P, et al. Depressive symptoms and life satisfaction in patients with multiple system atrophy. Mov Disord 2005; **20**: 951–957
4) Schrag A, Sheikh S, Quinn NP, et al. A comparison of depression, anxiety, and health status in patients with progressive supranuclear palsy and multiple system atrophy. Mov Disord 2010; **25**: 1077–1081
5) Parsa MA, Simon M, Dubrow C, et al. Psychiatric manifestations of olivo-ponto-cerebellar atrophy and treatment with clozapine. Int J Psychiatry Med 1993; **23**: 149–156
6) Khan S, Moore J, Ealing J, Kobylecki C. Psychosis in a patient with probable multiple system atrophy of cerebellar type. J Neurol Sci 2015; **358**: 501–502
7) Duggal HS. Cognitive affective psychosis syndrome in a patient with sporadic olivopontocerebellar atrophy. J Neuropsychiatry Clin Neurosci 2005; **17**: 260–262
8) Rottnek M, Riggio S, Byne W, et al. Schizophrenia in a patient with spinocerebellar ataxia 2: coincidence of two disorders or a neurodegenerative disease presenting with psychosis? Am J Psychiatry 2008; **165**: 964–967

■ 検索式・参考にした二次資料

医中誌（検索 2016 年 1 月 26 日）
(((脊髄小脳変性症/MTH) and (精神障害/TH))) and (PT=会議録除く and CK=ヒト)　51 件
そのほか重要な文献をハンドサーチで追加した

4. 検査

4. 検査

Clinical Question 4-1　①血液・髄液検査

小脳失調症の鑑別にどのような血液・髄液検査を提出すべきか

推奨

❶ 治療可能な運動失調症として，甲状腺機能低下症，橋本脳症や傍腫瘍症候群を含めた自己免疫性小脳失調症，薬物中毒，アルコール中毒などを鑑別するために血液・髄液検査を提出する（グレード 1B）．
❷ 血中ビタミン E 低値，低アルブミン血症，α-fetoprotein 高値，コレスタノール高値，極長鎖脂肪酸高値など，特徴的な生化学的異常は診断を進めるうえで参考になる（グレード 1B）．
❸ 多系統萎縮症の診断に有用な血液・髄液のバイオマーカーは確立していない．

背景・目的

小脳失調症の鑑別に有用な血液・髄液検査を理解する．

解説・エビデンス

　成人発症・緩徐進行性の小脳失調症は，神経変性・遺伝性疾患としての脊髄小脳変性症であるのか，あるいは内分泌代謝性・中毒性疾患，自己免疫が関与した疾患，腫瘍に関連した疾患など，全身的な疾患に伴う失調症（以下，続発性小脳失調症と表記）であるのか，この2つに分けて診断を進める[1]．
　表1に治療可能な続発性小脳失調症の鑑別に有用な血液検査を示す[2]．血液検査では甲状腺ホルモン，ビタミン B_1・B_6・B_{12}，抗てんかん薬の服用中は薬物血中濃度，アルコール多飲の場合は肝機能障害の有無などを確認する．自己免疫性小脳失調症の代表疾患である橋本脳症は脊髄小脳変性症に類似することがあるため，甲状腺機能にかかわらず抗 TPO 抗体，抗サイログロブリン抗体の測定を行い，いずれかが陽性の場合は治療反応性を確認することも必要で，さらに抗 NAE 抗体まで提出する[3]．抗 GAD 抗体陽性や抗グリアジン抗体陽性の小脳失調症も知られており，測定が望ましい．運動失調が亜急性に進行する場合や，オプソクローヌス・ミオクローヌスを伴う場合には，腫瘍関連の抗神経抗体が関連していると推定される．
　上記以外に，特徴的な生化学的異常が小脳失調症の診断の手助けとなる[1]．眼球運動失行と低アルブミン血症を伴う早発型運動失調症（EAOH/AOA1）は低アルブミン血症，高コレステロール血症がみられる．AOA2（SCAR1）と毛細血管拡張性運動失調症では α-fetoprotein が高値となる．脳腱黄色腫症ではコレスタノール高値，副腎白質ジストロフィーは極長鎖脂肪酸が高値となる．ミトコンドリア病は高 CK 血症や，血清・髄液の乳酸，ピルビン酸の値が参考になることがある．
　多系統萎縮症の早期診断に有用な血液・髄液のバイオマーカーは確立していない．多系統萎

表1 治療可能な小脳失調症の鑑別に有用な血液検査

鑑別疾患		血液検査
代謝性	ビタミン欠乏	ビタミンE（B_1, B_6, B_{12}）
	甲状腺機能低下	甲状腺機能
遺伝性	ミトコンドリア病	乳酸，ピルビン酸
中毒性	アルコール性	肝機能ほか
	薬剤性	フェニトイン濃度ほか
自己免疫性（非傍腫瘍性）	橋本脳症	抗TPO，サイログロブリン，NAE抗体
	抗GAD抗体関連	抗GAD抗体（髄液／血清比）
	グルテン失調症	抗グリアジン，TG2抗体
	その他	抗Homer3抗体，抗TPI抗体
自己免疫性（傍腫瘍性）	傍腫瘍性小脳変性症	抗Yo，Hu，VGCC，Ri，CRMP-5，Ma-2，Zic，mGluR抗体
	オプソクローヌス・ミオクローヌス症候群	抗Ri，Hu，Ma-2，Yo，CRMP-5，VGKC抗体

注：現在はまだ十分治療効果が得られていないものがある．保険適用外の検査も含む．
（文献2，3より一部引用）

縮症とパーキンソン病の鑑別に，アルギニン負荷に対する成長ホルモン（GH）の反応が多系統萎縮症で低下しやすいとの報告が散見されるが，2010年Gardnerらは小脳性運動失調が目立つ多系統萎縮症（MSA-C）14例，遅発発症の小脳失調症（IDLOCA）11例，Friedreich（フリードライヒ）運動失調症10例，健常者10例のそれぞれのGHピーク値に有意差はなく，少なくともアルギニンテストはMSA-Cの診断に有用ではないと結論している（エビデンスレベルIVb）[4]．

文献

1) 辻 省次．脊髄小脳変性症の診断のアルゴリズム．アクチュアル脳・神経疾患の臨床：小脳と運動失調，辻 省次（総編集），中山書店，2013：p.75-83
2) 割田 仁，青木正志．皮質性小脳萎縮症．アクチュアル脳・神経疾患の臨床：小脳と運動失調，辻 省次（総編集），中山書店，2013：p166-171
3) 松永晶子，米田 誠．自己免疫性小脳失調．Annual Review 2013：p.204-210
4) Gardner RC, Schmahmann JD. Arginine test is not reliable for diagnosing cerebellar multiple system atrophy. Ann Neurol 2010; **67**: 404-408

検索式・参考にした二次資料

PubMed（検索2016年1月19日）
((((((("Cerebellar Ataxia/blood"[Mesh] OR "Cerebellar Ataxia/cerebrospinal fluid"[Mesh])) OR ("Multiple System Atrophy/blood"[Mesh] OR "Multiple System Atrophy/cerebrospinal fluid"[Mesh]))) OR ((hashimoto's encephalitis) AND ((blood[MeSH Subheading]) OR cerebrospinal fluid[MeSH Subheading])))) AND "Diagnosis, Differential"[Mesh] Filters: Humans; Japanese; English　41件

医中誌（検索2016年1月19日）
((((((多系統萎縮症/TH) or (運動失調症-小脳性/TH) or (橋本脳症/TH)) and (([血液化学分析]/TH) or ((髄液/TH or 髄液/AL)) or ((自己抗体/TH or 自己抗体/AL))))) and (SH=診断的利用,診断,画像診断,X線診断,放射性核種診断,超音波診断))) and (PT=会議録除く and CK=ヒト)　74件
ほかに重要文献をハンドリサーチで追加した

Clinical Question 4-2　②画像検査—a．MRI

小脳失調症と病型毎の MRI 所見はどのようなものか

回答
- 小脳失調症の一部の病型において特徴的な画像所見を有するものの，画像診断のみで病型を判断するのは困難である．

■ 背景・目的

小脳失調症における MRI 診断の特徴を明らかにする．

■ 解説・エビデンス

　まず日本にて頻度の多い多系統萎縮症，Machado-Joseph 病（MJD/SCA3），SCA6，歯状核赤核淡蒼球ルイ体萎縮症（DRPLA），SCA31，SCA1，SCA2 について解説する（CQ 1–11 参照）．また，上記病型以外に画像的特徴を持つ病型として ARSACS（Charlevoix-Saguenay 型劣性遺伝性痙性失調症），FXTAS（脆弱 X 関連振戦/失調症候群），GSS（Gerstmann-Sträussler-Scheinker 病）についても解説する．
　多系統萎縮症の MRI については数多くの報告にて橋・中小脳脚・小脳萎縮，hot cross bun sign（HCBS），被殻萎縮，被殻背外側部 T2 強調画像低信号，外側線状高信号域が報告されている．しかし，小脳萎縮は多くの小脳失調症でみられ診断に対する特異性は低く，HCBS は多系統萎縮症で比較的みられる所見であるが，他の脊髄小脳変性症にもみられる所見であり，HCBS のみで MSA-C と診断することは困難である点に留意する必要がある（CQ 4–3 参照）．MJD では小脳，脳幹，上小脳脚，前頭葉，側頭葉の萎縮を認めるほか（エビデンスレベル Ⅳb）[1]，T2 強調画像および FLAIR 画像にて内側淡蒼球の線状高信号が知られている（エビデンスレベル Ⅳb）[2]．SCA6 と SCA31 は MRI で小脳萎縮を認めるほか優位な所見はないものの，SCA6 と SCA31 の比較では SCA6 で第 4 脳室の拡大，中小脳脚の萎縮を認めたと報告されている（エビデンスレベル Ⅳb）[3]．DRPLA では脳幹・小脳の萎縮，大脳白質の広範囲な T2 高信号を認め，これらの所見と年齢やリピート数との相関が報告されている（エビデンスレベル Ⅳb）[4]．SCA1,2 は脳幹と小脳の萎縮を認めるものの，HCBS は SCA2 でより出現しやすく（エビデンスレベル Ⅳb）[5]，橋・小脳の萎縮も SCA2 でより強い傾向にある（エビデンスレベル Ⅳb）[6]．ARSACS は T2 強調画像/FLAIR にて橋に線状低信号を伴うことが知られており（エビデンスレベル Ⅳb）[7]，FXTAS では中小脳脚と大脳白質の T2 高信号が特徴的である（エビデンスレベル Ⅳb）[8]．また，拡散強調画像で大脳皮質に高信号を伴う場合には GSS を含めたプリオン病を疑う．
　以上の画像所見より①小脳のみの萎縮を認める場合には SCA6 と SCA31 を鑑別にあげる必要がある．日本では皮質性小脳萎縮症（CCA）の分類があるが，除外診断が原則であり，本項では言及しない．②小脳と脳幹に病変を認める際は SCA1 や SCA2 を鑑別にあげる必要があり，橋

のT2低信号はARSACS，中小脳脚のT2高信号はFXTASの鑑別を要する．③小脳・脳幹・基底核に病変を認める場合にはMSA-CやMJD/SCA3を，④大脳白質に病変を認める場合にはDRPLAとFXTASを鑑別にあげる必要がある．その他⑤大脳皮質にDWIで高信号を認める場合にはGSSを含めたプリオン病を鑑別にあげる必要があり，⑥小脳萎縮を認めないもしくは軽度の場合は橋本脳症をはじめとした免疫性小脳失調症を鑑別にあげる必要がある．

　また，MRIを用いたvoxel based morphometry（VBM）にて小脳失調症の病型を分類する試みもある．VBMはMRI脳画像から灰白質と白質を分離・抽出し，それぞれの萎縮を定量的に評価することが可能である．MSA-C，MJD/SCA3，SCA6，SCA31，DRPLAにおけるVBMの研究においてMSA-Cでは小脳半球・虫部に広範な灰白質萎縮と中小脳脚・脳幹・小脳にかけて著明な白質萎縮所見を，MJD/SCA3では中小脳脚・脳幹・小脳の白質萎縮，DRPLAでは脳幹・歯状核周辺の軽度白質萎縮，SCA6とSCA31では小脳半球・虫部の灰白質萎縮を認め，中小脳脚・脳幹の白質萎縮は認めないと報告されており，脊髄小脳変性症の病型診断にVBMが有用な可能性がある[9]．

文献

1) Murata Y. Characteristic magnetic resonance imaging findings in Machado-Joseph disease. Arch Neurol 1998; **55**: 33–37
2) Yamada S. Linear high intensity area along the medial margin of the internal segment of the globus pallidus in Machado Joseph disease patient J Neurol Neurosurg Psychiatry 2005; **76**: 573–575
3) 榊原聡子．Spinocerebellar ataxia type 31（SCA31）の臨床像，画像所見—Spinocerebellar ataxia type 6（SCA6）との小脳外症候の比較検討．臨床神経学 2014; **54**: 473–478
4) Koide R, Onodera O, Ikeuchi T, et al. Atrophy of the cerebellum and brainstem in dentatorubral pallidoluysian atrophy. Influence of CAG repeat size on MRI findings. Neurology 1997; **49**: 1605–1612
5) Lee YC, Liu CS, Wu HM, et al. The 'hot cross bun' sign in the patients with spinocerebellar ataxia. Eur J Neurol 2009; **16**: 513–516
6) Della Nave R, Ginestroni A, Tessa C, et al. Brain white matter damage in SCA1 and SCA2. An in vivo study using voxel-based morphometry, histogram analysis of mean diffusivity and tract-based spatial statistics. Neuroimage 2008; **43**: 10–19
7) Martin MH, Bouchard JP, Sylvain M, et al. Autosomal recessive spastic ataxia of Charlevoix-Saguenay: a report of MR imaging in 5 patients. AJNR Am J Neuroradiol 2007; **28**: 1606–1608
8) Jacquemont S, Hagerman RJ, Leehey M, et al. Fragile X permutation tremor/ataxia syndrome: molecular, clinical, and neuroimaging correlates. AM J Hum Genet 2003; **72**: 869–878
9) 田中信幸．脊髄小脳変性症の画像診断におけるvoxel-based morphometryの有用性．Brain and Nerve 2014; **29**: 699–704

検索式・参考にした二次資料

PubMed（検索2016年1月19日）
((((((Multiple System Atrophy[MeSH Terms]) OR Cerebellar Ataxia[MeSH Terms]) OR hashimoto's encephalitis)) AND "Magnetic Resonance Imaging"[Majr])) AND "Diagnosis, Differential"[MeSH Terms] Filters: Humans; English; Japanese　59件

医中誌（検索2016年1月19日）
((((多系統萎縮症/TH) or (運動失調症-小脳性/TH) or (橋本脳症/TH)) and (MRI/MTH))) and (PT=会議録除く and CK=ヒト)　85件

ほかに重要文献をハンドリサーチで追加した

4. 検査

Clinical Question 4-3　②画像検査—a. MRI

hot cross bun signがあれば，MSA-Cとしてよいか

推奨

❶hot cross bun sign（HCBS）はMSA-Cに特徴的なMRI所見として認識されているが，SCAにもHCBSを認めることがあり，HCBSのみでMSA-Cと診断するべきではない（グレード1B）．

■ 背景・目的

MSA-Cの画像診断におけるHCBSの有用性の有無を確認する．

■ 解説・エビデンス

多系統萎縮症の頭部MRIT2強調画像では中小脳脚における橋横走線維の選択的萎縮，グリア細胞増生を反映して橋にHCBSを認めることが知られている．

しかし，138例のSCA（SCA1, SCA2, MJD/SCA3, SCA6, SCA7, SCA8, SCA17）と健常コントロール102例における研究においてSCAの8.7%にHCBSを認め，なかでもSCA2では25.7%と比較的高率に認めたことが報告されている（エビデンスレベルIVb）[1]．

また，SCA34の家系においても4/6例（66.7%）にHCBSを認めたことも報告されており，HCBSのみでMSA-Cと診断するべきではない（エビデンスレベルV）[2]．

■ 文献

1) Lee YC, Liu CS, Wu HM, et al. The 'hot cross bun' sign in the patients with spinocerebellar ataxia. Eur J Neurol 2009; **16**: 513–516
2) Ozaki K, Doi H, Mitsui J, et al. A Novel Mutation in ELOVL4 Leading to Spinocerebellar Ataxia (SCA) With the Hot Cross Bun Sign but Lacking Erythrokeratodermia: A Broadened Spectrum of SCA34. JAMA Neurol 2015; **72**: 797–780

■ 検索式・参考にした二次資料

PubMed（検索2016年1月19日）
(((((("hot cross ") OR "cross sign") OR "cross bun") OR "hot cross bun") AND (Humans[Mesh] AND (English[lang] OR Japanese[lang])))) AND ((((Multiple System Atrophy[MeSH Terms]) OR Cerebellar Ataxia[MeSH Terms]) OR hashimoto's encephalitis) AND (Humans[Mesh] AND (English[lang] OR Japanese[lang]))) Filters: Humans; English; Japanese　39件
医中誌（検索2016年1月19日）
("hot cross bun"/AL) or ("cross sign"/AL) or ("cross bun"/AL) or (クロスサイン/AL) or (ホットクロスバン/AL)　15件
ほかに重要文献をハンドリサーチで追加した

Clinical Question 4-4　②画像検査―a．MRI

MRS 検査は有用か

推奨

❶ミトコンドリア異常に伴う小脳失調症では，小脳半球の MRS 乳酸ピーク高値が診断に有用である（グレード 1B）．
❷また，一部の遺伝性脊髄小脳変性症や小脳性運動失調が目立つ多系統萎縮症（MSA-C）の鑑別に MRS が有用かもしれない（グレード 2B）．

背景・目的

小脳失調症の鑑別における MRS の有効性を検討する．

解説・エビデンス

小脳失調を伴うミトコンドリア病 11 症例の検討では 9 例で小脳に乳酸ピーク高値を認めたとの報告があり（エビデンスレベル Ⅳb）[1]，ミトコンドリア異常に伴う小脳変性症の鑑別に MRS は有用と考えられる．小脳性運動失調が目立つ多系統萎縮症（MSA-C）15 例の比較対照研究では，橋・延髄での神経細胞脱落を示唆する NAA/Cr 低下が，発症早期に確認されている（エビデンスレベル Ⅳb）[2,3]．また，橋・延髄でのグリオーシスを示唆する myoinositol の上昇が MSA-C の罹病期間と相関していることも報告されている．Oz らは小脳半球，虫部，橋の MRS で chemical shift の違いから MSA-C，SCA1，SAC2 が鑑別可能であったと報告している（エビデンスレベル Ⅳb）[4]．

文献

1) Boddaert N, Romano S, Funalot B, et al. 1H MRS spectroscopy evidence of cerebellar high lactate in mitochondrial respiratory chain deficiency. Mol Genet Metab 2008; **93**: 85–88
2) 眞島卓弥，五十嵐博中，高堂裕平ほか．MSA-C における 3T 磁気共鳴スペクトロスコピーを用いた脳幹代謝物の経時的変化．臨床神経学 2011; **51**: 1439
3) 高堂裕平．3.0T 1H-Magnetic Resonance Spectroscopy を用いた多系統萎縮症における脳幹部 myo-inositol の解析．新潟医学会雑誌 2010; **124**: 377–385
4) Oz G, Iltis I, Hutter D, et al. Distinct neurochemical profiles of spinocerebellar ataxias 1, 2, 6, and cerebellar multiple system atrophy. Cerebellum 2011; **10**: 208–217

4. 検 査

検索式・参考にした二次資料

PubMed（検索 2016 年 1 月 22 日）
(((((((Multiple System Atrophy[MeSH Terms]) OR Cerebellar Ataxia[MeSH Terms]) OR hashimoto's encephalitis))) AND Magnetic Resonance Spectroscopy[Mesh])) AND "diagnosis" [Subheading] Filters: Humans; English; Japanese　52 件

医中誌（検索 2016 年 1 月 22 日）
(((((運動失調症-小脳性/TH) or (多系統萎縮症/TH) or (橋本脳症/TH)) and ((磁気共鳴スペクトロスコピー/TH or MRS/AL)))) and (SH=診断的利用,診断,画像診断,X 線診断,放射性核種診断,超音波診断)　30 件

Clinical Question 4-5　②画像検査—b. その他の画像検査

SPECT 検査は有効か．病型別の SPECT 検査の特徴は何か

推奨

❶ 運動失調症の原因が小脳由来かを確認するうえで SPECT は有効である（グレード 1C）．
❷ 一方，小脳失調症の病型を SPECT による判断するのは困難であるが，Gerstmann–Sträussler–Scheinker 症候群（GSS）は小脳血流低下を示さないことが多く，診断の端緒になる可能性がある．

■ 背景・目的

小脳失調の鑑別における脳血流 SPECT の役割について解説する．

■ 解説・エビデンス

MJD/SCA3 では，5 例の日本人患者の検討において IMP-SPECT で小脳の萎縮の程度と相関のない小脳血流の低下があるという報告がある（エビデンスレベル Ⅳb）[1]．また MJD/SCA3 12 例の HM-PAO SPECT による検討では前頭葉下部，側頭葉内側・外側，大脳基底核，小脳半球の集積低下が報告されている（エビデンスレベル Ⅳb）[2]．また MJD/SCA3 12 例の IMP-SPECT の検討では橋，小脳虫部の集積低下が指摘されており，これらは発症年齢との優位な相関があり，小脳半球の血流が ICARS（CQ 3-2 参照）と優位な相関を示しており，早期発症の症例で橋の萎縮の有無によらず橋の血流低下が認められると報告されている（エビデンスレベル Ⅳb）[3]．

SCA6 では ECD-SPECT で 10 例を 9 例の正常コントロールと比較し小脳虫部と小脳半球の優位な血流低下を認め，小脳虫部の局所脳血流（rCBF）は構音障害の程度と逆相関にあるが CAG リピートの延長とは相関がなかったと報告している（エビデンスレベル Ⅳb）[4]．また，SCA6 13 例と正常コントロール 21 例の神経心理学的検査と脳血流 SPECT を比較した検討では，症例群で視覚記憶，言語流暢性，遂行機能が低下しており，prefrontal の脳血流灌流と相関があったと報告されている（エビデンスレベル Ⅳb）[5]．

SCA17 では，精神症状から発症し当初脳血流 SPECT で小脳血流低下がなかった症例が，発症 7 年後に小脳症状を発症したことで遺伝子診断された例もあり（エビデンスレベル Ⅴ）[6]，発症初期からの脳血流 SPECT による除外が困難な例も存在する．

多系統萎縮症 36 例（MSA-P 28 例，MSA-C 8 例）の ECD-SPECT の検討ではパーキンソン病や正常例に比して，被殻後部，脳幹（中脳背側，橋），小脳前葉，後葉，帯状回で血流が低下し，側頭葉前方（島，上回，下回）の血流が増加していると報告されている（エビデンスレベル Ⅳb）[7]．

Gerstmann–Sträussler–Scheinker 症候群（GSS）については IMP-SPECT で大脳皮質にびまん性またはモザイク様，特に後頭葉に強い脳血流低下を示す一方，早期から失調性歩行障害を示す

4. 検 査

にもかかわらず小脳血流は保たれると報告（エビデンスレベルIVb）[8]があり，下肢失調の由来が脊髄と推定されている．

　小脳由来の失調症状を呈する病型では，一般的に脳血流SPECTでの小脳血流の血流低下が確認される．

文献

1) Takahashi N. Regional cerebral blood flow measured with N-isopropyl-p-[123I]iodoamphetamine single-photon emission tomography in patients with Joseph disease. Nucl Med 1994; **21**: 615–620
2) Etchebehere EC. Brain single-photon emission computed tomography and magnetic resonance imaging in Machado-Joseph disease. Arch Neurol 2001; **58**: 1257–1263
3) 林　恒美．マシャド・ジョセフ病における臨床症状と123I-IMP SPECT所見の評価について．臨床神経学 2001; **41**: 574–581
4) Honjo K. Quantitative assessment of cerebral blood flow in genetically confirmed spinocerebellar ataxia type 6. Arch Neurol 2004; **61**: 933–937
5) Kawai Y. Prefrontal hypoperfusion and cognitive dysfunction correlates in spinocerebellar ataxia type 6. J Neurol Sci 2008; **271**: 68–74
6) 太田　聡．歩行失行を認めたSCA17の1例　経時的MRI所見を中心に．神経内科 2006; **64**: 528–532
7) Cilia R. Brain SPECT imaging in multiple system atrophy. J Neural Transm 2005; **112**: 1635–1645
8) Arata H. Early clinical signs and imaging findings in Gerstmann- Straisler-Scheinker syndrome (Pro 102 Leu). Neurology 2006; **66** 1672–1678

検索式・参考にした二次資料

PubMed（検索 2016年1月27日）
(((((((("Spinocerebellar Ataxias/diagnosis"[MAJR]) OR "Multiple System Atrophy/diagnosis"[Majr]) OR "Prion Diseases"[Mesh]) OR hashimoto's encephalitis)) AND ((Tomography, Emission-Computed, Single-Photon[MeSH Major Topic]) OR SPECT[Title/Abstract]))) AND diagnosis[MeSH Subheading] Filters: Humans; English; Japanese　121件

医中誌（検索 2016年1月27日）
((((((多系統萎縮症/MTH) or (運動失調症-小脳性/MTH) or (橋本脳症/MTH) or (プリオン病/MTH)) and (SPECT/TH))) and (PT=会議録除く and CK=ヒト and SH=診断的利用,診断,画像診断,X線診断,放射性核種診断,超音波診断)) and (SPECT/TA)) or ((((((多系統萎縮症/MTH) or (運動失調症-小脳性/MTH) or (橋本脳症/MTH) or (プリオン病/MTH)) and (SPECT/TH))) and (PT=会議録除く and CK=ヒト and SH=診断的利用,診断,画像診断,X線診断,放射性核種診断,超音波診断)) and (SPECT/MTH))　45件

ほかに重要文献をハンドリサーチで追加した

Clinical Question 4-6　②画像検査—b．その他の画像検査

脊髄小脳変性症・多系統萎縮症の鑑別にMIBG心筋シンチグラフィーは必要か

推奨

❶ 多系統萎縮症ではMIBG心筋シンチグラフィーで集積低下を示すことがあるが，家族性脊髄小脳変性症の病型によっては集積低下を示すものもあり，脊髄小脳変性症・多系統萎縮症を鑑別する検査としては推奨されない（グレード1B）．

背景・目的

小脳失調の鑑別におけるMIBG心筋シンチグラフィーの役割について解説する．

解説・エビデンス

　脊髄小脳変性症を対象としたMIBG心筋シンチグラフィーの報告は少ない．Rosaらのspinocerebellar ataxia（SCA）type 2とパーキンソン病，正常コントロールをそれぞれ9例ずつ比較した試験では，心縦隔（H/M）比については早期像，後期像ともに，SCA2群が正常コントロールよりも低く，パーキンソン病群よりは高かった．洗い出し比については，パーキンソン病群が亢進しているのに比べて，SCA2群と正常コントロール群では優位な差はなかった[1]．また，自律神経障害を伴うMJD/SCA3の12例の検討では，正常コントロール群に比して優位な集積低下が示され，交感神経機能低下の影響と考察されている（エビデンスレベルⅣb）[2]．

　一方，多系統萎縮症については主にパーキンソン病との鑑別を目的とした比較対照研究であり，脊髄小脳変性症との鑑別を論じた報告はみられない．Orimoらは13の研究をもとにしたメタアナリシスを（エビデンスレベルⅣb）[3]，Rascolらは14の研究をもとに多系統萎縮症とパーキンソン病，正常例との比較を（エビデンスレベルⅣb）[4]，それぞれ報告している．いずれも多系統萎縮症のMIBGの集積低下の程度は異なるが，正常と同等か低下を示している．他に，正常コントロール群と比較して大きな差がないという報告（エビデンスレベルⅣb）[5~7]，パーキンソン病ほどでないにしても正常コントロールよりは集積低下するという報告（エビデンスレベルⅣb）[8,9]，早期像のみ集積低下を示す報告（エビデンスレベルⅣb）[10] などがある．

　これらを考慮すると，MIBG心筋シンチグラフィーで脊髄小脳変性症・多系統萎縮症を鑑別するのは困難である．

文献

1) De Rosa A. Reduced cardiac 123I-metaiodobenzylguanidine uptake in patients with spinocerebellar ataxia type 2: a comparative study with Parkinson's disease. Eur J Nucl Med Mol Imaging 2013; **40**: 1914–1921
2) Kazuta T. Autonomic dysfunction in Machado-Joseph disease assessed by iodine123-labeled metaiodobenzylguanidine myocardial scintigraphy. Clin Auton Res 2000; **10**: 111–115

4. 検 査

3) Orimo S. 123I-MIBG myocardial scintigraphy for differentiating Parkinson's disease from other neurodegenerative parkinsonism: a systematic review and meta-analysis. Parkinsonism Relat Disord 2012; **18**: 494–500
4) Rascol O. 123I-metaiodobenzylguanidine scintigraphy in Parkinson's disease and related disorders. Mov Disor 2009; **24** (Suppl 2): S732–S741
5) Reinhardt MJ. Scintigraphic differentiation between two forms of primary dysautonomia early after onset of autonomic dysfunction: value of cardiac and pulmonary iodine-123 MIBG uptake. Eur J Nucl Med 2000; **27**: 595–600
6) Taki J. Peripheral sympathetic dysfunction in patients with Parkinson's disease without auto- nomic failure is heart selective and disease specific. Eur J Nucl Med 2000; **27**: 566–573
7) Kashihara K. Reduced cardiac uptake and enhanced washout of 123I-MIBG in pure autonomic failure occurs conjointly with Parkinson's disease and dementia with Lewy bodies. J Nucl Med 2006; **47**: 1099–1101
8) Yoshita M. Differentiation of idiopathic Parkinson's disease from striatonigral degeneration and progressive supranuclear palsy using iodine-123 metaiodobenzylguanidine myocardial scintigraphy. J Neurol Sci 1998; **155**: 60–67
9) Kollensperger M. Diffusion weighted imaging best discriminates PD from MSA-P: a comparison with tilt table testing and heart MIBG scintigraphy. Mov Disord 2007; **22**: 1771–1776
10) Saiki S, Hirose G, Sakai K, et al. Cardiac 123I-MIBG scintigraphy can assess the disease severity and phenotype of PD. J Neurol Sci 2004; **220**: 105–111

■検索式・参考にした二次資料

PubMed（検索 2016 年 1 月 26 日）
(((((MIBG[Title/Abstract]) AND Multiple System Atrophy)) AND diagnosis)) OR ((("Multiple System Atrophy"[Mesh]) AND "3-Iodobenzylguanidine"[Mesh]) AND diagnosis[MeSH Subheading]) Filters: Humans; English; Japanese　55 件
医中誌（検索 2016 年 1 月 26 日）
(((((鑑別診断/TH or 鑑別診断/AL)) and ((Iobenguane/TH) and (SH=診断的利用)) and (多系統萎縮症/TH)) or ((MIBG/TA) and ((多系統萎縮症/TH or 多系統萎縮症/AL)) and ((診断/TH or 診断/AL))))) and (PT=会議録除く and CK=ヒト)　60 件
ほかに重要文献をハンドリサーチで追加した

Clinical Question 4-7　　③神経生理検査

電気生理学的検査の意義と有用性は何か

推奨

❶ 小脳機能自身を評価する神経生理学的評価法は確立していない．
❷ 脊髄小脳変性症における電気生理学的検査は特に遺伝性脊髄小脳変性症において末梢神経伝導検査，筋電図，体性感覚誘発電位により，末梢神経・脊髄後索系病変の合併を評価するために行われる（グレード1B）．
❸ 多系統萎縮症においては排尿障害の評価法として肛門括約筋の筋電図を含む排尿機能検査がある（グレード2B）．

背景・目的

脊髄小脳変性症各病型における電気生理学的評価の適応と意義について理解する．

解説・エビデンス

脊髄小脳変性症において小脳機能を評価する生理学的手法として重心動揺検査，電気眼振図，小脳磁気刺激検査などがあるが，一般には普及していない．将来的に治療介入における定量的評価法としての確立が望まれる．

遺伝性脊髄小脳変性症ではいくつかの病型において錐体路や脊髄前角ニューロン，後根神経節ニューロンの障害による末梢神経軸索障害を合併する．それらの疾患における電気生理学的検査の意義としては，末梢神経伝導検査，筋電図，体性感覚誘発電位により，末梢神経・脊髄後索系病変の合併を検索することがあげられる．MJD/SCA3，SCA1，SCA2，SCA36などでは高率に末梢神経障害（細胞体病変によるneuronopathy）を合併し，病型診断を進めるうえで有用である（エビデンスレベルIVb）[1,2]．錐体路障害の評価として経頭蓋運動野磁気刺激による中枢伝導時間の評価は有用であるが，施行できる施設は限られており，臨床的な錐体路徴候の観察によることが一般的である．

多系統萎縮症では末梢神経障害はみられないため神経伝導検査，筋電図は正常であるが，自律神経障害の検出は診断に必須である．排尿障害の検出・評価法として肛門括約筋の筋電図を含む排尿機能検査がある．括約筋の筋電図は高率に運動単位の振幅増大と持続時間延長が認められるが，日本では施行する施設は一部に限られる．排尿障害のスクリーニングとしては超音波による残尿測定（100mL以上が異常）が非侵襲性・簡便性の点から普及しつつある（エビデンスレベルIVb）[3]．

4. 検査

文献

1) Linnemann C, Tezenas du Montcel S, Rakowicz M, et al. Peripheral Neuropathy in Spinocerebellar Ataxia Type 1, 2, 3, and 6. Cerebellum 2016; **15**: 165–173
2) Escorcio Bezerra ML, Pedroso JL, Pinheiro DS, et al. Pattern of peripheral nerve involvement in Machado-Joseph disease: neuronopathy or distal axonopathy? A clinical and neurophysiological evaluation. Eur Neurol 2013; **69**: 129–133
3) Yamamoto T, Sakakibara R, Uchiyama T, et al. Time-dependent changes and gender differences in urinary dysfunction in patients with multiple system atrophy. Neurourol Urodyn 2014; **33**: 516–523

検索式・参考にした二次資料

PubMed（検索 2015 年 12 月 30 日）
("Spinocerebellar degeneration" and "Electrophysiology"[Mesh])　115 件

Clinical Question 4-8　　　　　④神経眼科・神経耳科検査

脊髄小脳変性症・多系統萎縮症の診断に神経眼科および神経耳科検査は役立つか

推奨

❶電気眼振計を用いた視運動性眼振検査などの神経耳科検査は，小脳や前庭系の障害を反映して種々の異常所見を呈するため有用である（グレード 1C）．しかし，高度に病型特異的な所見は認めない．

❷脊髄小脳変性症のうち，SCA7 では網膜色素変性や黄斑変性，Charlevoix-Saguenay（シャルルヴォア・サグネ）型常染色体劣性遺伝性痙性失調症（ARSACS）では網膜有髄線維増生など特異的な眼症候が認められるため，眼底検査や光干渉断層撮影（optical coherence tomography：OCT）を用いた網膜病変の評価は有用である（グレード 1B）．

❸ミトコンドリア遺伝子変異に起因する小脳失調症や常染色体優性遺伝性脊髄小脳変性症の一部の病型では難聴を合併する頻度が高く，標準純音聴力検査（オージオグラム）や聴性脳幹反応を用いた聴覚障害の程度と病変部位の評価は有用である（グレード 1C）．

■ 背景・目的

　脊髄小脳変性症・多系統萎縮症の鑑別診断を進めるうえで有用な，神経眼科および神経耳科検査について理解する．

■ 解説・エビデンス

　脊髄小脳変性症・多系統萎縮症に伴う眼症候を評価するため，視力検査，視野検査，色覚検査，瞳孔検査といった一般的な眼科検査に加えて，眼球運動障害を評価する目的で電気眼振計（ENG）を用いた視運動性眼振検査などの神経眼科・神経耳科検査が施行されることがあり，小脳や前庭系の障害を反映して種々の異常所見を呈する．しかし，脊髄小脳変性症・多系統萎縮症の各病型に高度に特異的な異常所見は認められない（エビデンスレベル Ⅴ）[1,2]．

　一方で，常染色体優性遺伝性脊髄小脳変性症（SCA）における網膜色素変性や黄斑変性の合併は SCA7 に特徴的であり，小脳失調症と痙性対麻痺を合併する痙性失調症における網膜有髄線維増生は Charlevoix-Saguenay（シャルルヴォア・サグネ）型常染色体劣性遺伝性痙性失調症（ARSACS）に特徴的な所見である．これらの病型における臨床診断においては，眼底鏡や眼底カメラを用いた眼底検査や光干渉断層撮影（optical coherence tomography：OCT）を用いた網膜病変の評価は有用である．SCA7 における OCT 所見としては網膜神経線維層（RNFL）の菲薄化が報告されており（エビデンスレベル Ⅴ）[3]．ARSACS における OCT 所見としては RNFL の肥厚が報告されている（エビデンスレベル Ⅴ）[4,5]．また，SCA7 以外にも SCA2 や MJD/SCA3 におけ

4. 検 査

るOCT所見の異常も報告されている（エビデンスレベルⅤ）[6]．MJD/SCA3の9名（18眼）のOCT所見の解析では，RNFL厚はSARAスコアと負の相関が認められ，RNFLの薄いMJD/SCA3患者ほど重症度が高かった（エビデンスレベルⅤ）[7]．

脊髄小脳変性症・多系統萎縮症に伴う神経耳科領域の症候としては，ミトコンドリア遺伝子変異に起因する小脳失調症や常染色体優性遺伝性脊髄小脳変性症の一部の病型に難聴を伴うことが報告されている．種々のSCA病型を対象としたオージオグラムや聴性脳幹誘発電位（BAEP）による神経耳科的解析では，各種パラメーターの潜在性異常の報告は散見されるが，診断上で高度に特異性のある所見は認められない（エビデンスレベルⅤ）[8]．また，13名のSCA36患者において，オージオグラムやBAEPを用いた解析により他のSCA病型や多系統萎縮症に比べて難聴の合併が多いこと（平均聴力レベル43 dB）が報告されている（エビデンスレベルⅤ）[9]．

文献

1) Schöls L, Linnemann C, Globas C. Electrophysiology in spinocerebellar ataxias: spread of disease and characteristic findings. Cerebellum 2008; **7**: 198–203
2) Buttner N, Geschwind D, Jen JC, et al. Oculomotor phenotypes in autosomal dominant ataxias. Arch Neurol 1998; **55**: 1353–1357
3) Manrique RK, Noval S, Aguilar-Amat MJ, et al. Ophthalmic features of spinocerebellar ataxia type 7. J Neuroophthalmol. 2009; **29**: 174–179
4) Pablo LE, Garcia-Martin E, Gazulla J, et al. Retinal nerve fiber hypertrophy in ataxia of Charlevoix-Saguenay patients. Mol Vis 2011; **17**: 1871–1876
5) Garcia-Martin E, Pablo LE, Gazulla J, et al. Retinal segmentation as noninvasive technique to demonstrate hyperplasia in ataxia of Charlevoix-Saguenay. Invest Ophthalmol Vis Sci 2013; **54**: 7137–7142
6) Pula JH, Towle VL, Staszak VM, et al. Retinal Nerve Fibre Layer and Macular Thinning in Spinocerebellar Ataxia and Cerebellar Multisystem Atrophy. Neuroophthalmology 2011; **35**: 108–114
7) Alvarez G, Rey A, Sanchez-Dalmau FB, et al. Optical coherence tomography findings in spinocerebellar ataxia-3. Eye (Lond) 2013; **27**: 1376–1381
8) Zeigelboim BS, Teive HA, Santos RS, et al. Audiological evaluation in spinocerebellar ataxia. Codas 2013; **25**: 351–357
9) Ikeda Y, Ohta Y, Kurata T, et al. Acoustic impairment is a distinguishable clinical feature of Asidan/SCA36. J Neurol Sci 2013; **324**: 109–112

検索式・参考にした二次資料

PubMed（検索2016年1月29日）
((((((''Spinocerebellar Degenerations''[MeSH Major Topic]) OR ''Multiple System Atrophy''[MeSH Major Topic]) OR ''Cerebellar Ataxia''[MeSH Major Topic]) OR hashimoto's encephalitis))) AND (((((''Hearing Tests''[Mesh]) OR ''Evoked Potentials, Auditory, Brain Stem''[Mesh]) OR ''Ophthalmoscopes''[Mesh]) OR ((fundus photograph) OR fundus feature)) OR ((OCT[Title/Abstract]) OR ''optical coherence tomography'')) Filters: Journal Article; Humans; Japanese; English　73件
ほかに重要な文献をハンドサーチで追加した

Clinical Question 4-9　⑤自律神経検査

脊髄小脳変性症・多系統萎縮症の診断に自律神経検査は役立つか

推奨

❶ 多系統萎縮症において自律神経障害は中核症状であり，診断においても必須項目であることから，起立性低血圧，排尿障害を評価する自律神経検査は行うべきである（グレード 1A）．

❷ 脊髄小脳変性症のうち，特に MJD/SCA3 では排尿障害，起立性低血圧（CQ 3-9）を伴うことがあり，自律神経検査を行うことが望ましい（グレード 1C）．

❸ 脊髄小脳変性症・多系統萎縮症の各病型の診断や療養指導の実施，予後を推察するうえで自律神経検査は役立つ（グレード 1C）．

背景・目的

脊髄小脳変性症・多系統萎縮症の診断と病態の把握，経過観察に必要な自律神経検査について理解する．

解説・エビデンス

多系統萎縮症において自律神経障害は中核となる臨床症候のひとつであり（CQ 2-17 参照），probable MSA および possible MSA の臨床診断基準（第 2 回 Consensus Criteria（2008 年））においては，排尿障害（他疾患で説明できない尿失禁，尿意切迫，排尿困難，男性勃起不全）と起立性低血圧（probable MSA：起立後 3 分以内の収縮期血圧 30 mmHg 以上，もしくは拡張期血圧 15 mmHg 以上の低下）の判定基準が明記されている（CQ 2-19 参照）[1]．

常染色体優性遺伝性脊髄小脳変性症のうち，SCA1，SCA2，MJD/SCA3 における自律神経障害の存在が報告されている．またこのなかでは，MJD/SCA3 における自律神経障害が顕著であることが報告されている（エビデンスレベル V）[2〜5]．心血管系の自律神経機能を SCA1，SCA2，MJD/SCA3 および既知の遺伝子変異を持たず多系統萎縮症の診断基準も満たさない孤発性小脳失調症において解析した結果では，MJD/SCA3 の 3 名全員に重度の自律神経障害を認めたが，10 名の孤発性小脳失調症患者では重度の自律神経障害は一人も認めなかった（エビデンスレベル V）[6]．

臨床的に自律神経検査のなかでは，起立性低血圧と排尿障害を評価するための検査が頻用されている．起立性低血圧の有無と重症度を判定する目的で，臥位の状態から起立する前後の血圧を測定し評価する起立試験（いわゆるシェロング試験）が広く行われている（CQ 2-20 参照）．他の心血管系の検査では R-R 間隔変動係数，CV（R-R）も頻用されている（エビデンスレベル V）[4,7,8]．排尿障害について，残尿量の測定には，膀胱用超音波画像診断装置を用いる方法が日常的に広く施行されており，多系統萎縮症患者においてはパーキンソン病患者や健常者よりも残尿量が

4. 検 査

有意に多いことが報告されている（CQ 2–20 参照）（エビデンスレベル V）[9]．

　心臓交感神経（節後線維）の機能を反映する画像検査である ^{123}I-MIBG 心筋シンチグラフィーを用いた検討では，多系統萎縮症では心臓領域の軽度の集積低下を認めることもあるが，多くの例ではパーキンソン病やレビー小体型認知症ほどには低下しないことが報告されている（CQ 2–21 参照）（エビデンスレベル V）[10〜12]．また，SCA2 や MJD/SCA3 においても軽度の集積低下を認めると報告されている（エビデンスレベル V）[13,14]．

文献

1) Gilman S, Wenning GK, Low PA, et al. Second consensus statement on the diagnosis of multiple system atrophy. Neurology 2008; **71**: 670–676
2) Yeh TH, Lu CS, Chou YH, et al. Autonomic dysfunction in Machado-Joseph disease. Arch Neurol 2005; **62**: 630–636
3) Takazaki KA, D'Abreu A, Nucci A, et al. Dysautonomia is frequent in Machado-Joseph disease: clinical and neurophysiological evaluation. Cerebellum 2013; **12**: 513–519
4) Asahina M, Katagiri A, Yamanaka Y, et al. Spectral analysis of heart rate variability in patients with Machado-Joseph disease. Auton Neurosci 2010; **154**: 99–101
5) Musegante AF, Almeida PN, Barboza AL, Barroso U Jr. Urinary symptoms and urodynamic findings in patients with Machado-Joseph disease. J Neurol 2011; **258**: 623–626
6) Netravathi M, Sathyaprabha TN, Jayalaxmi K, et al. A comparative study of cardiac dysautonomia in autosomal dominant spinocerebellar ataxias and idiopathic sporadic ataxias. Acta Neurol Scand 2009; **120**: 204–209
7) Asahina M, Akaogi Y, Yamanaka Y, et al. Differences in skin sympathetic involvements between two chronic autonomic disorders: multiple system atrophy and pure autonomic failure. Parkinsonism Relat Disord 2009; **15**: 347–350
8) Pradhan C, Yashavantha BS, Pal PK, Sathyaprabha TN. Spinocerebellar ataxias type 1, 2 and 3: a study of heart rate variability. Acta Neurol Scand 2008; **117**: 337–342
9) Hahn K, Ebersbach G. Sonographic assessment of urinary retention in multiple system atrophy and idiopathic Parkinson's disease. Mov Disord 2005; **20**: 1499–1502
10) Courbon F, Brefel-Courbon C, Thalamas C, et al. Cardiac MIBG scintigraphy is a sensitive tool for detecting cardiac sympathetic denervation in Parkinson's disease. Mov Disord 2003; **18**: 890–897
11) Nagayama H, Hamamoto M, Ueda M, et al. Reliability of MIBG myocardial scintigraphy in the diagnosis of Parkinson's disease. J Neurol Neurosurg Psychiatry 2005; **76**: 249–251
12) Chung EJ, Lee WY, Yoon WT, et al. MIBG scintigraphy for differentiating Parkinson's disease with autonomic dysfunction from Parkinsonism-predominant multiple system atrophy. Mov Disord 2009; **24**: 1650–1655
13) De Rosa A, Pappatà S, Pellegrino T, et al. Reduced cardiac 123I-metaiodobenzylguanidine uptake in patients with spinocerebellar ataxia type 2: a comparative study with Parkinson's disease. Eur J Nucl Med Mol Imaging 2013; **40**: 1914–1921
14) Kazuta T, Hayashi M, Shimizu T, et al. Autonomic dysfunction in Machado-Joseph disease assessed by iodine123-labeled metaiodobenzylguanidine myocardial scintigraphy. Clin Auton Res 2000; **10**: 111–115

検索式・参考にした二次資料

PubMed（検索 2016 年 1 月 27 日）
(((((((((("Spinocerebellar Degenerations"[MeSH Major Topic]) OR "Multiple System Atrophy"[MeSH Major Topic]) OR "Cerebellar Ataxia"[MeSH Major Topic]) OR hashimoto's encephalitis)))) AND diagnosis[MeSH Subheading])) AND (((((((((("Autonomic Nervous System/diagnosis"[Mesh]) OR schellong test) OR ((Head-Up Tilt[Title/Abstract]) OR "Tilt-Table Test"[Mesh])) OR (("Electrocardiography/methods"[MAJR]) OR "CVR-R"[Title/Abstract])) OR "residual urine"[Title/Abstract]) OR "Urinary Bladder, Neurogenic"[Mesh]) OR "Urinary Bladder/ultrasonography"[Mesh])))) OR (((MIBG[Title/Abstract]) OR ((("3-Iodobenzylguanidine"[Mesh]) AND diagnosis[MeSH Subheading]))))) Filters: Humans; English; Japanese　120 件
ほかに重要な文献をハンドサーチで追加した

Clinical Question 4-10　⑥遺伝カウンセリング・遺伝子検査

脊髄小脳変性症の遺伝子診断はどのように進めればよいか

推奨

① 常染色体優性遺伝性の場合，SCA1，SCA2，MJD/SCA3，SCA6，SCA7，SCA17，SCA31，DRPLA のスクリーニングを最初に行う (グレード 1A)．
② 常染色体劣性遺伝性の場合は生化学的検査なども含め段階的に診断を行う (グレード 1B)．
③ 次世代シークエンサーを用いたエクソーム・全ゲノム解析の有用性も示されている (グレード 2C)．
④ 孤発性のなかにも，一定の割合で遺伝性の病因遺伝子変異が認められ，遺伝子診断が有用な場合がある (グレード 2B)．

■ 背景・目的

脊髄小脳変性症の適切な遺伝子検査の方法を理解する．

■ 解説・エビデンス

　2014 年に発表された EFNS/ENS のコンセンサスでは，常染色体優性遺伝の遺伝形式が認められた場合は SCA1，SCA2，MJD/SCA3，SCA6，SCA7，SCA17，DRPLA のスクリーニングを最初に行うことが推奨されている (エビデンスレベル I)[1]．このなかで日本において頻度が高いのは MJD/SCA3，SCA6，DRPLA であるが，これらトリプレットリピート病の変異は同一の解析手法 (PCR フラグメント解析) により検出可能であり，7 遺伝子まとめて解析されていることが多い．また，日本における遺伝子頻度を考慮に入れると，SCA31 のスクリーニングも加えたほうがよいと考えられる．

　常染色体劣性遺伝の遺伝形式を有する場合には段階的な遺伝子診断を行う．生化学的なマーカーと個別の病因遺伝子解析により，Friedreich (フリードライヒ) 運動失調症 (FRDA)，ビタミン E 単独欠損性運動失調症 (AVED)，*POLG* 遺伝子，ARSACS，EAOH/AOA1，AOA2 の診断を行うことが推奨されている．日本人では FRDA の患者は認められていないため，スクリーニングは行う必要がない．ただし，ARSACS，AOA2 などの病因遺伝子における直接塩基配列解析法による変異解析は労力とコストがかかるため，スクリーニングとして解析を行うのは推奨されない．

　家族歴が認められない場合でも，頻度の高い常染色体優性遺伝性脊髄小脳変性症の病因遺伝子解析を行う場合がある．これらが陰性の場合，45 歳以下であれば常染色体劣性遺伝性脊髄小脳変性症の病因遺伝子検索を検討する．

　次世代シークエンサーの登場で，遺伝子診断の様相も変わってきている．遺伝性脊髄小脳変

4. 検査

性症において頻度の高い病因遺伝子のスクリーニングで陰性だった場合には，次世代シークエンサーを用いた網羅的な遺伝子配列解析が有用な場合もある（エビデンスレベル Ⅳb）[2,3]．

厚生労働省研究班によるJ-CAT（Japan Consortium of Ataxias）では，Webを介した患者登録を行い，遺伝子検査を実施している（CQ 4–13参照）．

文献

1) van de Warrenburg BP, van Gaalen J, Boesch S, et al. EFNS/ENS Consensus on the diagnosis and management of chronic ataxias in adulthood. Eur J Neurol 2014; **21**: 552–562
2) Pyle A, Smertenko T, Bargiela D, et al. Exome sequencing in undiagnosed inherited and sporadic ataxias. Brain 2012; **138**: 276–283
3) Doi H, Yoshida K, Yasuda T, et al. Exome sequencing reveals a homozygous SYT14 mutation in adult-onset, autosomal-recessive spinocerebellar ataxia with psychomotor retardation. Am J Hum Genet 2011; **89**: 320–327

検索式・参考にした二次資料

PubMed（検索 2016 年 5 月 4 日）
((spinocerebellar ataxia)[All Fields] OR (spinocerebellar degeneration)[All Fields]) AND (genetic testing)[All Fields]　269 件
PubMed（検索 2016 年 1 月 5 日）
((("spinocerebellar degenerations"[MeSH Terms]) OR "multiple system atrophy"[MeSH Terms])) AND (("genetic services/standards"[MeSH Terms]) OR "genetic services/methods"[MeSH Terms])　27 件
医中誌（検索 2015 年 12 月 24 日）
((((((遺伝学的検査/TH or 遺伝子検査/AL)) or (遺伝子カウンセリング/AL) or ((遺伝相談/TH or 遺伝カウンセリング/AL)) or (遺伝検査/AL) or (遺伝子解析/AL) or ((遺伝学的検査/TH or 遺伝子診断/AL)) or (([遺伝子診療]/JN or 遺伝子診療/AL)) or (遺伝診療/AL) or (遺伝診断/AL) or (遺伝解析/AL)) and ((脊髄小脳変性/AL) or ((脊髄小脳変性症/TH or 脊髄小脳変性症/AL)))) and (PT=会議録除く and CK=ヒト))　180 件
ほかに重要な文献をハンドサーチで追加した

Clinical Question 4-11　⑥遺伝カウンセリング・遺伝子検査

痙性対麻痺の遺伝子検査はどのように進めればよいか

> **推奨**
> ❶遺伝性痙性対麻痺（HSP）においては，臨床像（純粋型あるいは複合型，脳梁菲薄化の有無など），遺伝形式（常染色体優性遺伝性，常染色体劣性遺伝性，X連鎖性）を考慮して遺伝子検査を進める（グレード1B）．
> ❷孤発例においても一定の割合でHSPの病因遺伝子変異が認められることがある（グレード2B）．

背景・目的

痙性対麻痺の適切な遺伝子診断の方法を理解する．

解説・エビデンス

痙性対麻痺（HSP）は，臨床像から純粋型と複合型に，遺伝形式から常染色体優性遺伝性HSP（AD-HSP），常染色体劣性遺伝性HSP（AR-HSP）の場合，X連鎖性HSP（X-linked HSP）に分類される（CQ 2-30参照）．HSPは遺伝的異質性の非常に高い疾患であり，現在に至るまでSPG1〜SPG79までの病型が同定されている（CQ 2-32参照）[1]．病因遺伝子の数も非常に多いため，臨床像，遺伝形式に基づく分子疫学を考慮に入れて，効率よい遺伝子検査を行うことが重要である．

日本人集団におけるHSP 129症例において16遺伝子の網羅的遺伝子解析を行ったところ，46家系に49種類の病原性変異を認め，そのうち32種類が新規変異であった．AD-HSP 49家系中33家系（67.3%），孤発例63例中7例（11.1%）に病原性変異を認めた（エビデンスレベルIVb）[2]．

これらの解析から，純粋型AD-HSPであればSPG4，SPG3A，SPG31の解析を考慮する．AR-HSPの場合，脳梁菲薄化があればSPG11，SPG15の解析を考慮する．X連鎖性HSPは頻度が低く，典型的な臨床像を呈した場合にSPG2，SPG1などの解析を考慮する．純粋型の孤発性HSPにおいても，SPG4，SPG3Aの遺伝子検査が有用な場合がある．その他の遺伝子は頻度が低く，個別に解析するのは効率が高くない．次世代シークエンサーを用いた全エクソーム・全ゲノム解析が有用な場合がある．

家族歴の明確なHSP，あるいは孤発例であっても両親が血族結婚などで家族性HSPが強く疑われる場合には，JASPAC（Japan Spastic Paraplegia Consortium）に登録することが望ましい．JASPACに登録した患者においては，網羅的な遺伝子検査のサービスを行っている（CQ 2-35，CQ 4-13参照）[3]．

文献

1) Klebe S, Stevanin G, Depienne C. Clinical and genetic heterogeneity in hereditary spastic paraplegias: from SPG1 to SPG72 and still counting. Rev Neurol (Paris) 2015; **171**: 505-530
2) Ishiura H, Takahashi Y, Hayashi T, et al. Molecular epidemiology and clinical spectrum of hereditary spastic paraplegia in the Japanese population based on comprehensive mutational analyses. J Hum Gen 2014; **59**: 163-172
3) Takiyama Y, Ishiura H, Shimazaki H, et al. [Japan spastic paraplegia research consortium (JASPAC)]. Rinsho shinkeigaku 2010; **50**: 931-934

検索式・参考にした二次資料

PubMed（検索 2016 年 5 月 4 日）
((spastic paraplegia)[All Fields] OR (spastic paraparesis)[All Fields]) AND (genetic testing)[All Fields]　142 件
医中誌（検索 2015 年 12 月 24 日）
((((遺伝学的検査/TH or 遺伝子検査/AL)) or (遺伝子カウンセリング/AL) or ((遺伝相談/TH or 遺伝カウンセリング/AL)) or (遺伝検査/AL) or (遺伝子解析/AL) or ((遺伝学的検査/TH or 遺伝子診断/AL)) or (([遺伝子診療]/JN or 遺伝子診療/AL)) or (遺伝診療/AL) or (遺伝診断/AL) or (遺伝解析/AL)) and ((痙性対麻痺/AL) or (痙性麻痺/AL))　50 件
ほかに重要な文献をハンドサーチで追加した

Clinical Question 4-12　⑥遺伝カウンセリング・遺伝子検査

遺伝子検査を行う際のインフォームドコンセントはどのように取得すればよいか

推奨

❶ 遺伝子検査を行う際には，遺伝情報は生涯にわたって変わることがないこと（不変性），遺伝情報は家族・血縁者に一定の割合で共有されていること（共有性）をわかりやすく説明し，十分な理解を得る（グレード1C）．

❷ 遺伝子検査によりその疾患の診断を確定できること（科学的妥当性），その結果に基づき臨床的に有用な情報を提供できること（臨床的有用性）を説明する（グレード1C）．

❸ そのうえで，遺伝子検査は患者（被験者）の自律的な自己決定（自由意思）に基づいて行われることを確認する（グレード1C）．

❹ 適切な遺伝カウンセリングの機会が提供されることを説明する（グレード1C）．

❺ 未成年者や，成人であっても意思決定能力が十分でない場合には，代諾者からインフォームドコンセントを得る（グレード1C）．

背景・目的

脊髄小脳変性症における遺伝子検査を行う際の，インフォームドコンセント取得の方途と留意点を理解する．

解説・エビデンス

遺伝子検査のインフォームドコンセントの取得の際には，遺伝情報が持ちうる特殊性を十分に説明し，患者（被検者）に理解していただく必要がある．遺伝情報は，いったん確定した場合将来にわたって不変であること（不変性），家族・血縁者に一定の確率で共有される可能性があること（共有性）という特殊性を有する．遺伝性脊髄小脳変性症にこれらの原則をあてはめた場合，特に成人発症の常染色体優性遺伝性の疾患が大部分を占めるため，患者（被検者）における診断が確定することにより，他の家族・血縁者も同じ原因を有する確率が判明する．孤発性脊髄小脳変性症において，一定の割合で遺伝性脊髄小脳変性症の病原性変異が認められることがあるが，診断確定のために遺伝子検査を行う場合にはこの点に注意する．

脊髄小脳変性症において遺伝子検査を行うことの臨床的意義は大きい．遺伝性脊髄小脳変性症の大部分は，遺伝子検査により診断確定が可能である（科学的妥当性）．診断が確定することにより，原因究明のために多くの検査を繰り返すことが不必要になる．病型の確定は，予後の判定，合併症の予測に有用である．遺伝カウンセリングにも極めて重要な情報を提供する（臨床的有用性）．インフォームドコンセントを得る際には，これらの臨床的意義をわかりやすく説明する．

4. 検　査

　実際に遺伝子検査を行う際には，患者（被験者）が自律的な自己決定（自由意思）に基づいて検査を受けることが必須である．時に本人の自由意思ではなく，親やその他の血縁者あるいは配偶者から遺伝子検査を強要されている場合があり注意が必要である．診断の受容における心理的影響についても配慮する．病原性変異が陽性である可能性，陰性である可能性のそれぞれについて，遺伝学的情報に立脚して客観的に説明する．変異が陰性であった場合でも，「遺伝性」脊髄小脳変性症である可能性そのものを除外するわけではないことをご理解いただく．これらのプロセスにおいては，臨床遺伝専門医，認定遺伝カウンセラーが中心になって行う遺伝カウンセリングを積極的に活用する．

　なお，未成年者や，成人であっても意思決定能力が十分でないと判断される場合には，代諾者からインフォームドコンセントを得る．その場合にも，可能な限り患者（被験者）に，わかりやすい言葉で説明し理解を得ることが大事である．

　これらの内容をわかりやすく記載した説明文書を準備し，インフォームドコンセント取得の際に活用する．具体的な記載例については，「神経疾患の遺伝子診断ガイドライン（日本神経学会）」[1]を参照されたい．

　なお，遺伝子解析研究の際に適用される「ヒトゲノム・遺伝子解析研究に関する倫理指針（ゲノム指針）」では，診療に関する遺伝子検査は指針の対象外であることが明記されており，区別しておく必要がある．

文献

1) 神経疾患の遺伝子診断ガイドライン」作成委員会（編）．神経疾患の遺伝子診断ガイドライン 2009，医学書院，2009

検索式・参考にした二次資料

PubMed（検索 2016 年 1 月 8 日）
(((("neurodegenerative diseases"[MeSH Terms]) AND "genetic services"[MeSH Terms])) AND ((((("informed consent") OR "genetic discrimination") OR ethics) OR ethical) Filters: Review　64 件
医中誌（検索 2016 年 1 月 8 日）
(((遺伝学的検査/TH or 遺伝子検査/AL)) or (遺伝検査/AL) or (遺伝子カウンセリング/AL) or ((遺伝相談/TH or 遺伝カウンセリング/AL)) or (遺伝子解析/AL) or (遺伝解析/AL) or ((遺伝学的検査/TH or 遺伝子診断/AL)) or (遺伝診断/AL) or (([遺伝子診療]/JN or 遺伝子診療/AL)) or (遺伝診療/AL) or (遺伝子相談/AL)) and (((インフォームドコンセント/TH or インフォームドコンセント/AL)) or (遺伝子差別/AL) or ((倫理/TH or 倫理/AL))) and (((脊髄小脳変性/AL) or ((脊髄小脳変性症/TH or 脊髄小脳変性症/AL))) or (神経系変性遺伝性障害/TH))　46 件
ほかに重要な文献をハンドサーチで追加した

Clinical Question 4-13　⑥遺伝カウンセリング・遺伝子検査

脊髄小脳変性症，痙性対麻痺の遺伝学的検査はどこで実施しているか

回答

● 脊髄小脳変性症の患者登録・遺伝子検査・自然歴調査 J-CAT，痙性対麻痺の系統的全国調査・ゲノム解析 JASPAC において，多施設共同研究による遺伝子検査体制が整備されている．遺伝子検査サービスを行っている検査会社もある．

背景・目的

遺伝子検査の実施体制を共有する．

解説・エビデンス

脊髄小脳変性症の遺伝子検査は臨床において必須であるが，現在のところ保険収載されていない．これまでは，各大学の研究室が研究ベースで遺伝子検査を行っていることが多かったが，研究が一段落した後も遺伝子検査のサービスを維持するのは費用も労力もかかる．

2014 年　厚生労働科学研究費補助金難治性疾患政策研究事業　運動失調症の医療基盤に関する調査研究班（水澤英洋班長）により，脊髄小脳変性症の患者登録・遺伝子検査・自然歴調査 J-CAT（Japan Consortium of Ataxias）が立ち上げられた．J-CAT においては，Web を活用した患者レジストリを行い，臨床情報の登録を行う．登録患者においては外部委託業者を介した検体ロジスティクスを用いて検体を提出する．多施設共同の遺伝子解析グループによる網羅的な遺伝子解析を行い，診断を確定する．確定した病型毎の自然歴を明らかにする．登録は患者自身が登録システム（https://www.ataxia.jp/）を介して行い，担当医師が登録を補助する．患者自身が登録困難な場合，患者同意の上で担当医師の代理登録も可能である．J-CAT の登録方法の詳細については，J-CAT のホームページ（http://jcat.umin.ne.jp/）に記載されている．

痙性対麻痺の遺伝子解析 JASPAC については CQ 2-35 参照のこと [1]．

遺伝子検査サービスを行っている検査会社もある．SCA1，SCA2，MJD/SCA3，SCA6，SCA8，SCA10，SCA12，SCA17，DRPLA のフラグメント解析による遺伝子検査はコマーシャルベースで行われている．

文献

1) Takiyama Y, Ishiura H, Shimazaki H, et al. [Japan spastic paraplegia research consortium (JASPAC)]. Rinsho Shinkeigaku 2010; **50**: 931–934

4. 検 査

検索式・参考にした二次資料

PubMed（検索 2015 年 12 月 29 日）
((("genetic centers" OR "genetic center" OR "genetic centres" OR "genetic centre" OR health facilities)) AND ((((((("spinocerebellar degenerations/diagnosis"[MeSH Terms]) OR "spinocerebellar degenerations/epidemiology"[MeSH Terms]) OR "spinocerebellar degenerations/genetics"[MeSH Terms])) OR (((("multiple system atrophy/diagnosis"[MeSH Terms]) OR "multiple system atrophy/epidemiology"[MeSH Terms]) OR "multiple system atrophy/genetics"[MeSH Terms])) OR (((("spastic paraplegia, hereditary/diagnosis"[MeSH Terms]) OR "spastic paraplegia, hereditary/epidemiology"[MeSH Terms]) OR "spastic paraplegia, hereditary/genetics"[MeSH Terms]))　12 件

医中誌（検索 2016 年 1 月 8 日）
(((遺伝学的検査/TH or 遺伝子検査/AL)) or (遺伝子カウンセリング/AL) or ((遺伝相談/TH or 遺伝カウンセリング/AL)) or (遺伝検査/AL) or (遺伝子解析/AL) or ((遺伝学的検査/TH or 遺伝子診断/AL)) or (([遺伝子診療]/JN or 遺/AL and 伝子診療/AL)) or (遺伝診療/AL) or (遺伝診断/AL) or (遺伝解析/AL)) and ((研究所/AL) or (施設/AL) or (機関/AL)) and (((脊髄小/AL and 脳変性/AL) or ((脊髄小脳変性症/TH or 脊髄小脳変性症/AL))) or ((痙性対麻痺/AL) or (痙性麻痺/AL)))　35 件
ほかに重要な文献をハンドサーチで追加した

・運動失調症患者登録システム　https://www.ataxia.jp/（最終アクセス 2017 年 1 月 16 日）
・J-CAT ホームページ　http://jcat.umin.ne.jp/（最終アクセス 2017 年 1 月 16 日）

Clinical Question 4-14　⑥遺伝カウンセリング・遺伝子検査

明らかな家族歴がある場合，遺伝学的検査で病型が判明する割合はどのくらいか

回答

- 脊髄小脳変性症においては，明らかな常染色体優性遺伝の遺伝形式を呈する家系の場合，70〜90％の割合で病型が判明する．
- 家族歴があるが常染色体優性遺伝と確定できない場合でも，40％程度で病型が判明する．
- 痙性対麻痺においては，全体で30〜40％の割合で病型が判明する．
- 次世代シークエンサーを活用した全エクソーム・全ゲノム解析により，さらに病型確定の精度が向上する．

背景・目的

家族歴がある脊髄小脳変性症と痙性対麻痺における遺伝子検査の有用性を理解する．

解説・エビデンス

日本の脊髄小脳変性症において，明らかな常染色体優性遺伝（AD）の遺伝形式を呈する家系の場合，70〜90％の割合で病型が判明する．

Sugiharaらは日本人脊髄小脳変性症家系733家系においてSCA1，SCA2，MJD/SCA3，SCA6，SCA7，SCA8，SCA12，SCA14，SCA15，SCA17，DRPLA，SCA31，SCA36の解析を行い，440家系（60.0％）で病型を確定した[1]．そのうちADの遺伝形式を有する（複数世代に発症者が存在する）499家系中344家系（69.2％），家族歴はあるもののADと確定できない234家系中96家系（41.0％）で病型が確定した（エビデンスレベルIVb）[1]．

Nozakiらは，常染色体優性遺伝性脊髄小脳変性症（AD-SCD）686家系においてSCA1，SCA2，MJD/SCA3，SCA6，SCA8，SCA17，DRPLA，16q-linked（SCA31）の解析を行い，616家系（89.8％）で病型を確定した[2]．内訳は，SCA6：28.1％，MJD/SCA3 27.3％，DRPLA 19.6％，16q-SCA（SCA31）8.3％，SCA2 3.5％，SCA1 2.8％，SCA17 0.3％であった（エビデンスレベルIVb）[2]．

Basriらは，主に北海道在住のAD-SCD 113例の解析を行い，97例（86％）で病型を確定した[3]．病型別では，SCA6 31％，MJD/SCA3 27％，SCA1 10％，SCA31 9％であった（エビデンスレベルIVb）[3]．

さらに，従来の方法で診断未確定の家系においても，次世代シークエンサーの活用により診断精度が向上する．Pyleらは診断未確定のヨーロッパ人脊髄小脳変性症22家系の35症例において，全エクソーム解析を行い，9家系において既知の病原性変異，5家系において病原性変異と考えられる新規の遺伝子配列変化を認めた．全体で14家系（64％）において病型診断が可能で

4. 検 査

あった(エビデンスレベル IVb)[4].

一方,日本の痙性対麻痺において,家族歴を有する場合,網羅的遺伝子解析により35%程度の割合で病型が判明する.

Ishiura らは,JASPACにおける家族歴を有する痙性対麻痺に対して網羅的病因遺伝子解析を行い,129症例中46症例(35.6%)において病型を確定した[5].純粋型の痙性対麻痺のなかで,ADの家系では72.7%,遺伝形式を特定できない家系では33.3%,複合型の痙性対麻痺のなかでADの家系では20%,常染色体劣性遺伝性(AR)の家系では42.9%,家族歴が特定できない家系では25%において病型を確定した(エビデンスレベル IVb)[5].

文献

1) Sugihara K, Maruyama H, Morino H, et al. The clinical characteristics of spinocerebellar ataxia 36: a study of 2121 Japanese ataxia patients. Mov Disord 2012; 27: 1158–1163
2) Nozaki H, Ikeuchi T, Kawakami A, et al. Clinical and genetic characterizations of 16q-linked autosomal dominant spinocerebellar ataxia (AD-SCA) and frequency analysis of AD-SCA in the Japanese population. Mov Disord 2007; **22**: 857–862
3) Basri R, Yabe I, Soma H, Sasaki H. Spectrum and prevalence of autosomal dominant spinocerebellar ataxia in Hokkaido, the northern island of Japan: a study of 113 Japanese families. J Hum Gen 2007; **52**: 848–855
4) Pyle A, Smertenko T, Bargiela D, et al. Exome sequencing in undiagnosed inherited and sporadic ataxias. Brain 2012; **138**: 276–283
5) Ishiura H, Takahashi Y, Hayashi T, et al. Molecular epidemiology and clinical spectrum of hereditary spastic paraplegia in the Japanese population based on comprehensive mutational analyses. J Hum Gen 2014; **59**: 163–172

検索式・参考にした二次資料

PubMed(検索 2016年7月11日)
("spinocerebellar ataxia"[All Fields] OR "spinocerebellar degeneration"[All Fields] OR "spastic paraplegia") AND ("genetic diagnosis"[All Fields] OR "mutational analysis"[All Fields] OR "epidemiology"[All Fields]) AND Japan*　108件

医中誌(検索 2015年12月24日)
(((((脊髄小脳変性/AL) or ((脊髄小脳変性症/TH or 脊髄小脳変性症/AL))) or ((痙性対麻痺/AL) or (痙性麻痺/AL))) and ((家族歴/AL) or (病型/AL) or ((検査予測値/TH or 陽性的中率/AL)))) and (PT=会議録除く and CK=ヒト)　131件

ほかに重要な文献をハンドサーチで追加した

Clinical Question 4-15　⑥遺伝カウンセリング・遺伝子検査

脊髄小脳変性症ではどの程度に表現促進現象がみられるか

回答
- 常染色体優性遺伝性のリピート伸長病にはしばしば表現促進現象がみられるが，その程度は疾患によって異なる．

■ 背景・目的

リピート伸長病におけるリピート不安定性の程度と表現促進現象について理解する．

■ 解説・エビデンス

常染色体優性遺伝性脊髄小脳失調症でみられる伸長したCAGリピートはSCA6を除いて，総じて不安定であり，下の世代に伝わる際にはさらに伸長する傾向がある[1]．いずれもCAGリピート数と発症年齢との間には負の相関がある．また，SCA1, SCA2, SCA7, DRPLAでは母親由来よりも父親由来で不安定性がより顕著である．特にSCA7, DRPLAでこのparental biasが目立つ[1]．

SCA1では伸長したCAGリピートが父親から伝わった場合には63％が伸長し，一方母親から伝わった場合には69％で変化がないか，むしろ縮小することが報告されている[2]．Takiyamaら[3] はMJDにおいて父親由来なら子のCAGリピート数は平均＋3.2，発症年齢は平均15.4歳若年化するが，母親由来では平均＋1.2，平均6.9歳にとどまることを報告した．同様に，Ikeuchiら[4] は，DRPLAにおいて父親由来なら子のCAGリピート数は平均＋5.8，発症年齢は平均25.6歳若年化するが，母親由来では平均＋1.3，平均14.0歳にとどまることを報告した．

一方，SCA6では上記のSCA1，MJD/SCA3，DRPLAなどの他病型と異なり，同一家系内では世代を経てもCAGリピート数は一定している[5〜9]．ただし，親子で同じCAGリピート数であっても発症年齢は子世代のほうが若年化する傾向があり，その機序としてCAGリピート数以外の要因が大きく関与している，あるいはobservation biasである，可能性が指摘されている[5〜9]．なお，SCA6では両方のアレルに過剰伸長したCAGリピートを有するホモ接合体患者が知られているが，ホモ接合体患者では通常のヘテロ接合体患者に比べて，発症年齢が若年化することが指摘されている[7,8,10]．この点は，他の遺伝要因，環境要因がより均一化している同一家系内で比較した場合に，さらに明瞭となることが指摘されている[10]．SCA6の遺伝子量効果については，SCA6ノックインマウスモデルにおいてホモ接合体のほうがヘテロ接合体よりも若齢で発症し，かつ進行も速いという事実からも支持される[11]．

SCA1とSCA6では，正常アレルのCAGリピート数が発症年齢に関与することも指摘されている[10,12,13]．興味深いことに，SCA1では正常アレルのCAGリピート数の伸長は発症年齢を高齢化する方向に作用するのに対して，SCA6では逆に若年化する方向に作用する[10,12,13]．Sogaらは単一施設では世界でも類を見ない120例というSCA6患者コホートにおいて，発症年齢が過剰

4. 検査

伸長したCAGリピート数のみならず，両アレルのCAGリピート数総和とも逆相関することを示した[10]．また，彼らは22あるいは25の過剰伸長CAGリピート数を有するヘテロ接合体患者において正常アレルのCAGリピート数が発症年齢と逆相関することを示した[10]．

一方，翻訳領域外のリピート伸長病であるSCA8では，CTG・CAGリピートは母親由来で不安定性がより顕著となる．父親由来ではCTG・CAGリピートがむしろ縮小し，発病に至らないこともありうる[14]．

文献

1) Stevanin G, Dürr A, Brice A. Clinical and molecular advances in autosomal dominant cerebellar ataxias: from genotype to phenotype and physiopathology. Eur J Hum Genet 2000; **8**: 4–18
2) Chung MY, Ranum LP, Duvick LA, et al. Evidence for a mechanism predisposing to intergenerational CAG repeat instability in spinocerebellar ataxia type I. Nat Genet 1993; **5**: 254–258
3) Takiyama Y, Igarashi S, Rogaeva EA, et al. Evidence for inter-generational instability in the CAG repeat in the MJD1 gene and for conserved haplotypes at flanking markers amongst Japanese and Caucasian subjects with Machado-Joseph disease. Hum Mol Genet 1995; **4**: 1137–1146
4) Ikeuchi T, Onodera O, Oyake M, et al. Dentatorubral-pallidoluysian atrophy (DRPLA): close correlation of CAG repeat expansions with the wide spectrum of clinical presentations and prominent anticipation. Semin Cell Biol 1995; **6**: 37–44
5) Riess O, Schöls L, Böttger H, et al. SCA6 is caused by moderate CAG expansion in the α_{1A}-voltage-dependent calcium channel gene. Hum Molec Genet 1997; **6**: 1289–1293
6) Ishikawa K, Tanaka H, Saito M, et al. Japanese families with autosomal dominant pure cerebellar ataxia map to chromosome 19p13.1-p13.2 and are strongly associated with mild CAG expansions in the spinocerebellar ataxia type 6 gene in chromosome 19p13.1. Am J Hum Genet 1997; **61**: 336–346
7) Matsumura R, Futamura N, Fujimoto Y, et al. Spinocerebellar ataxia type 6. Molecular and clinical features of 35 Japanese patients including one homozygous for the CAG repeat expansion. Neurology 1997; **49**: 1238–1243
8) Geschwind DH, Perlman S, Figueroa KP, et al. Spinocerebellar ataxia type 6. frequency of the mutation and genotype-phenotype correlations. Neurology 1997; **49**: 1247–1251
9) Matsuyama Z, Kawakami H, Maruyama H, et al. Molecular features of the CAG repeats of spinocerebellar ataxia 6 (SCA6). Hum Mol Genet 1997; **6**: 1283–1287
10) Soga K, Ishikawa K, Furuya T, et al. Gene dosage effect in spinocerebellar ataxia type 6 homozygotes: a clinical and neuropathological study. J Neurol Sci 2017; **373**: 321–328
11) Watase K, Barrett CF, Miyazaki T, et al. Spinocerebellar ataxia type 6 knockin mice develop a progressive neuronal dysfunction with age-dependent accumulation of mutant $Ca_V 2.1$ channels. Proc Natl Acad Sci USA 2008; **105**: 11987–11992
12) van de Warrenburg BPC, Hendriks H, Dürr A, et al. Age at onset variance analysis in spinocerebellar ataxias: a study in a Dutch-French cohort. Ann Neurol 2005; **57**: 505–512
13) Tezenas du Montcel S, Dürr A, Rakowicz M, et al. Prediction of the age at onset in spinocerebellar ataxia type 1, 2, 3 and 6. J Med Genet 2014; **51**: 479–486
14) Ayhan F, Ikeda Y, Dalton JC, et al. Spinocerebellar Ataxia Type 8. 2001 Nov 27 [Updated 2014 Apr 3]. In: Adam MP, Ardinger HH, Pagon RA, et al., editors. GeneReviews® [Internet]. Seattle (WA): University of Washington, Seattle; 1993-2018. Available from: https://www.ncbi.nlm.nih.gov/books/NBK1268/（最終アクセス 2018年3月24日）

検索式・参考にした二次資料

PubMed（検索 2015年12月17日）
(((("spinocerebellar degenerations"[MeSH Terms]) AND "anticipation, genetic"[MeSH Terms])) OR ((spinocerebellar degeneration*) AND anticipation) Filters: English; Japanese　72件
医中誌（検索 2015年12月22日）
((脊髄小脳変性/AL) or ((脊髄小脳変性症/TH or 脊髄小脳変性症/AL))) and (("表現促進(遺伝学)"/TH or 表現促進/AL))　16件

Clinical Question 4-16　⑥遺伝カウンセリング・遺伝子検査

遺伝性脊髄小脳変性症の浸透率はどのくらいか

回答

● リピート伸長による常染色体優性遺伝性脊髄小脳変性症では，疾患毎にリピート長によって年齢依存性に浸透率が変わる．

背景・目的

リピート長と年齢依存性の浸透率の変化を理解する．

解説・エビデンス

リピート伸長病の場合には，疾患毎にリピート長の意義付けがほぼ確立されている．

表1に代表的なCAGリピート病のリピート長とその意義付けを示す[1〜6]．

中間型アレル（intermediate allele）とは，正常と病的なリピート長の中間的なサイズのリピート長を持つアレルである．それを持つ個体は発病を免れるが，下の世代に伝わった際に伸長して病気の原因になりうるアレルのことである．Mutable normal alleleとも呼ばれる．ただし，中間型アレルは頻度的にまれであり，必ずしもその意義が明確とはいえない．

CAGリピート長は発症年齢と逆相関するため，完全浸透の病的CAGリピートを持つ個体では年齢依存性に浸透率は上昇する（完全浸透の病的CAGリピートを持つ個体でもリピート長が短い場合には高齢になるまで発病しないことはありうる）．一方，中間型アレルであっても，それをホモで有する場合には発病することもありうる．

SCA8はその浸透率が低いことが特徴とされる[7]．Koobらにより報告された大家系では伸長したCTG・CAGリピートを有しながら未発症の保因者が22名確認されているが，その評価時年齢は14〜74歳（43±17歳）であり，家系内罹患者のそれと有意差がなかったとされている[8]．

表1　代表的な優性遺伝性SCAとCAGリピート長の意義

	正常CAGリピート	中間型のCAGリピート	完全浸透の病的CAGリピート
SCA1	35以下	36〜38*	39以上*
SCA2	14〜31	32	33〜500
MJD/SCA3	12〜44	45〜60	60〜87
SCA6	4〜18	19	20〜33
DRPLA	6〜35		49〜93

*SCA1の場合，CAGリピートがCATにより中断されるかどうかによって意義付けが変わる．36〜44リピートはCATによる中断があれば正常と考えられるが，CATによる中断がなければ，39リピートでも病気の原因となりうる．

4. 検査

　この家系ではCTG・CAGリピート数（正常16〜37）が110を下回ると浸透率が低下することが示されているが，この閾値は家系を越えた普遍的なものではない[8]．より罹患者の少ない，小さな家系では，110以上に伸長したCTG・CAGリピートを有しながら，未発症の保因者が確認されている[8]．このようなSCA8家系では家系図情報からは一見，劣性遺伝形式，あるいは孤発性であるようにみえる．SCA8については，他の病型のように決められたリピート数の延長で診断することは困難であり，個々の患者における他の発症素因も含めた複合的な発症機序が想定されている[9]．

　点変異による常染色体優性遺伝性脊髄小脳変性症，あるいは常染色体劣性遺伝性脊髄小脳変性症の浸透率はほぼ100％と考えられるが，頻度が少なく，データが十分ではない．

文献

1) Opal P, Ashizawa T. Spinocerebellar Ataxia Type 1. 1998 Oct 1 [Updated 2017 Jun 22]. In: Adam MP, Ardinger HH, Pagon RA, et al., editors. GeneReviews® [Internet]. Seattle (WA): University of Washington, Seattle; 1993-2018. Available from: https://www.ncbi.nlm.nih.gov/books/NBK1184/（最終アクセス2018年3月24日）
2) Pulst SM. Spinocerebellar Ataxia Type 2. 1998 Oct 23 [Updated 2015 Nov 12]. In: Adam MP, Ardinger HH, Pagon RA, et al., editors. GeneReviews® [Internet]. Seattle (WA): University of Washington, Seattle; 1993-2018. Available from: https://www.ncbi.nlm.nih.gov/books/NBK1275/（最終アクセス2018年3月24日）
3) Paulson H. Spinocerebellar Ataxia Type 3. 1998 Oct 10 [Updated 2015 Sep 24]. In: Adam MP, Ardinger HH, Pagon RA, et al., editors. GeneReviews® [Internet]. Seattle (WA): University of Washington, Seattle; 1993-2018. Available from: https://www.ncbi.nlm.nih.gov/books/NBK1196/（最終アクセス2018年3月24日）
4) Gomez CM. Spinocerebellar Ataxia Type 6. 1998 Oct 23 [Updated 2013 Jul 18]. In: Adam MP, Ardinger HH, Pagon RA, et al., editors. GeneReviews® [Internet]. Seattle (WA): University of Washington, Seattle; 1993-2018. Available from: https://www.ncbi.nlm.nih.gov/books/NBK1140/（最終アクセス2018年3月24日）
5) Veneziano L, Frontali M. DRPLA. 1999 Aug 6 [Updated 2016 Jun 9]. In: Adam MP, Ardinger HH, Pagon RA, et al., editors. GeneReviews® [Internet]. Seattle (WA): University of Washington, Seattle; 1993-2018. Available from: https://www.ncbi.nlm.nih.gov/books/NBK1491/（最終アクセス2018年3月24日）
6) Sequeiros J, Seneca S, Martindale J. Consensus and controversies in best practices for molecular genetic testing of spinocerebellar ataxias. Eur J Hum Genet 2010; **18**: 1188–1195
7) Koob MD, Moseley ML, Schut LJ, et al. An untranslated CTG expansion causes a novel form of spinocerebellar ataxia (SCA8). Nat Genet 1999; **21**: 379–384
8) Ikeda Y, Ranum LPW, Day JW. Clinical and genetic features of spinocerebellar ataxia type 8. Handbook of Clinical Neurology, Vol.103 (3rd series), Ataxic Disorders, Subramony SH, Dürr A (eds), Elsevier, Edinburgh, 2012: p.493–505
9) Ikeda Y, Dalton JC, Moseley ML, et al. Spinocerebellar ataxia type 8: molecular genetic comparisons and haplotype analysis of 37 families with ataxia. Am J Hum Genet 2004; **75**: 3–16

検索式・参考にした二次資料

PubMed（検索2016年1月8日）
(((("Genes, Dominant"[Mesh]) AND (("Cerebellar Ataxia"[Mesh]) OR "Spinocerebellar Degenerations"[Mesh])) AND Review[ptyp]) OR ((((("Cerebellar Ataxia"[Mesh]) OR "Spinocerebellar Degenerations"[Mesh])) AND "Penetrance"[Mesh])　81件
医中誌（検索2016年1月8日）
((脊髄小脳変性/AL) or ((脊髄小脳変性症/TH or 脊髄小脳変性症/AL))) and ("浸透度(遺伝学)"/TH or 浸透率/AL or 発病率/AL or 有病率/AL)　29件

Clinical Question 4-17　⑥遺伝カウンセリング・遺伝子検査

脊髄小脳変性症の発症前診断は可能か

回答
- 実施施設は限られているが，可能である（現実に行われている）．

背景・目的

有効な予防法や治療法のない神経難病に対する発症前診断の意義，実際のプロセスを理解する．

解説・エビデンス

Tanakaら[1]は2006年4月～2011年3月の間に全国遺伝子診療部門連絡会議に参加する89施設を対象に，遺伝性神経疾患に対する発症前診断に関する調査を行っている．このなかで301名のクライエントが集積されたが，疾患の内訳は脊髄小脳変性症110名，筋強直性ジストロフィー（DM1）69名，ハンチントン病（HD）52名，家族性アミロイドポリニューロパチー（FAP）35名であった．実際に発症前検査を受けたのは脊髄小脳変性症24名（21.8%），DM1 27名（39.1%），HD 14名（26.9%），FAP 26名（74.3%）であった．これは発症前診断に関するはじめての全国規模の調査であり，しかも遺伝カウンセリング体制が整備された施設を対象としているため，調査時点での日本の実態をある程度正確に把握できていると思われる．これ以外，あるいはこれ以降も全国の遺伝子医療部門から神経難病の発症前診断に関する論文，学会報告は数多くあり[2~4]，施設は限られるものの着実に発症前診断の実績は積み上がっているものと思われる．各施設とも，それぞれの施設の実状に応じて，遺伝カウンセリングを担う人材の育成や多職種から成る遺伝カウンセリング体制の整備を進めている．神経内科専門医に対するアンケート調査でも神経疾患の発症前診断に関しては，過半数が病態修飾治療の有無にかかわらず，より専門的な医療機関に委ねる，としており[5]，今後とも遺伝子医療部門が中心になって，この課題に対応していくものと推察される．

神経疾患のなかで，世界中で発症前診断が最も数多く行われているのがHDである．HDでは原因遺伝子 *HTT* が同定された1993年前後から発症前診断に向けたガイドラインが世界各国で整備されてきた[6~8]．脊髄小脳変性症など他の神経疾患の発症前診断も実際的にはHDの発症前診断ガイドラインに準じて行われている．国内でも，各施設が，これらHDの発症前診断ガイドライン[6~8]や日本神経学会による「神経疾患の遺伝子診断ガイドライン2009」[9]などを参考に独自の指針を策定して，脊髄小脳変性症，HDなどの神経疾患の発症前診断に対応している．

海外では日本に比べて患者数が多いこともあり，HDにおける発症前診断後の心理的，社会的影響がかなり詳細に調査されている[10,11]．Paulsenらの41の文献reviewによれば（うち28の文献がHDを対象としている），調査対象者数，その国籍，調査期間，調査方法などはまちまち

4. 検 査

であるが，総じて①極端に破滅的な事態（自殺など）に至ることはまれである，②検査後に一過性に不安，抑うつが増強する（特に保因者），③たいていの方は検査を受けたことを後悔はしない，と総括されている[10]．一方，遺伝子差別に関しては，あまり認識されておらず，それに対する規制や法整備の必要性が指摘されている．

　一方，日本人における神経難病に対する発症前診断の心理的，社会的な影響を調査した報告は非常に少ない．Abe ら[12]は脊髄小脳変性症，疾患対照として HD，筋萎縮性側索硬化症（ALS）を対象に遺伝学的検査の心理的影響（不安，抑うつ）を state anxiety inventory（SAI），trait anxiety inventory（TAI），social desirability scale（SDS）により調査している．このなかには未発症の SCD at risk 者（25 名）と未発症 HD，あるいは ALS at risk 者（20 名）が含まれている．この報告によると，遺伝学的検査後には検査前の不安や抑うつは患者，未発症家系内メンバーいずれにおいても軽減すること，たいていの研究参加者は検査を受けたことに満足感を示すこと，から遺伝学的検査はたとえ発症前診断であっても心理学的な不利益をもたらすものではないと考察されている[12]．

　しかしながら，発症前診断は決して無害ではないことを認識すべきである．実際に HD における調査研究でも，頻度は低いながら種々の有害事象や不利益が報告されている[13]．たとえ検査後，眼にみえる有害事象はなくても，診断結果の受容に至るまでの心理的な葛藤，苦痛，不安は相当のものであることは容易に推察される．文献 review では，発症前診断後の深刻な心理的悪影響は総体的に少ない，と総括されているが[10,11]，これらは積極的に調査研究に参加した方の（十分な遺伝カウンセリング体制下で得られた）データであり，また調査期間も多くは診断後 1〜2 年以内である．日本でも遺伝カウンセリング体制が整備されてきたとはいえ，欧米諸国に比べると発症前診断に関する対応件数は圧倒的に少なく，経験値が低い．そのうえ，「未来を予知すること」への受け止め方は，個々人の要因（価値観，人生観，家族構成，社会的状況，など）とともに人種や地域的な要因（文化，風土，宗教，慣習，伝統，など）にも大きく左右される．

　日本では神経難病に対する発症前診断はまだまだ根付いているとはいえない．今後とも個々のクライエントに丁寧に対応しながら，発症前診断に対する遺伝カウンセリングの方法，その心理的，社会的影響について日本人のエビデンスを積み上げ，施設・研究者間で共有することが求められる．

■ 文献

1) Tanaka K, Sekijima Y, Yoshida K, et al. Follow-up nationwide survey on predictive genetic testing for late-onset hereditary neurological diseases in Japan. J Hum Genet 2013; **58**: 560–563
2) 音部玲子，家護谷五月，丸山博文，川上秀史．遺伝性脊髄小脳変性症（SCA6）の発症前遺伝子診断．治療学 2009: **43**: 332–334
3) 日下部由美，水原律子，大山　梓ほか．当院における遺伝性神経難病の発症前診断．近畿中央病院医学雑誌 2012; **32**: 37–40
4) 吉田雅幸．臨床遺伝専門医の立場から考える発症前遺伝子診断の現状と課題．臨床神経 2013; **53**: 1006–1008
5) 吉田邦広，大畑尚子，武藤香織ほか．神経内科専門医の遺伝子診断に対する意識調査．臨床神経 2013; **53**: 337–344
6) Craufurd D, Tyler A, on behalf of the UK Huntington's Prediction Consortium. Predictive testing for Huntington's disease: protocol of the UK Huntington's Prediction Consortium. J Med Genet 1992; **29**: 915–918
7) Guidelines for the molecular genetics predictive test in Huntington's disease. International Huntington Association (IHA) and the World Federation of Neurology (WFN) Research Group on Huntington's Chorea. Neurology 1994; **44**: 1533–1536

8) Decruyenaere M, Evers-Kiebooms G, Boogaerts A, et al. Predictive testing for Huntington's disease: risk perception, reasons for testing and psychological profile of test applicants.Genet Counsel 1995; **6**: 1–13
9) 日本神経学会．神経疾患の遺伝子診断ガイドライン 2009（http://www.neurology-jp.org/index.html）
10) Paulsen JS, Nance M, Kim JI, et al. A review of quality of life after predictive testing for and earlier identification of neurodegenerative diseases. Prog Neurobiol 2013; **110**: 2–28
11) Broadstock M, Michie S, Marteau T. Psychological consequences of predictive genetic testing: a systematic review. Eur J Hum Genet 2000; **8**: 431–438
12) Abe K, Itoyama Y. Psychological consequences of genetic testing for spinocerebellar ataxia in the Japanese. Eur J Neurology 1997; **4**: 593–600
13) Almqvist EW, Bloch M, Brinkman R, et al. A worldwide assessment of the frequency of suicide, suicide attempts, or psychiatric hospitalization after predictive testing for Huntington disease. Am J Hum Genet 1999; **64**: 1293–1304

検索式・参考にした二次資料

PubMed（検索 2016 年 1 月 13 日）
((((("neurodegenerative diseases"[MeSH Terms]) AND "genetic testing"[MeSH Terms])) AND "early diagnosis"[MeSH Terms]))) OR (((("neurodegenerative diseases/psychology"[MeSH Terms]) AND "genetic testing"[MeSH Terms]) AND early)　41 件

PubMed（検索 2016 年 1 月 8 日）
((((("neurodegenerative diseases"[MeSH Terms]) AND "genetic testing"[MeSH Terms])) AND "early diagnosis"[MeSH Terms])) OR ((((("neurodegenerative diseases"[MeSH Terms]) AND "genetic testing"[MeSH Terms])) AND early AND Review[ptyp])　62 件

医中誌（検索 2016 年 1 月 12 日）
((脊髄小脳変性/AL) or ((脊髄小脳変性症/TH or 脊髄小脳変性症/AL))) and (((発症前診断/AL) or (発症前検査/AL) or (発症前遺伝子診断/AL)) or ((出生前診断/TH or 出生前診断/AL)))　22 件

4. 検 査

Clinical Question 4-18　⑥遺伝カウンセリング・遺伝子検査

日本では遺伝子診断に関して，生命保険に加入する場合の告知義務があるか

回答
- 現時点では告知義務はない．

背景・目的

遺伝子検査における倫理的，法的，社会的問題（ethical, legal, and social issues：ELSI）に対する理解を深める．

解説・エビデンス

遺伝子差別（genetic discrimination）は遺伝子検査における倫理的，法的，社会的問題（ethical, legal, and social issues：ELSI）の象徴的な課題である．特に遺伝子検査の結果により，雇用・昇進，婚姻，保険加入などにおいて不利な影響を受ける可能性が懸念されてきた．なかでも危険選択と社会的公平性，公共性という観点から，遺伝子検査と保険加入については最も議論がなされてきた[1]．

危険選択とは，保険会社が保険加入の申し込みに対して，その危険度の大きさを評価，査定し，契約承諾の可否や条件を決定する過程を指す．社会的公平性，公共性というのは，行き過ぎた逆選択（adverse selection）やクリームスキミング（cream skimming）を排除し，危険度に見合った負担や公平な保険加入を目指す，ということである．逆選択とは，危険度が高い人がより積極的に保険に加入したり，高額の保険契約を結んで受益を増やしたり，することである．一方，クリームスキミングとは，保険会社が収益を増やすために危険度の高い人を排除して，危険度の少ない人のみに保険加入を認めることである．特に逆選択は保険加入者のみが危険度情報を知っている場合に起こりやすい．遺伝子検査によって明らかにされる遺伝子情報は危険度情報に該当する．今後，発症前診断が普及するようになれば，当事者が知り得た発症前診断の情報をもとに保険契約の内容や条件を考える，という行為は十分にありうることである．実際に生命保険ではないが，アルツハイマー病の危険因子であるアポリポプロテインE（APOE）の遺伝子多型に関連して，ε4アレルを有することを開示された人は，ε4アレルを有していないことを開示された人，あるいは結果を開示されなかった人に比べて，開示後1年以内に長期介護保険を見直した割合が有意に高かったことが示されている[2,3]．

本題の生命保険に関しては，現時点では全世界的に保険加入希望者に対して，遺伝子検査を課す保険会社は存在しない．しかし，すでに受けた遺伝子検査結果については，保険の種類，金額，地域によっては開示を求める場合がある．これは国によって医療保険制度が異なることも大いに影響している．

英国では保健省の諮問機関である遺伝子保険委員会（Genetics and Insurance Committee：

GAIC)が2000年10月にハンチントン病の遺伝子検査結果を生命保険の危険選択に用いることを許可する決定を下した．この決定に対しては，その後見直し論議が巻き起こり，2001年に英国保険協会と政府は保険会社による遺伝子情報利用を厳しく制限するモラトリアム（遺伝子検査結果の利用を一時停止する）計画に同意した[4]．このモラトリアム計画は2019年まで延長されることになっている[4]．結果的に現在，GAICが容認しているのは，50万ポンドを超える生命保険契約に際して，保険会社が加入希望者のハンチントン病の遺伝子検査結果を利用することのみである．これはすでに発症して遺伝子検査で診断が確定された方のみならず，発症前診断を受けて陽性の結果を得た未発症者も対象となる．ただし，保険会社が加入希望者に対して遺伝子検査を受けることを強要することはできない．あくまで限られた種類の保険加入に際して高額の申し込みがあった場合に過去に受けた遺伝子検査結果について保険会社が問い合わせることができる，ということである．また，国民全体を対象とする包括的な医療保険制度を持たない米国では2008年5月に遺伝情報差別禁止法（Genetic Information Nondiscrimination Act：GINA）が成立し，雇用主や医療保険会社による個人の遺伝情報に基づく差別が禁止された[5]．

日本の保険業界においては，過去においても現在においてもアンダーライティング（危険選択の診査，査定）に際して遺伝子情報は利用されておらず，業界からこの問題に関する公式の見解も示されていない[6,7]．現時点では加入希望者が遺伝子検査結果を告知する義務もない．また，国家レベルで遺伝子検査結果の利用を禁止，制限するための法制化もなされていない．すなわち，現時点ではアンダーライティングにおける遺伝子情報の利用の可否は日本の保険計理に大きな影響を与えておらず，遺伝子検査と保険をめぐる問題は実際の保険経営上の問題としては論じられていない．ただし，保険における危険選択と公平性の問題は，時代や社会環境，国民性，文化・慣習，法律などの諸要因により変動する．過去にHIV抗体検査が保険の危険選択に導入されたように，今後，疾患によっては保険のアンダーライティングに遺伝子情報の利用が合理的，かつ妥当と判断される事態も起こりうる，と思われる．

文献

1) Joly Y, Feze IN, Simard J. et al. Genetic discrimination and life insurance: a systematic review of the evidence. BMC Med 2013; **11**: 25
2) Zick CD, Mathews CJ, Roberts JS, et al. Genetic testing for Alzheimer's disease and its impact on insurance purchasing behavior. Health Aff 2005; **24**: 483–490
3) Taylor DH, Jr, Cook-Deegan RM, Hiraki S, et al. Genetic testing for Alzheimer's and long-term care insurance. Health Aff 2010; **29**: 102–108
4) Policy paper. Agreement extended on predictive genetic tests and insurance (https://www.gov.uk/government/publications/agreement-extended-on-predictive-genetic-tests-and-insurance)（最終アクセス2018年3月24日）
5) The Genetic Information Nondiscrimination Act of 2008(https://www.genome.gov/pages/policyethics/geneticdiscrimination/ginainfodoc.pdf)（最終アクセス2018年3月24日）
6) 宮地朋果．遺伝子検査の普及がもたらすアンダーライティングの新たな課題．保険学雑誌 2015; **630**: 179–192
7) 宮地朋果．保険における危険選択と公平性．保険学雑誌 2011; **614**: 41–57

検索式・参考にした二次資料

PubMed（検索2016年1月5日）
((disclosur*) AND (("genetic services"[MeSH Terms]) OR ("genetic discrimination" OR "genetic screening" OR

4. 検 査

"genetic analysis" OR "genetic diagnosis" OR genetic test*))) AND (("life insurance") OR "insurance, life"[MeSH Terms])　42 件

医中誌（検索　2015 年 12 月 22 日）
(((遺伝学的検査/TH or 遺伝子検査/AL)) or (遺伝子カウンセリング/AL) or ((遺伝相談/TH or 遺伝カウンセリング/AL)) or (遺伝検査/AL) or (遺伝子解析/AL) or ((遺伝学的検査/TH or 遺伝子診断/AL)) or (([遺伝子診療]/JN or 遺伝子診療/AL)) or (遺伝診療/AL) or (遺伝診断/AL) or (遺伝解析/AL)) and ((生命保険/TH or 生命保険/AL))　18 件

Clinical Question 4-19　⑦その他の検査

運動失調症の嚥下・呼吸・睡眠障害の検査にはどのようなものがあるか

推奨

❶ 運動失調症の嚥下障害の評価法として嚥下造影検査，嚥下内視鏡検査が行われる（グレード 1B）．
❷ 上気道閉塞（声帯外転筋麻痺，喉頭軟化症）の検出には喉頭内視鏡が有用である（グレード 1B）．
❸ 運動失調症に合併する睡眠障害の検出にポリソムノグラフィーが有用である（グレード 1B）．
❹ 携帯用装置による簡易睡眠時無呼吸検査も活用されている（グレード 1C）

背景・目的

運動失調症の補助的検査として，特に嚥下・呼吸・睡眠障害の検査法を理解する．

解説・エビデンス

脊髄小脳変性症，特に多系統萎縮症においては，嚥下障害・呼吸障害が生命予後を規定する重要な因子となるため，早期に障害を発見し介入することが重要である．また，脊髄小脳変性症は様々な程度の睡眠障害を合併することがあり，適切な評価が有用である．

嚥下障害の検査としては嚥下造影検査と嚥下内視鏡検査が行われる．これら2つの検査の間に優劣はなく，相互に補完して検査を行うことが望ましいと推奨されている[1]．多系統萎縮症29例に嚥下造影検査および嚥下内圧測定を行った検討においては，5年以上経過した例は嚥下障害の高リスク群であり，ルーチンに嚥下造影検査と，可能であれば嚥下内圧測定を行うことが推奨されている（エビデンスレベル Ⅳb）[2]．また，MJD/SCA3およびSCA6における嚥下造影検査の有用性も報告されている（エビデンスレベル Ⅴ）[3]．しかしながら，嚥下造影検査のみで誤嚥性肺炎の発症リスクを完全に予測できるわけではなく，臨床的な重症度を考慮して誤嚥性肺炎の発症リスクを評価する必要がある．

運動失調症の呼吸機能障害には，上気道閉塞による呼吸機能障害と，中枢性の呼吸機能障害がある．ポリソムノグラフィーは中枢性あるいは閉塞性の睡眠時無呼吸の検出に有用である．また，携帯用装置による簡易睡眠時無呼吸検査が保険収載されており，在宅での睡眠時無呼吸のスクリーニングにも活用されている．上気道閉塞による呼吸障害の検出には喉頭内視鏡も有用である．閉塞性睡眠時無呼吸の多系統萎縮症21例にポリソムノグラフィー，覚醒状態および麻酔下での喉頭内視鏡を行った研究では，3例（15％）にCheyne-Stokes呼吸，覚醒状態で3例（14％），麻酔下で9例（45％）において声帯外転麻痺を認めた．さらに，11例（55％）で声帯以外の部位での上気道閉塞を認め，喉頭軟化症（floppy epiglottis）の検出にも有用であった（エビデ

4. 検 査

ンスレベルⅣb)[4]．

運動失調症には不眠，restless leg syndrome，レム睡眠障害など様々な睡眠障害が合併することがあり，それらの評価にもポリソムノグラフィーが有用である（エビデンスレベルⅣb)[5]．

文献

1) Langmore SE. Evaluation of oropharyngeal dysphagia: which diagnostic tool is superior? Curr Opin Otolaryngol Head Neck Surg 2003; **11**: 485–489
2) Higo R, Tayama N, Watanabe T, et al. Videofluoroscopic and manometric evaluation of swallowing function in patients with multiple system atrophy. Ann Otol Rhinol Laryngol 2003; **112**: 630–636
3) Isono C, Hirano M, Sakamoto H, et al. Differences in dysphagia between spinocerebellar ataxia type 3 and type 6. Dysphagia 2013; **28**: 413–418
4) Shimohata T, Shinoda H, Nakayama H, et al. DAytime hypoxemia, sleep-disordered breathing, and laryngopharyngeal findings in multiple system atrophy. Arch Neurol 2007; **64**: 856–861
5) Pedroso JL, Braga-Neto P, Felício AC, et al. Sleep disorders in cerebellar ataxias. Arq Neuropsiquiatr 2011; **69**: 253–257

検索式・参考にした二次資料

PubMed（検索 2015 年 12 月 29 日）
((((((("Diagnostic Techniques and Procedures"[Mesh])) AND "Cerebellar Ataxia/complications"[Mesh])) AND (dysphagia OR dysarthria OR swallow* OR deglutition OR sleep* OR respirat* OR apnea))) OR ((ataxia [Title]) AND ((((((("scale"[Title] OR "examination"[Title] OR "evaluation"[Title] OR test*[Title] OR measure*[Title])))) OR (videofluoroscopy OR videofluoroscopic OR videoendoscopy OR videoendoscopic OR polysomnography OR polysomnographic))) AND (dysphagia OR dysarthria OR swallow* OR deglutition OR sleep* OR respirat* OR apnea)))　97 件
医中誌（検索 2016 年 1 月 8 日）
(((運動失調症/TH or 運動失調/AL)) and (((睡眠ポリグラフィー/TH or polysomnography/AL)) or (VideoFluoroscopy/AL) or (Video/AL and (X 線透視検査/TH or Fluoroscopy/AL)))) or ((((((運動失調症/TH or 運動失調/AL)) and ((嚥下/TH or 嚥下/AL) or (呼吸/TH or 呼吸/AL) or (睡眠/TH or 睡眠/AL)) and (検査/AL or 評価/AL or スケール/AL)))) and (PT=会議録除く))　94 件
ほかに重要な文献をハンドサーチで追加した

5. 診断と鑑別診断

5. 診断と鑑別診断

Clinical Question 5-1
脊髄小脳変性症・多系統萎縮症の鑑別疾患にはどのようなものがあるか

回答

- 成人発症の脊髄小脳変性症は，まず続発性の失調症を除外する（CQ 4-2）．変性疾患としての脊髄小脳変性症は，小脳性の失調症状のみが目立つもの（純粋小脳型）と，小脳以外の病変の症状が明らかに加わるもの（非純粋小脳型）に大別される．
- 家族歴がない場合，自律神経症状を伴えば多系統萎縮症を疑う．進行性核上性麻痺に可能性について留意が必要である．MJD/SCA3，SCA6，SCA8，SCA31などは一見孤発性の純粋小脳型の臨床症状を示すことがある．
- 家族歴がある場合は，純粋小脳型であれば，SAC6，SCA31．非純粋小脳型であればMJD/SCA3の可能性が高い．遺伝子診断は，十分な説明のもと行う．これらの疾患が除外され，かつ小脳萎縮が目立つ場合は，皮質性小脳萎縮症と診断される．

■ 背景・目的

脊髄小脳変性症・多系統萎縮症の鑑別疾患について理解する．

■ 解説・エビデンス

脊髄小脳変性症は臨床的に，小脳性の失調症状のみが目立つもの（純粋小脳型）と，小脳以外の病変の症状が明らかに加わるもの（非純粋小脳型）に大別される．常染色体劣性遺伝性の一部で後索性の失調症状を示すものがある．このうち，原因が，感染症，中毒，腫瘍，栄養素の欠乏，奇形，血管障害，自己免疫性疾患などによるものは，続発性として次の項で記載する（CQ 5-2）．小児発症型についても別に論じる（CQ 2-14，CQ 2-15，CQ 2-42）．この項では成人発症型の本症の鑑別診断について述べる．

本症は，全国で約3万人の患者がおり，2/3が孤発性，1/3が遺伝性である[1]．本症の診断のポイントは，両親の発症の有無，小脳症状以外の神経症状の有無，萎縮像の小脳限局性の有無の3点である．

両親の発症が指摘できない場合，非純粋型では，多系統萎縮症の可能性が高い．本症では，初期には，一見純粋小脳型を示すこともある．しかし，自律神経症状を初期から高率に伴うため，起立性低血圧や排尿障害の確認が必要である（CQ 2-20）．また画像検査では，小脳萎縮に比して，橋の腹側の萎縮（大脳-小脳路）が強い．自律神経症状と小脳症状が明らかであれば，本症の診断は難しくないが，SCA17や進行性核上性麻痺などが混入している可能性がある[2,3]．

一方，純粋小脳型の場合は，両親の発症が指摘できなくともMJD/SCA3，SCA6，SCA8，SCA31などの遺伝性脊髄小脳変性症の可能性がある．特にMJD/SCA3の高齢発症者は，一見，純粋小脳型を示すことがあり留意すべきである[4]．四肢に比して体幹に強い失調症状を認め，画

像では，一般にSCA6やSCA31では前葉の萎縮が目立つが，SCA3では全体としてこじんまりとしている[5]．臨床的には眼振，垂直方向への眼球運動制限などの所見を認める．家族歴のない症例に対し遺伝子診断を行う場合は，これらが，表現促進現象を示す常染色体優性遺伝性疾患であり，本人の結果が未発症の血縁者にも影響を与えることを考慮し，特に十分な説明が必要である．これらの疾患が除外され，かつ小脳萎縮が目立つ場合は，自己免疫性の疾患群を除外したうえで，皮質性小脳萎縮症と診断される（CQ 5-2参照）．

　遺伝性のなかでは常染色体優性遺伝性のものが多く，Machado-Joseph病（MJD/SCA3），SCA6，SCA31，DRPLAの頻度が高い[1,6,7]．症状が小脳症状に限局する型（純粋小脳型，autosomal dominant cerebellar ataxia type Ⅲ）と，その他の錐体外路症状，末梢神経障害，錐体路症状などを合併する型（非純粋小脳型，autosomal dominant cerebellar ataxia type Ⅰ）に大別される[8]．非純粋小脳型では，日本では，一般に，頻度からMJD/SCA3，SCA1，SCA2，DRPLAを考える．しかし，地域差も多いので，各地域の実情を考慮する．SCA2はゆっくりとした滑動性眼球運動，MJD/SCA3は，四肢の失調に比して，初期から姿勢反射障害が目立つことが特徴である．DRPLAは若年者では痙攣発作やミオクローヌス，成人では舞踏病アテトーゼ様運動，認知症を併発する．純粋小脳型ではSCA6，SCA31を中心に考える．これらは初期から小脳，特に前葉に強い萎縮を認める[5]．症状の一過性の増悪と寛解は，SCA6や周期性失調症を示唆する．網膜色素変性症を伴う場合はSCA7を示唆する．常染色体劣性遺伝性の脊髄小脳変性症は，日本では少ないが，非純粋小脳型であり，後索障害を伴う場合が多い．遺伝子診断で確定されたFriedreich（フリードライヒ）運動失調症（FRDA）は，日本では，報告されていない．常染色体劣性遺伝性でも一部純粋小脳型を示す例があり，このほうが予後はよい．図1に遺伝性の脊髄小脳変性症の診断フローチャートを示す．

文献

1) Tsuji S, Onodera O, Goto J, Nishizawa M; Study Group on Ataxic D. Sporadic ataxias in Japan: a population-based epidemiological study. Cerebellum 2008; **7**: 189–197
2) Kanazawa M, Tada M, Onodera O, et al. Early clinical features of patients with progressive supranuclear palsy with predominant cerebellar ataxia. Parkinsonism Relat Disord 2013; **19**: 1149–1151
3) Kim HJ, Jeon BS, Shin J, et al. Should genetic testing for SCAs be included in the diagnostic workup for MSA? Neurology 2014; **83**: 1733–1738
4) Ishikawa K, Mizusawa H, Igarashi S, et al. Pure cerebellar ataxia phenotype in Machado-Joseph disease. Neurology 1996; **46**: 1776–1777
5) Reetz K, Costa AS, Mirzazade S, et al. Genotype-specific patterns of atrophy progression are more sensitive than clinical decline in SCA1, SCA3 and SCA6. Brain 2013; **136**: 905–917
6) Schöls L, Bauer P, Schmidt T, et al. Autosomal dominant cerebellar ataxias: clinical features, genetics, and pathogenesis. Lancet Neurol 2004; **3**: 291–304
7) Sato N, Amino T, Kobayashi K, et al. Spinocerebellar ataxia type 31 is associated with "inserted" pentanucleotide repeats containing (TGGAA)n. Am J Hum Genet 2009; **85**: 544–557
8) Harding AE. Classification of the hereditary ataxias and paraplegias. Lancet 1983; **321**: 1151–1155

検索式・参考にした二次資料

PubMed（検索2016年7月1日）
ataxia[MeSH Terms] AND diagnosis[MeSH Terms]) Filters: reviews; published in the last 5 years; English　98件
ほかに重要な文献をハンドサーチで追加した

5. 診断と鑑別診断

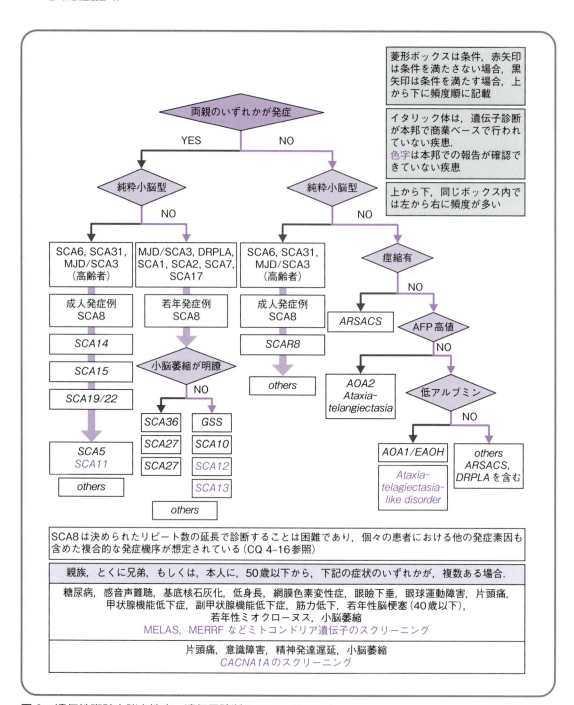

図1 遺伝性脊髄小脳変性症 遺伝子診断のフローチャート
非典型例は上記の限りではないので，次世代シークエンスも考慮する．

Clinical Question 5-2

症候性（二次性）の小脳性運動失調症にはどのようなものがあるか

推奨

❶ 以下の原因による症候性（二次性）の運動失調症がある：脳血管障害，腫瘍，アルコール中毒，ビタミン B_1・B_{12}，葉酸欠乏，薬剤性（フェニトインなど），炎症［神経梅毒，多発性硬化症，傍腫瘍性，免疫介在性小脳炎（橋本脳症，グルテン失調症，抗GAD抗体小脳炎）］，甲状腺機能低下症など．

❷ 脊髄小脳変性症は，「運動失調を主要症候とする神経変性疾患の総称」と定義されることから，小脳性ないし後索性の運動失調を呈しうる症候性（二次性）の疾患を鑑別することは診療を進めるうえで重要である（グレード1C）．

背景・目的

症候性（二次性）に運動失調症を呈しうる疾患について理解をする．

解説・エビデンス

「難病の患者に対する医療等に関する法律」に基づく指定難病としての脊髄小脳変性症の認定に必要な要件として，症候性（二次性）の運動失調症を鑑別する必要があり，その診断基準の主要項目のひとつとして，「以下の原因による二次性脊髄小脳失調症を鑑別する：脳血管障害，腫瘍，アルコール中毒，ビタミン B_1・B_{12}，葉酸欠乏，薬剤性（フェニトインなど），炎症［神経梅毒，多発性硬化症，傍腫瘍性，免疫介在性小脳炎（橋本脳症，グルテン失調症，抗GAD抗体小脳炎）］，甲状腺機能低下症など．」と記載されている．

上記の症候性（二次性）運動失調症は臨床的な所見（病歴，運動失調症以外の併存する神経症候，進行の速さ），神経放射線学的所見や特異的な血液検査所見・脳脊髄液検査所見などにより鑑別を行う（CQ 4-1参照）．症候性（二次性）運動失調症のなかには，適切な治療介入により運動失調症の改善が期待できる病型もあり，「治療可能な運動失調症」として臨床的に位置づけることができる（表1）．

傍腫瘍性小脳失調症は，小脳失調が急性～亜急性に進行する点が脊髄小脳変性症との鑑別点であり，その原因となる悪性腫瘍としては，卵巣癌・肺小細胞癌・乳癌の頻度が高い．卵巣癌では抗Yo抗体，肺小細胞癌では抗Hu抗体，乳癌では抗Ri抗体を認めることがあり，診断的意義が高い．また，傍腫瘍性小脳失調症であることが臨床的に強く疑われても，その時点で悪性腫瘍の存在が確認できない場合もあるので，その際は血液中の腫瘍マーカーや画像検査にて注意深い経過観察が重要であり，結果的に小脳失調の出現が悪性腫瘍発見の契機となることもある．

非腫瘍性の免疫介在性小脳失調症，すなわち抗グリアジン抗体陽性小脳失調症（グルテン失調症），抗GAD抗体陽性小脳失調症，抗甲状腺抗体陽性小脳失調（小脳失調型橋本脳症）が提唱さ

5. 診断と鑑別診断

表1　症候性（二次性）運動失調症を呈する鑑別疾患

- 脳血管障害
- 脳腫瘍
- アルコールや特定の薬物・化学物質による中毒（フェニトイン，リチウム，有機溶剤など）
- ウェルニッケ脳症（ビタミンB_1欠乏症）
- 亜急性連合性脊髄変性症（ビタミンB_{12}欠乏症）
- その他のビタミン欠乏症（ビタミンE・葉酸）
- 中枢神経系感染症（神経梅毒など）
- クロイツフェルト・ヤコブ病
- 脱髄性疾患（多発性硬化症，急性散在性脳脊髄炎）
- ベーチェット病，全身性エリテマトーデス，その他の膠原病
- 傍腫瘍性小脳失調症（肺小細胞癌・卵巣癌・乳癌に伴うことが多い）
- 免疫介在性小脳失調症（グルテン失調症，抗GAD抗体陽性小脳失調症，橋本脳症，フィッシャー症候群）
- 甲状腺機能低下症

れ，免疫グロブリン大量静注療法などの免疫治療の有効性が報告されているが（エビデンスレベルV）[1,2]，種々の遺伝性脊髄小脳変性における抗グリアジン抗体陽性例（エビデンスレベルV）[3,4]，MJD/SCA3と診断されている抗甲状腺抗体陽性例（エビデンスレベルV）[2]なども報告されており，これらの抗体と小脳失調症発現との関連性についてはさらなる検討が必要である．

文献

1) Nanri K, Okuma M, Sato S, et al. Prevalence of Autoantibodies and the Efficacy of Immunotherapy for Autoimmune Cerebellar Ataxia. Intern Med 2016; **55**: 449–454
2) Nanri K, Okita M, Takeguchi M, et al. Intravenous immunoglobulin therapy for autoantibody-positive cerebellar ataxia. Intern Med 2009; **48**: 783–790
3) Almaguer-Mederos LE, Almira YR, Góngora EM, et al. Antigliadin antibodies in Cuban patients with spinocerebellar ataxia type 2. J Neurol Neurosurg Psychiatry 2008; **79**: 315–317
4) Abele M, Schöls L, Schwartz S, Klockgether T. Prevalence of antigliadin antibodies in ataxia patients. Neurology 2003; **60**: 1674–1675

検索式・参考にした二次資料

PubMed（検索2015年12月22日）
("cerebellar ataxia/complications"[MeSH Terms]) AND ((secondary[tiab] OR symptomatic[tiab]))　32件
ほかに重要な文献をハンドサーチで追加した

6. 治療・ケア

6. 治療・ケア

Clinical Question 6-1　①病態修飾治療（遺伝子治療，再生医療を含む）

小脳失調症に対する病態修飾治療はどこまで進んでいるか

回答

- 現時点では，確立した治療法はない．疾患によってはモデル動物を用いて治療法の有効性が検討されているものがある．

背景・目的

病気の進行阻止もしくは機能回復をもたらす新たな治療法として注目されている．

解説・エビデンス

小脳失調症はプルキンエ細胞を含む小脳系神経細胞の神経変性により発症する疾患の総称である．神経変性には細胞機能障害から細胞死に至る一連の過程によるものすべてが含まれる．細胞死を促進する因子としては，酸化ストレス，ミクログリア活性化に伴う神経炎症，オートファジー系の障害，プロテアソーム障害など，様々な分子機構の関与が推定さされている．

機能障害に伴って，神経細胞の分泌する神経伝達物質が減少しシグナル伝達が破綻する場合には，減少した伝達物質を補う治療法がある．これらは「症状改善治療」と呼ばれ，パーキンソン病におけるレボドパ補充療法などがその代表例である．しかし，症状改善治療では神経変性そのものは改善せず，症状は緩徐に進行する．これに対し，神経変性の過程そのものを抑止する治療法が「病態修飾療法」であり，根本的治療と考えられている．小脳失調症に対する病態修飾療法は，核酸治療，遺伝子治療および再生医療を含め研究開発が行われている段階にある．2016年8月時点で，保険診療においてヒトに使用できる病態修飾療法は見出されていないが，動物モデルによる研究を経て，ヒトを対象にした臨床研究も開始されつつある[1〜12]．

文献

1) Li Y, Yokota T, Matsumura R, et al. Sequence-dependent and independent inhibition specific for mutant ataxin-3 by small interfering RNA. Ann Neurol 2004; **56**: 124–129
2) Keiser MS, Geoghegan JC, Boudreau RL, et al. RNAi or overexpression: alternative therapies for Spinocerebellar Ataxia Type 1. Neurobiol Dis 2013; **56**: 6–13
3) Ramachandran PS, Boudreau RL, Schaefer KA, et al. Nonallele specific silencing of ataxin-7 improves disease phenotypes in a mouse model of SCA7. Mol Ther 2014; **22**: 1635–1642
4) Torashima T, Koyama C, Iizuka A, et al. Lentivector-mediated rescue from cerebellar ataxia in a mouse model of spinocerebellar ataxia. EMBO Rep 2008; **9**: 393–399
5) Ito H, Fujita K, Tagawa K, et al. HMGB1 facilitates repair of mitochondrial DNA damage and extends the lifespan of mutant ataxin-1 knock-in mice. EMBO Mol Med 2014; **7**: 78–101
6) Stemberger S, Jamnig A, Stefanova N, et al. Mesenchymal stem cells in a transgenic mouse model of multiple system atrophy: immunomodulation and neuroprotection. Plos One 2012; **6**: e19808

7) Park H-J, Bang G, Lee BR, et al. Neuroprotective effect of human mesenchymal stem cells in an animal model of double toxin-induced multiple system atrophy parkinsonism. Cell Transplant 2012; **20**: 827–835
8) Chang YK, Chen MH, Chiang YH, et al. Mesenchymal stem cell transplantation ameliorates motor function deterioration of spinocerebellar ataxia by rescuing cerebellar Purkinje cells. J Biomed Res 2012; **18**: 54
9) Dongmei H, Jing L, Mei X, et al. Clinical analysis of the treatment of spinocerebellar ataxia and multiple system atrophy-cerebellar type with umbilical cord mesenchymal stromal cells. Cytotherapy 2011; **13**: 913–917
10) Lee PH, Lee JE, Kim HS, et al. A randomized trial of mesenchymal stem cells in multiple system atrophy. Ann Neurol 2012; **72**: 32–40
11) Jin JL, Liu Z, Lu ZJ, et al. Safety and efficacy of umbilical cord mesenchymal stem cell therapy in hereditary spinocerebellar ataxia. Curr Neurovasc Res 2013; **10**: 11–20
12) Wu SH, Yang HX, Jiang GH, et al. Preliminary results of cord blood mononuclear cell therapy for multiple system atrophy: a report of three cases. Med Prin Pract 2014; **23**: 282–285

■ 検索式・参考にした二次資料

PubMed(検索 2015 年 12 月 11 日)
("cerebellar ataxia/therapy"[MH]) AND (("nerve degeneration/therapy"[MH]) OR modif*[TIAB])　41 件
医中誌　(検索 2015 年 12 月 18 日)
(小脳性失調症/AL or 運動失調症-小脳性/TH or 小脳性運動失調症/AL) and ((神経変性/TH or 神経変性/AL) or modif/TA or 病態修飾/TA or DMT/TA) and ((治療/TH or 治療/AL) or 療法/AL))　27 件
そのほか重要な文献をハンドサーチで追加した

Clinical Question 6-2　①病態修飾治療（遺伝子治療，再生医療を含む）

小脳失調症に対する治験情報はどのように得られるか

回答
- 小脳失調症に対する治験情報は複数のオンラインデータベースで検索できる．

背景・目的
新規治療法の開発状況を知ることができる．

解説・エビデンス

臨床試験情報の登録・公開については，公表バイアスを防ぎ，被験者への倫理的な配慮の観点などから，その必要性が求められていた．2004年に主要な医学系雑誌の編集者からなる医学雑誌編集者国際委員会（International Committee of Medical Journal Editors：ICMJE）は論文投稿前に JCMJE 登録センターに臨床試験情報の登録公開をもとめる声明を発した．また，国際製薬団体連合会（International Federation of Pharmaceutical Manufacturers & Association：IFPMA）も製薬会社が主導する治験の情報を積極的に公表し，透明性の向上を図ることを表明した．これを受けて，WHO は国際臨床試験登録プラットフォーム（International Clinical Trials Registry Platform：ICTRP）を構築して登録と公開の運用を開始した[1]．

日本では，国立保健医療科学院が国内の治験・臨床研究の横断的な検索を目的として検索サイト（ポータルサイト）の運用を開始した[2]．このサイトでは，UMIN 臨床試験登録システム（UMIN-CTR），一般財団法人日本医薬情報センター（JAPIC），日本医師会治験促進センター（JMACCT）の3つのセンターが登録されている[3~5]．平成28年12月現在において，国内ではTRH-誘導体ロバチレリン（KPS-0373）とニコチン受容体部分作動薬バレニクリンの治験が登録されている．また，このポータルサイトを用いて海外の治験状況も検索可能である．米国の治験は，NIH の治験検索サイトからも検索・閲覧が可能である[6]．このサイトと ICTRP により世界で進行している治験情報を閲覧することができる．この間の経緯については，飛田の総説に詳しいので参照されたい[7]．

文献

1) International Clinical Trials Registry Platform（ICTRP）＜http://www.who.int/ictrp/en/＞
2) 国立保健科学院　臨床研究情報ポータルサイト＜http://rctportal.niph.go.jp/s/＞
3) 大学病院医療情報ネットワーク研究センター（UMIN-CTR）＜http://www.umin.ac.jp/ctr/index-j.htm＞
4) 一般社団法人　日本医薬情報センター（JAPIC）＜http://www.japic.or.jp＞
5) 公益社団法人日本医師会治験促進センター（JMACCT）＜http://www.jmacct.med.or.jp＞
6) Clincal Trials.gov＜https://www.clinicaltrials.gov/ct2/home＞

7) 飛田英祐．臨床試験における臨床研究（試験）情報の活用について．保健医療科学 2011; 60: 13-17

検索式・参考にした二次資料

臨床試験情報ウェブサイト
・ClinicalTrials.gov（NLM）
　　https://www.clinicaltrials.gov/ct2/home
・臨床研究情報ポータルサイト（国立保健医療科学院）
　　※UMIN-CTR,JAPIC,JMACCT の横断検索、ICTRP も検索可
　　http://rctportal.niph.go.jp/s/
・International Clinical Trials Registry Platform（WHO）
　　http://apps.who.int/trialsearch/
そのほか重要な文献をハンドサーチで追加した

6. 治療・ケア

Clinical Question 6-3　①病態修飾治療（遺伝子治療，再生医療を含む）

遺伝子治療や核酸治療はどこまで進んでいるのか（小脳失調症における展望について）

回答
● 現時点ではまだ実用化されたものはないが，実用化にむけて基礎研究が進んでいる．

背景・目的

先端医療には従来とは異なる新しい手法の導入が検討されている．遺伝子治療や核酸治療もそのひとつである．患者からの期待も大きいので，それらの開発過程の現状について理解しておくことが必要である．

解説・エビデンス

遺伝子治療および核酸治療に関する研究においては，2016年8月時点でヒトを対象に実施された臨床研究はない．モデル動物などにおいて実施された遺伝子治療および核酸治療に関する研究について以下に代表的なものを紹介する．これらの研究は，ヒトを対象とした研究ではないので，推奨度やエビデンスレベル評価には該当しない．

核酸療法については，Machado-Joseph病の原因である変異 ATXN3 の発現や機能を抑制する small interfering RNA（siRNA）が見出されるなど，治療法開発への発展が期待されている[1]．小脳失調症1型（SCA1）トランスジェニックマウスにおいて，アデノウイルス随伴ベクターによる ATXN1-like 蛋白過剰発現による治療効果，および RNA 干渉による変異 ATXN1 の発現減少による治療効果が比較検討されている．SCA1 モデルマウス小脳に ATXN1-like ウイルスベクターによる過剰発現と，人工的 microRNA（miR）を用いた RNA 干渉による変異 ATXN1 の発現減少のいずれの方法においても，広汎にプルキンエ細胞へ到達し，運動機能の改善と組織学的所見の改善をもたらした[2]．その他に，修飾 2'-O-メチル ホスホロチオエート（CUG）n 三塩基反復アンチセンスオリゴヌクレオチドを用いて，ハンチントン病患者由来の線維芽細胞とリンパ芽球における huntingtin 転写および蛋白レベルを効率的に減少させることが試みられている．最も効果的なアンチセンスオリゴヌクレオチド（CUG）(7)は，huntingtin のみならず，変異 ataxin-1 と変異 ataxin-3 の mRNA レベルを減少させ，歯状核赤核淡蒼球ルイ体萎縮症患者由来線維芽細胞で変異 atrophin-1 の mRNA レベルを減少させた．このアンチセンスオリゴヌクレオチドは，ハンチントン病の変異 huntingtin レベルを減少させる有望な治療手段に止まらず，他のポリグルタミン病にも応用可能である可能性が示されている[3]．SCA7 モデルマウスにおいても，RNA 干渉による治療効果が確認されている[4]．

遺伝子治療については，運動失調を呈し小脳萎縮を伴い病理学的にポリグルタミンの沈着が確認されている Machado-Joseph 病モデルマウスに対し，ポリグルタミン凝集阻害効果が確認されている CRAM-Associated GTPase（CRAG）遺伝子を，レンチウイルスベクターにより，小脳

に導入した．その結果，運動失調が大幅に改善することが確認され，ポリグルタミン凝集量が大幅に減少し，神経細胞機能が回復することも確認されている[5]．

その他，網羅的蛋白質質量解析（プロテオミクス解析）を用いて，SCA1およびハンチントン病の神経細胞モデルで共通して減少する蛋白として発見されたHigh-mobility group box 1 (*HMGB1*) 遺伝子をアデノ随伴ウイルスベクターによりSCA1モデルマウスの小脳に導入することにより，寿命と運動能力が顕著に改善することが報告されている．さらに，HMGB1にはミトコンドリアDNA損傷を修復するという新たな機能があることもわかり，HMGB1補充により核DNAのみならずミトコンドリアDNAの損傷修復を介することによっても治療効果を発揮する可能性が示唆されている[6]．

文献

1) Li Y, Yokota T, Matsumura R, et al. Sequence-dependent and independent inhibition specific for mutant ataxin-3 by small interfering RNA. Ann Neurol 2004; **56**: 124–129
2) Keiser MS, Geoghegan JC, Boudreau RL, et al. RNAi or overexpression: alternative therapies for spinocerebellar ataxia type 1. Neurobiol Dis 2013; **56**: 6–13
3) Evers MM, Pepers BA, van Deutekom JC, et al. Targeting several CAG expansion diseases by a single antisense oligonucleotide. PLoS One 2011; **6**: e24308
4) Ramachandran PS, Boudreau RL, Schaefer KA, et al. Nonallele specific silencing of ataxin-7 improves disease phenotypes in a mouse model of SCA7. Mol Ther 2014; **22**: 1635–1642
5) Torashima T, Koyama C, Iizuka A, et al. Lentivector-mediated rescue from cerebellar ataxia in a mouse model of spinocerebellar ataxia. EMBO Rep 2008; **9**: 393–399
6) Ito H, Fujita K, Tagawa K, et al. HMGB1 facilitates repair of mitochondrial DNA damage and extends the lifespan of mutant ataxin-1 knock-in mice. EMBO Mol Med 2014; **7**: 78–101

検索式・参考にした二次資料

PubMed（検索2015年12月25日）
(("cerebellar ataxia/genetics"[MeSH Terms] OR "cerebellar ataxia/therapy"[MeSH Terms]) AND "Gene Silencing"[Mesh]) OR (("cerebellar ataxia/therapy"[MeSH Terms]) AND "genetic therapy"[MeSH Terms])　48件
医中誌（検索2015年12月24日）
(小脳性失調症/AL or 運動失調症-小脳性/TH or 小脳性運動失調症/AL) and ((遺伝学的治療/TH or 遺伝子治療/AL) or RNA干渉/TH)　18件
そのほか重要な文献をハンドサーチで追加した

6. 治療・ケア

Clinical Question 6-4　①病態修飾治療（遺伝子治療，再生医療を含む）
再生医療はどこまで進んでいるのか（小脳失調症における展望について）

回答
- 神経組織への分化誘導に関する研究は進んでいる．しかし，脊髄小脳変性症に関する再生医療研究についてはいまだ具体的な展望は開けていない．

背景・目的
神経疾患における再生医療の開発過程の現状を理解する．

解説・エビデンス

再生医療に関する研究においては，モデル動物を用いた研究を経て，ヒトを対象とした臨床研究も実施されている．以下にそれら臨床研究の一部を紹介する．これらは保険診療下で実施可能な治療ではないので，推奨度評価には該当しない．したがって，"治療に関する論文のエビデンスレベル分類" のみ記載する．

多系統萎縮症小脳型（MSA-C）と病型未定小脳失調症患者を対象に臍帯血由来の間葉系幹質細胞（umbilical cord mesenchymal stromal cell：UC-MSC）の安全性と有効性を観察するオープンラベル試験が報告されている．2009年10月から2010年9月にかけて，遺伝性小脳失調症14例とMSA-C 10例に $1×10^6$/kg 個のUC-MSCを毎週1回，計4回を1クールとして髄腔内注射した．全患者を6～15ヵ月間追跡し，運動能力と生活の質（QOL）をそれぞれICARSと日常生活活動尺度で評価した結果，治療開始から1ヵ月後にICARSと日常生活活動尺度が有意に減少した（$p<0.01$）．不安定歩行と立位維持，緩慢動作，上肢の運動失調，書字障害，構音障害などの症状が，1名を除いて残りの患者すべてで改善した．副作用として，めまい（4例），背部痛（2例），頭痛（1例）が認められたが，1～3日以内に消失した．追跡期間中，10例が半年以上安定していたが，11例が1～14ヵ月（平均3ヵ月）以内に治療前の状態に戻ったと報告されている（エビデンスレベル V）[1]．

臨床的にMSA-Cと診断した患者33名を対象としてMSC二重盲検臨床試験が実施されている[3]．それによると，MSC投与群とプラセボ投与群に無作為に割り付け実施され，動脈注射で投与された．主要評価項目は投与360日後のunified MSA rating scale（UMSARS）の変化とし，副次評価項目はUMSARS part 2，脳内グルコース代謝，灰白質の密度，高次脳機能検査とした．その結果，MSC投与群はプラセボ群と比較してUMSARSの合計評価点（$p=0.047$）およびpart 2 評価点（$p=0.008$）の増加が小さく，進行速度が遅いことが示された．MSC投与に直接関係した有害事象はみられなかったが，動脈注射によると思われる微小脳虚血病変がMRIで確認された症例が存在した（エビデンスレベル II）[2]．本研究は2012年に大韓民国より報告された比較的エビデンスの高い二重盲検試験であるが，その後の追試報告や他国からの同様の報告はなされて

いない．

　遺伝性脊髄小脳変性症患者に対するヒト UCMSC 療法の安全性，有効性についても報告されている．遺伝子検査で確定診断された脊髄小脳変性症 16 例［SCA1，SCA2，Machado-Joseph 病（MJD）］を対象とし，UCMSCs を静脈内および髄腔内に投与した．そして，その安全性を臨床所見，検査所見，神経画像所見から評価し，有効性を Berg Balance Scale（BBS）および International Cooperative Ataxia Rating Scale（ICARS）によって評価した．投与から 12 ヵ月間にわたる経過観察では，重篤な有害事象は認められず，BBS および ICARS スコアは少なくとも 6 ヵ月間持続的に改善していたと報告されている（エビデンスレベル V）[3]．

　多系統萎縮症に対する臍帯血単核細胞移植の効果も検討されている．臍帯血単核細胞（1～2×10^8 cells/6mL）を，2 名の多系統萎縮症患者には腰椎穿刺にて，1 名の多系統萎縮症患者には大槽穿刺にて注入した．前 2 者については，治療初期から 30 日間繰り返し実施され，後者については，2 回のみ施行された．細胞移植 3 ヵ月後と 6 ヵ月後の UMSARS 評価では，すべての患者で 3 ヵ月後の時点で改善が確認されており，最も顕著な改善は，尿失禁と歩行能力の項目であった．6 ヵ月後においても更なる改善を認めたと報告されている（エビデンスレベル V）[4]．

文献

1) Dongmei H, Jing L, Mei X, et al. Clinical analysis of the treatment of spinocerebellar ataxia and multiple system atrophy-cerebellar type with umbilical cord mesenchymal stromal cells. Cytotherapy 2011; **13**: 913–917
2) Lee PH, Lee JE, Kim HS, et al. A randomized trial of mesenchymal stem cells in multiple system atrophy. Ann Neurol 2012; **72**: 32–40
3) Jin JL, Liu Z, Lu ZJ, et al. Safety and efficacy of umbilical cord mesenchymal stem cell therapy in hereditary spinocerebellar ataxia. Curr Neurovas Res 2013; **10**: 11–20
4) Wu SH, Yang HX, Jiang GH, et al. Preliminary results of cord blood mononuclear cell therapy for multiple system atrophy: a report of three cases. Med Prin Pract 2014; **23**: 282–285

検索式・参考にした二次資料

PubMed（検索 2015 年 12 月 26 日）
"cerebellar ataxia/therapy"[MH] AND ("Stem Cells"[MH] OR "Stem Cell Transplantation"[MH] OR "Tissue Transplantation"[MH])　35 件
医中誌（検索 2015 年 12 月 26 日）
((小脳性失調症/AL or 運動失調症-小脳性/TH or 小脳性運動失調症/AL) and ((再生医学/TH or 再生医療/AL) or (細胞療法と組織療法/TH) or 細胞移植/TH) and (PT=会議録除く)　9 件
そのほか重要な文献をハンドサーチで追加した

6. 治療・ケア

Clinical Question 6-5　②脳刺激治療

運動失調に対して，経頭蓋磁気刺激治療は有効か

推奨

❶反復磁気刺激や小脳上の経頭蓋直流電気刺激により，小脳性運動失調が改善するという報告がある．これまでの報告は少人数でシャム刺激を対照としていない研究が多く今後の検討が必要であり，現時点では有効性は確立していない（グレード2C）

背景・目的

反復磁気刺激や経頭蓋直流電気刺激の運動失調症への効果を理解する．

解説・エビデンス

反復経頭蓋磁気刺激（rTMS）は，非侵襲的に神経細胞を刺激し，刺激後に持続する興奮性変化（可塑性様変化）を起こすことが知られている．この興奮性変化を脊髄小脳変性症の治療に使えないか検討されている．円形刺激コイルを外後頭隆起点（Iz）とIzの左右4 cm側方に位置して（小脳刺激），機械最大出力の100％の刺激強度で0.2 Hzで10回ずつの磁気刺激を21日間連日行うと，歩行・立位が改善したと報告されている（エビデンスレベルⅢ）[1,2]．厚生労働省研究班「脊髄小脳変性症の画期的診断・治療法に関する研究」（平成14–15年度）において行われた，シャム刺激，小脳刺激，運動野刺激の検討が行われたが，いずれも皮質性小脳萎縮症患者では有意な改善はみられず，SCA6患者に限った場合に，運動野刺激によりシャム刺激，小脳刺激に比べて有意に症状が軽減された（エビデンスレベルⅢ）[3]．従来報告されていた小脳刺激では有意な効果は示されなかった．また，別の刺激方法のrTMSを用いたものでは，ダブルコーンコイルで小脳を0.4 Hzもしくは0.8 Hz刺激を500回週に6日を2週間行うもの[4]や，両側前頭前野に0.3 Hz左右各30回週に3回計10回行うもの[5]，いずれも少人数でシャム対照ではない（エビデンスレベルⅤ）[4,5]．

また，小脳上に経頭蓋直流電気刺激を与えると，少人数（19人）の小脳性失調症患者において刺激直後にICARSが改善したことが，二重盲検シャム刺激対照研究で報告されている（エビデンスレベルⅢ）[6]．

いずれも試みる場合には，磁気刺激の安全性に関するガイドライン（文献7および臨床神経生理学会のガイドライン）に則り，各施設の倫理委員会を通したうえで行う．

文献

1) Shimizu H, Tsuda T, Shiga Y, et al. Therapeutic efficacy of transcranial magnetic stimulation for hereditary spinocerebellar degeneration. Tohoku J Exp Med 1999; **189**: 203–211
2) Shiga Y, Tsuda T, Itoyama Y, et al. Transcranial magnetic stimulation alleviates truncal ataxia in spinocere-

bellar degeneration. J Neurol Neurosurg Psychiatry 2002; **72**: 124–126
3) 辻　貞俊．脊髄小脳変性症の画期的診断治療法に関する研究 平成15年度総括・分担研究報告書．厚生労働科学研究費補助金特定疾患対策研究事業，2003
4) 中村雄作，山田郁子，三浦浩介ほか．脳波・筋電図の臨床―低頻度小脳連続磁気刺激による脊髄小脳変性症への治療．臨床脳波 2002; **44**: 518–523
5) 中馬孝容．経頭蓋磁気刺激の臨床応用―rTMSの神経系への影響．リハビリテーション医学 2002; **39**: 777–779
6) Benussi A, Koch G, Cotelli M, et al. Cerebellar transcranial direct current stimulation in patients with ataxia: A double-blind, randomized, sham-controlled study. Mov Disord 2015; **30**: 1701–1705
7) Rossi S, Hallett M, Rossini PM, Pascual-Leone A; Safety of TMS Consensus Group. Safety, ethical considerations, and application guidelines for the use of transcranial magnetic stimulation in clinical practice and research. Clin Neurophysiol 2009; **120**: 2008–2039

検索式・参考にした二次資料

医中誌（検索 2016年1月6日）
(磁気刺激/TH or 磁気刺激/AL) and ((脊髄小脳変性症/TH or 脊髄小脳変性症/AL) or (小脳性失調症/AL or 運動失調症-小脳性/TH or 小脳性運動失調症/AL)) and (PT=会議録除く)　58件
PubMed（検索 2016年1月6日）
(cerebellar ataxia:ti,ab,kw and transcranial magnetic stimulation:ti,ab,kw)　4件
ほかに重要な文献をハンドサーチで追加した

6. 治療・ケア

Clinical Question 6-6　②脳刺激治療

運動失調に対して，脳深部刺激療法（DBS）は有効か

推奨

❶脳深部刺激療法（deep brain stimulation：DBS）は，運動失調に対する効果は，脆弱X関連振戦/失調症候群（FXTAS）の1例のみで推奨しない（グレードD）．
❷脊髄小脳変性症に伴う振戦に対して，視床DBSの有効性が報告されている（グレード2C）．また，脊髄小脳変性症に合併した，パーキンソン様安静時振戦に対して視床下核DBSが（グレード2C），全身性ジストニアに対して淡蒼球内側核（GPi）DBSの有効性の症例報告がある（グレード2C）．DBSが有効とされる一部の症候が運動失調症に合併した場合には対症療法として脳深部刺激療法を考慮してもよいと考えられる．

背景・目的

DBSの運動失調症および脊髄小脳変性症に伴う不随意運動への効果を理解する．

解説・エビデンス

脳深部刺激療法（deep brain stimulation：DBS）は，視床や淡蒼球，視床下核などの基底核に定位脳手術法により電極を挿入し，同部位に持続的な高頻度の電気刺激を与えて神経活動を制御し症状改善を図るものである．日本では2002年からパーキンソン病と振戦に対してのみ保険収載されている．

運動失調症に対する効果についてはFXTAS1例で視床DBS行ったところ振戦のみならず失調症状も改善したという1例報告（エビデンスレベルV）[1]があるが，これ以上の検討はされていない．

運動失調症に合併した振戦に対するDBSの有効性はいくつか報告されている．内服治療抵抗性の重度の四肢体幹の安静・動作時振戦を呈し黒質変性も合併したと考えられたSCA2患者に両側視床腹中間核（Vim）DBSを行い，著明な振戦の改善と日常動作改善が得られたのが最初の報告である[2]．その後，内服治療抵抗性の全身の粗大な姿勢時・動作時振戦や企図振戦を呈した脊髄小脳変性症に視床DBSを行い効果が報告されている[3〜5]．脆弱X関連振戦/失調症候群（FXTAS）の振戦に対しても，Vim DBSの効果が症例報告されている[6〜8]．以上，運動失調症においてしばしば合併する振戦に対して視床DBSは効果があることが複数の症例報告が示唆していることから，内服治療抵抗性で重度の振戦の治療には選択肢として考慮してもよいと考えられる（エビデンスレベルV）．

また，両側視床下核（subthalamic nucleus STN）DBSを，パーキンソン様の再出現性静止時振戦（re-emergent tremor）を呈したMJD/SCA3患者1例に行い，振戦および筋固縮が改善したと

210

報告がある(エビデンスレベル V)[9].

　一方,全身性ジストニアを呈したSCA1患者に対して,淡蒼球内側核(GPi)DBSがジストニアの改善のほか軽度運動失調も軽減に効果があったと報告されている(エビデンスレベル V)[10].

　このように従来各部位のDBSにより効果があると知られているパーキンソン症状やジストニアに対してはSCA患者においても効果があるとする症例報告がみられる.これらの合併症によりADL改善が見込めるときには手術を考慮することも選択肢にいれてもいいと考えられる.日本ではパーキンソン病および振戦に対しては,DBSの保険適用が認められている.それ以外は適応外であり各施設の倫理委員会の承認が必要である.

文献

1) Senova S, Jarraya B, Iwamuro H, et al. Unilateral thalamic stimulation safely improved fragile X-associated tremor ataxia: a case report. Mov Disord 2012; **27**: 797–799
2) Pirker W, Back C, Gerschlager W, et al. Chronic thalamic stimulation in a patient with spinocerebellar ataxia type 2. Mov Disord 2003; **18**: 221–225
3) Shimojima Y, Hashimoto T, Kaneko K, et al. Thalamic stimulation for disabling tremor in a patient with spinocerebellar degeneration. Stereotact Funct Neurosurg 2005; **83**: 131–134
4) Hamel W, Herzog J, Kopper F, et al. Deep brain stimulation in the subthalamic area is more effective than nucleus ventralis intermedius stimulation for bilateral intention tremor. Acta Neurochir (Wien) 2007; **149**: 749–758
5) Freund HJ, Barnikol UB, Nolte D, et al. Subthalamic-thalamic DBS in a case with spinocerebellar ataxia type 2 and severe tremor-A unusual clinical benefit. Mov Disord 2007; **22**: 732–735
6) Ferrara JM, Adam OR, Ondo WG. Treatment of fragile X associated tremor/ataxia syndrome with deep brain stimulation. Mov Disord 2009; **24**: 149–151
7) Xie T, Goodman R, Browner N, et al. Treatment of fragile X-associated tremor/ataxia syndrome with unilateral deep brain stimulation. Mov Disord 2012; **27**: 799–800
8) Ondo WG, Almaguer M, Cohen H. Computerized posturography balance assessment of patients with bilateral ventralis intermedius nuclei deep brain stimulation. Mov Disord 2006; **21**: 2243–2247
9) Anzak A, Little S, Hulse N, et al. Excessive neural synchrony in Machado-Joseph disease responsive to subthalamic nucleus stimulation. Mov Disord 2015; **30**: 437–438
10) Copeland BJ, Fenoy A, Ellmore TM, et al. Deep brain stimulation of the internal globus pallidus for generalized dystonia associated with spinocerebellar ataxia type 1: a case report. Neuromodulation 2014; **17**: 389–392

検索式・参考にした二次資料

医中誌(検索 2016 年 1 月 5 日)
(小脳性失調症/AL or 運動失調症-小脳性/TH or 小脳性運動失調症/AL) and (脳深部刺激/TH or 深部脳刺激/AL)
4 件
PubMed(検索 2016 年 1 月 6 日)
(Deep Brain Stimulation[MH] AND ("Cerebellar Ataxia"[MH] OR "Spinocerebellar Degenerations"[MH]) AND (Eng[LA] ORJpn[LA]))　13 件
重要な文献をハンドサーチで追加した

6. 治療・ケア

Clinical Question 6-7　③症状改善治療—a. 運動失調症候

運動失調の対症療法にはどのようなものがあるか

推奨

❶ 甲状腺刺激ホルモン放出ホルモン（TRH）誘導体のプロチレリン酒石酸塩水和物（ヒルトニン）注射薬とタルチレリン（セレジスト）内服薬のみが，日本では脊髄小脳変性症の運動失調に対し保険適用が認められている薬剤である（グレード1A）．

❷ セロトニン前駆物質，リルゾール，リチウム，アセチルカルニチン，分岐鎖アミノ酸（BCAA）などは少人数のランダム化二重盲検プラセボ対照試験で小脳失調症状の改善が得られたという報告はある．また，塩酸ブスピロン，D-サイクロセリン，プレガバリンなどの可能性も報告されている．

❸ そのほか，強化リハビリテーションの短期間の効果が示されている（グレード1B）．

■ 背景・目的

運動失調症に対する薬物やリハビリによる対症療法を理解する．

■ 解説・エビデンス

甲状腺刺激ホルモン放出ホルモン（TRH）誘導体であるプロチレリン（ヒルトニン®）とタルチレリン（セレジスト®）が日本では運動失調症に対する治療として保険適用が通っている．プロチレリン0.5～2mgを筋注または静脈内注射2～3週間連日行う．その後，2～3週間の休薬期間をおき反復するか，週2から3回の間欠注射を行う．タルチレリンは1回5mgを1日2回（朝，夕）食後に服用する．タルチレリンの作用機序はアセチルコリン，ドパミン，ノルアドレナリン，セロトニン神経系を活性化させ，脊髄反射増強作用，神経栄養因子様作用，局所グルコース代謝促進作用などにより，運動失調を改善させると動物実験で考えられている[1〜3]．プロチレリンでは多施設共同プラセボコントロール二重盲検試験が小脳型運動失調症患者256例に対して行われ，効果がプラセボより認められた（エビデンスレベルⅢ）[4,5]．タルチレリンでも多施設共同プラセボ対照二重盲検クロスオーバー試験が，脊髄小脳変性症427例に対して行われタルチレリンの症状進行の遅延効果ならびに症状の改善効果が示された（エビデンスレベルⅢ）[6]．

日本では保険適用がない薬剤であるが，以下のような論文報告がみられる．

セロトニン前駆物質の効果についての研究は複数あり，5-ヒドロキシトリプトファンの光学異性体（L-5-HT）は30人の遺伝性および二次的な小脳性運動失調症患者にランダム化二重盲検クロスオーバー試験で4ヵ月投与を行い効果が認められたという報告（エビデンスレベルⅡ）[7]と，効果がなかったという（エビデンスレベルⅢ）[8]，両方の報告がある．いずれも少数での検討である．また，セロトニン系薬物の塩酸ブスピロンが19人CCAのプラセボ対照試験で失調症状の部分的な改善が得られたという報告（エビデンスレベルⅢ）[9]と，多系統萎縮症に投与しランダム

化オープンラベル試験でICARSの改善が得られたという報告がある(エビデンスレベルⅡ)[10]。

その他，エビデンスレベルⅡの研究としてリルゾール[11,12]，リチウム[13,14]，L-アセチルカルニチン[15]，分岐鎖アミノ酸(BCAA)[16]がある．リルゾールはランダム化二重盲検プラセボ対照試験で40人の種々の原因による運動失調症患者を対象に投与され，ICARSで有意な減少がみられた報告[11]や，遺伝性脊髄小脳失調症患者60人で投与群がプラセボに比較してSARA減少人数が多かったというランダム化二重盲検プラセボ対照試験が報告されている[12]．リチウムは60人のMJD/SCA3を対象にした研究[12]と16人のSCA2を対象にした研究があるが[14]，失調の臨床スケールには有意な改善は認めなかった．L-アセチルカルニチンはFreidreich（フリードライヒ）運動失調症(FRDA)と皮質性小脳萎縮症，SCA2を対象に研究され，10人の皮質性小脳萎縮症では臨床スコアの改善傾向が示唆されている[15]．BCAAは16人の脊髄小脳変性症に投与されICARSの改善が得られたと報告されている[16]．

また，MJD/SCA3に対するバルプロ酸投与に関する検討として，まずランダム化オープンラベル二重盲検プラセボ対照試験がMJD/SCA3の36人で行われ，バルプロ酸(800mg，1,200mg)内服でプラセボに比較してSARAの歩行の項目の改善が得られたと報告されている(エビデンスレベルⅡ)[17]．

D-サイクロセリン(エビデンスレベルⅤ)[18]，プレガバリン(エビデンスレベルⅢ)[19]，アセタゾラミド(エビデンスレベルⅤ)[20]，ラモトリギン(エビデンスレベルⅤ)[21]などが運動失調症に対して効果がある可能性を示唆されている．

非薬物療法としては，集中リハビリテーションにより失調性歩行，ADLの改善が得られ持続すると報告されている(エビデンスレベルⅡ，Ⅲ)[22,23](CQ 7-1, CQ 7-2参照)．また，Whole body vibration(WBV)(エビデンスレベルⅢ)[24]でも効果が示唆されている．

経頭蓋的磁気刺激などについては別項参照(CQ 6-5)

文献

1) Kinoshita K, Fujitsuka T, Yamamura M, Matsuoka Y. Effects of TA-0910, a novel orally active thyrotropin-releasing hormone analog, on the gait of ataxic animals. Eur J Pharmacol 1995; **274**: 65–72
2) Kinoshita K, Watanabe Y, Asai H, et al. Anti-ataxic effects of TRH and its analogue, TA-0910, in Rolling mouse Nagoya by metabolic normalization of the ventral tegmental area. Br J Pharmacol 1995; **116**: 3274–3278
3) Kinoshita K1, Watanabe Y, Yamamura M, Matsuoka Y. TRH receptor agonists ameliorate 3-acetylpyridine-induced ataxia through NMDA receptors in rats. Eur J Pharmacol 1998; **343**: 129–133
4) Sobue I, Takayanagi T, Nakanishi T, et al. Controlled trial of thyrotropin releasing hormone tartrate in ataxia of spinocerebellar degenerations. J Neurol Sci 1983; **6**: 235–248
5) 祖父江逸郎，高柳哲也，中西孝雄ほか．脊髄小脳変性症にたいするThyrotropin Releasing Hormone Tartrateの治療研究—二重盲検比較対象臨床試験による検討．神経進歩 1982; **26**: 1190–1214
6) 金澤一郎，里吉栄二郎，平山惠造ほか．Taltirelin hydrate(TTA-0910)の脊髄小脳変性症に対する臨床評価—プラセボを対照とした臨床第Ⅲ相二重盲検比較試験．臨床医薬 1997; **13**: 4169–4224
7) Trouillas P, Brudon F, Adeleine P. Improvement of cerebellar ataxia with levorotatory form of 5-hydroxytryptophan: a double-blind study with quantified data processing. Arch Neurol 1988; **45**: 1217–1222
8) Wessel K, Hermsdörfer J, Deger K, et al. Double-blind crossover study with levorotatory form of hydroxytryptophan in patients with degenerative cerebellar diseases. Arch Neurol 1995; **52**: 451–455
9) Trouillas P, Xie J, Adeleine P, et al. Buspirone, a 5-hydroxytryptamine1A agonist, is active in cerebellar ataxia: results of a double-blind drug placebo study in patients with cerebellar cortical atrophy. Arch Neurol 1997; **54**: 749–752
10) Heo JH, Lee ST, Chu K, Kim M. The efficacy of combined estrogen and buspirone treatment in olivopontocerebellar atrophy. J Neurol Sci 2008; **271**: 87–90

11) Ristori G, Romano S, Visconti A, et al. Riluzole in cerebellar ataxia: a randomized, double-blind, placebo-controlled pilot trial. Neurology 2010; 74: 839–845
12) Romano S, Coarelli G, Marcotulli C, et al. Riluzole in patients with hereditary cerebellar ataxia: a randomised, double-blind, placebo-controlled trial. Lancet Neurol 2015; 14: 985–991
13) Saute JA, de Castilhos RM, Monte TL, et al. A randomized, phase 2 clinical trial of lithium carbonate in Machado-Joseph disease. Mov Disord 2014; 29: 568–573
14) Saccà F, Puorro G, Brunetti A, et al. A randomized controlled pilot trial of lithium in spinocerebellar ataxia type 2. J Neurol 2015; 262: 149–153
15) Sorbi S, Forleo P, Fani C, Piacentini S. Double-blind, crossover, placebo-controlled clinical trial with L-acetylcarnitine in patients with degenerative cerebellar ataxia. Clin Neuropharmacol 2000; 23: 114–118
16) Mori M, Adachi Y, Mori N, et al. Double-blind crossover study of branched-chain amino acid therapy in patients with spinocerebellar degeneration. J Neurol Sci 2002; 195: 149–152
17) Lei LF, Yang GP, Wang JL, et al. Safety and efficacy of valproic acid treatment in SCA3/MJD patients. Parkinsonism Relat Disord 2016; 26: 55–61
18) Ogawa M, Shigeto H, Yamamoto T, et al. D-cycloserine for the treatment of ataxia in spinocerebellar degeneration. J Neurol Sci 2003; 210: 53–56
19) Gazulla J, Benavente I. Single-blind, placebo-controlled pilot study of pregabalin for ataxia in cortical cerebellar atrophy. Acta Neurol Scand 2007; 116: 235–238
20) Yabe I, Sasaki H, Yamashita I, et al. Clinical trial of acetazolamide in SCA6, with assessment using the Ataxia Rating Scale and body stabilometry. Acta Neurol Scand 2001; 104: 44–47
21) Liu CS, Hsu HM, Cheng WL, Hsieh M. Clinical and molecular events in patients with Machado-Joseph disease under lamotrigine therapy. Acta Neurol Scand 2005; 111: 385–390
22) Miyai I, Ito M, Hattori N, et al. Cerebellar ataxia rehabilitation trial in degenerative cerebellar diseases. Neurorehabil Neural Repair 2012; 26: 515–522
23) Ilg W, Synofzik M, Brotz D, et al. Intensive coordinative training improves motor performance in degenerative cerebellar disease. Neurology 2009; 73: 1823–1830
24) Kaut O, Jacobi H, Coch C, et al. A randomized pilot study of stochastic vibration therapy in spinocerebellar ataxia. Cerebellum (London, England) 2014; 13: 237–242

■ 検索式・参考にした二次資料

医中誌（検索 2016 年 1 月 13 日）
(((((運動失調症-小脳性/TH and (SH=治療,薬物療法,外科的療法,食事療法,精神療法,放射線療法,看護,リハビリテーション,予防)) or ((脊髄小脳変性症/TH and (SH=治療,薬物療法,外科的療法,食事療法,精神療法,放射線療法,看護,リハビリテーション,予防)) and (運動失調症/TH or 運動失調/AL))) and (("Thyrotropin-Releasing Hormone"/TH or Varenicline/TH or [Insulin-Like Growth Factor I]/TH or 間葉系幹細胞移植/TH or "Serotonin Uptake Inhibitors"/TH or Rifampicin/TH or Taltirelin/TH or Gabapentin/TH or Idebenone/TH or [Prolactin]/TH or [リハビリテーション]/TH or [対症療法]/TH)))) and (PT=原著論文,総説 and CK=ヒト) 53 件
PubMed（検索 2016 年 1 月 13 日）
((("spinocerebellar degenerations/therapy"[MH] AND "ataxia") OR "ataxia /therapy"[MH]) AND (varenicline OR insulin-like growth factor i OR serotonin uptake inhibitors[PA] OR rifampin OR thyrotropin releasing hormone OR TRH OR TRF OR TA 0910 OR idebenone OR riluzole OR gabapentin OR prolactin OR buspirone OR physostigmine OR biopterin OR sulfamethoxazole OR excitatory amino acid antagonists OR "anti-dyskinesia agents"[PA] OR vibration OR li chiam carbonate OR betamethasone OR ondansetron OR acetylcarnitine OR prednisolone OR serotonin receptor agonists OR 5-Hydroxytryptophan OR "palliative care"[MH] OR "exercise therapy"[MH]) AND Humans[MH] AND (Eng[LA] OR Jpn[LA]) AND Review[PT] 45 件
CL-T（検索 2016 年 1 月 13 日）
(cerebellar ataxia:ti,ab,kw OR (spinocerebellar degeneration:ti,ab,kw AND ataxia:ti,ab,kw)) AND (therap* OR rehabilitation OR palliative care) 76 件
そのほか重要な文献をハンドサーチで追加した

Clinical Question 6-8　③症状改善治療—b．錐体路症候

脊髄小脳変性症の痙縮の対症療法にはどのようなものがあるか

推奨

❶脊髄小脳変性症の痙縮に特化した有効性がある薬剤はない．実際の臨床では痙縮の対症療法として，抗痙縮薬やボツリヌスを使用する（グレード1B）．

背景・目的

脊髄小脳変性症の痙縮の対症療法を理解する．

解説・エビデンス

脊髄小脳変性症の痙縮に対する治療法の臨床研究はほとんど行われていない．

しばしば，脊髄小脳変性症では痙性が問題になる場合はあり，ST合剤のバクトラミン（Bactrim）が，MJD/SCA3の痙性の減弱に効果があり歩行が改善したという少数例での報告がいくつかみられる（エビデンスレベルV）[1~3]．しかし，Shcluteらは22人の半年間の二重盲検プラセボ対象クロスオーバー研究では，効果がなく推奨しないと報告している（エビデンスレベルⅢ）[4]．

また，ボツリヌスA毒素（BTX）注射がMJD/SCA3の下肢の硬直と有痛性攣縮に効果があったという症例報告がみられる（エビデンスレベルV）[5]．

通常の臨床では，痙性麻痺および他疾患による痙性への対応と同様に対応する．

薬剤療法は，ダントロレンナトリウム（ダントリウム®），バクロフェン（リオレサール®，ギャバロン®），チザニジン（テルネリン®），ジアゼパム（セルシン®，ホリゾン®）などの抗痙縮薬を用いる．

経口薬剤以外の方法には，ボツリヌス毒素（ボトックス®）の注射やバクロフェン持続髄注療法（ITB療法）が考慮される．ボツリヌス毒素（ボトックス®）の注射は痙縮の緩和に有効とされ保険適用が通っている．脊髄小脳変性症に特化したボツリヌス毒素の治療効果に関する報告はない．

ITB療法に関しては，3名の多系統萎縮症患者にITB療法を行い臨床症状の進行を遅くしたという報告がある（エビデンスレベルV）[6]．高度の痙縮に対しては治療法として保険適用も通っており施行を考慮してもよい．しかし，進行性の変性疾患に対するITB療法の長期効果や容量の設定などの検討は十分ではなく，注意して施行する必要がある．

（痙性対麻痺の治療に関してCQ 2-36を参照のこと）

文献

1) Mello KA, Abbott BP. Effect of sulfamethoxazole and trimethoprim on neurologic dysfunction in a patient with Joseph's disease. Arch Neurol 1988; **45**: 210–213
2) Sakai T, Matsuishi T, Yamada S, et al. Sulfamethoxazole-trimethoprim double-blind, placebo-controlled, crossover trial in Machado-Joseph disease: sulfamethoxazole-trimethoprim increases cerebrospinal fluid level of biopterin. J Neural Transm Gen Sect 1995; **102**: 159–172
3) Correia M, Coutinho P, Silva MC, et al. Evaluation of the effect of sulphametoxazole and trimethoprim in patients with Machado-Joseph disease. Rev Neurol 1995; **23**: 632–634
4) Schulte T, Mattern R, Berger K, et al. Double-blind crossover trial of trimethoprim-sulfamethoxazole in spinocerebellar ataxia type 3/Machado-Joseph disease. Arch Neurol 200; **58**: 1451–1457
5) Freeman W, Wszolek Z. Botulinum toxin type A for treatment of spasticity in spinocerebellar ataxia type 3 (Machado-Joseph disease). Mov Disord 2005; **20**: 644
6) Madan A, Schiess MC. Intrathecal baclofen therapy slows progressive disability in multiple system atrophy. Neuromodulation 2011; **14**: 176–177

検索式・参考にした二次資料

医中誌（検索 2016 年 1 月 18 日）
(脊髄小脳変性症/TH and (錐体路/TH or 錐体路/AL)) and (PT=会議録除く)　48 件
PubMed（検索 2016 年 1 月 18 日）
("spinocerebellar degenerations"[MH] AND "Pyramidal Tracts"[MH]) AND Humans[MH] AND (Eng[LA] OR Jpn[LA])　35 件
そのほか重要な文献をハンドサーチで追加した

Clinical Question 6-9　③症状改善治療—c. 錐体外路症候

パーキンソン症候の対症療法にはどのようなものがあるか

推奨

❶脊髄小脳変性症においてパーキンソン症候が主体の場合には，抗パーキンソン病薬による加療を試みる．しかし，パーキンソン病よりも有効性は少ないことを想定する（グレード 2B）．

■ 背景・目的

脊髄小脳変性症に伴うパーキンソン症候への薬物治療および非薬物療法を理解する．

■ 解説・エビデンス

　パーキンソン症候を伴う脊髄小脳変性症には，多系統萎縮症（MSA-P）がある．MSA-P のパーキンソン症候には抗パーキンソン病薬の効果が得にくく，レボドパに反応性を示すものは 30～70％程度であり，多くの場合数年で反応性がみられなくなるといわれている[1~3]．レボドパ反応性は可能であれば高用量まで試してから判断する[3]．ジスキネジアの副作用は少ないとされるが，なかにドーパ誘発性ジスキネジアを数年で呈するグループがあると報告されている．この多くは，ジストニア（特に顔面の）であると考えられ，レボドパの副作用として頭頸部の不随意運動の出現に留意が必要である[4]．ドパミンアゴニストの反応性を示すものはさらに少なく[1]，有効性も確立されていない．ブロモクリプチン 10～80 mg/日投与でレボドパ反応性を示す多系統萎縮症患者 5 人に効果があったという報告[5]があるほか，レボドパに反応性を示さなかったがプラミペキソールで症状が改善したという症例報告があるが，臨床研究は行われていない（エビデンスレベル Ⅴ）[6]．また，多系統萎縮症を含むパーキンソン症候群のレム睡眠行動異常症に対しロピニロール貼付を行ったところ，全体で UPDRSⅢスコアの改善がみられたと報告されているが（エビデンスレベル Ⅴ）[7]，多系統萎縮症のみの解析は行われていない．また，アマンタジンをプラセボ対象クロスオーバー試験として 8 人の MSA-P 患者に試みたところ UPDRSⅢが減少する傾向はあったが有意差はなかったという報告がある（エビデンスレベル Ⅴ）[8]．したがって，MSA-P のパーキンソン症候に対する薬物治療としては，まずレボドパ療法を試み，数年で有効性がみられなくなった場合や副作用出現時には減量する．ドパミンアゴニストなどを試みてもよい．

　非薬物療法として，視床下核深部刺激療法（STN-DBS）が，レボドパ反応性を示す MSA-P のパーキンソン症候に対して有効性を示す症例報告がみられている（CQ 6-6 参照）（エビデンスレベル Ⅴ）[9]．しかし，レボドパで改善する症状には STN-DBS は有効であったが嚥下および構音障害を悪化させ，日内変動改善もなかったため使用を中止したという報告[10]や，レボドパ反応性があり PD と診断されていた MSA-P 患者で STN-DBS が行われたが効果がなく術後 12 ヵ月で

6. 治療・ケア

誤嚥性肺炎により死亡したという報告[11]もあり，適応には慎重な検討が必要である．硬膜下電極による運動野刺激もMSA-P 5人で試みられているが，症状は悪化し有効性は得られなかった（エビデンスレベルⅤ）[12]．

（リハビリ療法の効果に関しては，CQ 7-1, CQ 7-2 参照のこと）

また，SCA2 の非典型的なタイプとしてパーキンソン症状優位の例が知られており[13]，レボドパ反応性を示す症例も報告[14]されているため，レボドパを試みることは勧められる（エビデンスレベルⅤ）．

（脳深部刺激療法に関してはCQ 6-6 参照のこと）

文献

1) Wenning GK, Ben Shlomo Y, Magalhaes M, et al. Clinical features and natural history of multiple system atrophy: an analysis of 100 cases. Brain 1994; **117**: 835–845
2) Wenning GK, Colosimo C, Geser F, Poewe W. Multiple system atrophy. Lancet Neurol 2004; **3**: 93–103
3) Wenning GK, Geser F, Krismer F, et al; European Multiple System Atrophy Study Group. The natural history of multiple system atrophy: a prospective European cohort study. Lancet Neurol 2013; **12**: 264–274
4) Boesch SM, Wenning GK, Ransmayr G, Poewe W. Dystonia in multiple system atrophy J Neurol Neurosurg Psychiatry 2002; **72**: 300–303
5) Goetz CG, Tanner CM, Klawans HL. The pharmacology of olivopontocerebellar atrophy. Adv Neurol 1984; **41**: 143–148
6) Ueda M, Nakajima N, Nagayama H, et al. Therapeutic response to pramipexole in a patient with multiple system atrophy with predominant parkinsonism: positron emission tomography and pharmacokinetic assessments. Intern Med 2013; **52**: 1731–1735
7) Moretti DV, Binetti G, Zanetti O, Frisoni GB. Behavioral and neurophysiological effects of transdermal rotigotine in atypical parkinsonism. Front Neurol 2014; **5**: 85. 2014
8) Wenning GK; Working Group on Atypical Parkinsonism of the Austrian Parkinson's Society. Placebo-controlled trial of amantadine in multiple-system atrophy. Clin Neuropharmacol 2005; **28**: 225–227
9) Visser-Vandewalle V, Temel Y, Colle H, et al. Bilateral high-frequency stimulation of the subthalamic nucleus in patients with multiple system atrophy-parkinsonism. Report of four cases. J Neurosurg 2003; **98**: 882–887
10) Tarsy D, Apetauerova D, Ryan P, et al. Adverse effects of subthalamic nucleus DBS in a patient with multiple system atrophy. Neurology 2003; **61**: 247–249
11) Chou KL, Forman MS, Trojanowski JQ, et al. Subthalamic nucleus deep brain stimulation in a patient with levodopa-responsive multiple system atrophy. Case report. J Neurosurg 2004; **100**: 553–556
12) Kleiner-Fisman G, Fisman DN, Kahn FI, et al. Motor cortical stimulation for parkinsonism in multiple system atrophy. Arch Neurol 2003; **60**: 1554–1558
13) Furtado S, Payami H, Lockhart PJ, et al. Profile of families with parkinsonism-predominant spinocerebellar ataxia type 2 (SCA2). Mov Disord 2004; **19**: 622–629
14) Wilkins A, Brown JM, Barker RA. SCA2 presenting as levodopa-responsive parkinsonism in a young patient from the United Kingdom: a case report. Mov Disord 2004; **19**: 593–595

検索式・参考にした二次資料

医中誌（検索 2016 年 1 月 15 日）
((@パーキンソニズム/TH or パーキンソニズム/TA or パーキンソン症候/TA) and (脊髄小脳変性症/TH or 多系統萎縮症/TH) and ((対症療法/TH or 対症療法/AL) or (リハビリテーション/TH or リハビリテーション/AL) or (薬物療法/TH or 薬物療法/AL))) AND (CK=ヒト) and (PT=原著論文,総説)　23 件

医中誌（検索 2016 年 1 月 15 日）
((@パーキンソニズム/TH or パーキンソニズム/TA or パーキンソン症候/TA) and (脊髄小脳変性症/TH or 多系統萎縮症/TH)) and (抗 Parkinson 病剤/TH)) and (PT=会議録除く and CK=ヒト)　45 件

PubMed（検索 2016 年 1 月 15 日）
("Spinocerebellar Degenerations"[MH] OR "Multiple System Atrophy"[MH]) AND (((parkinsonism[TIAB] OR "parkinson syndrome"[TIAB]) AND ("palliative care"[MH] OR "exercise therapy"[MH Terms] OR "drug therapy"[MH])) OR ("Parkinsonian Disorders/therapy"[MH:NoExp]))　24 件

PubMed（検索 2016 年 1 月 18 日）
(("Parkinsonian Disorders/drug therapy"[MH:NoExp] OR parkinsonism[TIAB] OR "parkinson syndrome"[TIAB]) AND ("Multiple System Atrophy"[MH] OR "Spinocerebellar Degenerations"[MH]) AND ("antiparkinson agents/therapeutic use"[MH])) AND ("humans"[MH] AND (Eng[la] OR Jpn[la]))　39 件

CL-T（検索 2016 年 1 月 15 日）
(parkinsonism:ti,ab,kw OR parkinson syndrome:ti,ab,kw) AND (spinocerebellar degeneration:ti,ab,kw OR multiple system atrophy:ti,ab,kw) AND (palliative care:ti,ab,kw OR rehabilitation:ti,ab,kw OR drug therapy:ti,ab,kw)　16 件

CL-T（検索 2016 年 1 月 15 日）
(antiparkinson drug:ti,ab,kw OR MeSH descriptor: [Antiparkinson Agents] explode all trees OR antiparkinsonism drug:ti,ab,kw OR antiparkinsonian:ti,ab,kw) AND (parkinsonism:ti,ab,kw OR parkinson syndrome:ti,ab,kw) AND (spinocerebellar degeneration:ti,ab,kw OR multiple system atrophy:ti,ab,kw)　3 件

そのほか重要な文献をハンドサーチで追加した

Clinical Question 6-10　③症状改善治療―c. 錐体外路症候

不随意運動の対症療法にはどのようなものがあるか

推奨

❶ ジストニアはMJD/SCA3などでみられ，BTX（グレード2C）やレボドパ（グレード2C）が試される．振戦に対して視床DBSが考慮される（グレードC2）．

❷ ミオクローヌスにはピラセタムに保険適用がありSCA2患者のミオクローヌスに有効という報告がある（グレード2C）．ミオクローヌスに対してレベチラセタムの有効性の報告もある（グレード2C）（保険適用外）．臨床現場ではミオクローヌスに対してクロナゼパム，バルプロ酸ナトリウムなどの抗てんかん薬を使用することが実際には多いが保険適用外である．

背景・目的

脊髄小脳変性症に合併するジストニア，ミオクローヌスなどの不随意運動への治療法を理解する．

解説・エビデンス

脊髄小脳変性症のタイプによりジストニア，振戦，ミオクローヌス，舞踏運動などの種々の不随意運動が起こりうるが，これらの不随意運動の対症療法については症例報告のみである．

MJD/SCA3において頸部ジストニアがしばしば出現し，痙性斜頸に準じて頸部ジストニアに対してはBTXが試されるが，脊髄小脳変性症に特化したエビデンスはない．MJD/SCA3ではBTX注射後に，重度の嚥下困難が生じた報告があり慎重に行う必要がある（エビデンスレベルV）[1,2]．また，MJD/SCA3では，レボドパ反応性を示す下肢のジストニアを呈することもあり，レボドパ反応性を一度は確認するほうがよいと考えられる（エビデンスレベルV）[3,4]．また，臨床の現場では，原発性ジストニアに準じてトリヘキシフェニジル（アーテン®）を使用されることが多いが，エビデンスはない．

また，多系統萎縮症のカンプトコルミア（camptocormia）にレボドパが有効であった症例報告もある（エビデンスレベルV）[5]．

振戦は，種々のSCAやFXTASでみられるが特別な治療法の臨床研究は報告されていない．SCA2の安静時・姿勢時振戦に視床への脳深部刺激法の効果があったという症例報告がある（CQ 6-6参照）（エビデンスレベルV）[6]．

ミオクローヌスに関しては，SCA2患者のミオクローヌスにピラセタムが有効との報告がある（エビデンスレベルV）[7]．ピラセタムはミオクローヌスに対して保険適用が通っている（エビデンスレベルⅢ）[8,9]．また，SCA15患者のミオクローヌスにレベチラセタムが有効であったという症例報告がみられる[10]が，ミオクローヌスに対して保険適用外である．その他，DRPLA患者

でもミオクローヌスを呈することがあるが，DRPLAのミオクローヌスに関する報告はない．多系統萎縮症のミオリズミアに対して，トリヘキシフェニジルが効果あったという症例報告がある[11]．臨床の現場ではミオクローヌスに対しては，クロナゼパム，バルプロ酸ナトリウムなどの抗てんかん薬を使用することが多い（保険適用外）．

DRPLA患者では舞踏運動を呈する場合があるが，舞踏運動への保険適用薬はない．ハンチントン舞踏病の舞踏運動に対するテトラベナジン（コレアジン）が舞踏運動に保険適用が通っている唯一の薬剤である．ハロペリドールのハンチントン舞踏病の舞踏運動への効果[12]や，シデナム舞踏病にバルプロ酸が効果ありとする報告[13]はあり，臨床現場では使用されているが高いエビデンスはない（保険適用外）（エビデンスレベルV）．

文献

1) Tuite PJ, Lang AE. Severe and prolonged dysphagia complicating botulinum toxin A injections for dystonia in Machado-Joseph disease. Neurology 1996; **46**: 846
2) Thobois S, Broussolle E, Toureille L, Vial C. Severe dysphagia after botulinum toxin injection for cervical dystonia in multiple system atrophy. Mov Disord 2001; **16**: 764–765
3) Wilder-Smith E, Tan EK, Law HY, et al. Spinocerebellar ataxia type 3 presenting as an l-dopa responsive dystonia phenotype in a Chinese family. J Neurol Sci 2003; **213**: 25–28
4) Nandagopal R, Moorthy SG. Dramatic levodopa responsiveness of dystonia in a sporadic case of spinocerebellar ataxia type 3. Postgrad Med J 2004; **80**: 363–365
5) Song IU, Kim JS, Lee KS. Dopa-responsive camptocormia in a patient with multiple system atrophy. Parkinsonism Relat Disord 2008; **14**: 161–163
6) Pirker W, Back C, Gerschlager W, et al. Chronic thalamic stimulation in a patient with spinocerebellar ataxia type 2. Mov Disord 2003; **18**: 222–225
7) De Rosa A, Striano P, Barbieri F, et al. Suppression of myoclonus in SCA2 by piracetam. Mov Disord 2006; **21**: 116
8) 池田昭夫，柴崎 浩，田代邦雄ほか．KT-801（ピラセタム）液薬のミオクローヌスに対する早期臨床第Ⅰ相試験．臨床医薬 1997; **13**: 457–484
9) 池田昭夫，柴崎 浩，田代邦雄ほか．KT-801（ピラセタム）液薬のミオクローヌスを有する患者に対する長期投与試験．臨床医薬 1997; **13**: 485–500
10) Orsucci D, Ienco EC, Rocchi A, et al. Levetiracetam-responsive myoclonus in spinocerebellar ataxia type 15. Mov Disord 2013; **28**: 1465
11) Sasaki H, Sudoh K, Hamada K, et al. Skeletal myoclonus in olivopontocerebellar atrophy: treatment with trihexyphenidyl. Neurology 1987; **37**: 1258–1262
12) Barr AN, Fischer JH, Koller WC, et al. Serum haloperidol concentration and choreiform movements in Huntington's disease. Neurology 1988; **38**: 84–88
13) Alvarez LA, Novak G. Valproic acid in the treatment of Sydenham chorea. Pediatr Neurol 1985; **1**: 317–319

検索式・参考にした二次資料

医中誌（検索 2016年1月18日）
(((対症療法/TH or 対症療法/AL) or (リハビリテーション/TH or リハビリテーション/AL) or (薬物療法/TH or 薬物療法/AL) or (治療/TH or 治療/AL)) and ((脊髄小脳変性症/TH or 脊髄小脳変性症/AL) or (多系統萎縮症/TH or 多系統萎縮症/AL)) and (不随意運動/TH or 不随意運動/AL)) and (CK=ヒト) and (PT=原著論文,総説)　11件

PubMed（検索 2016年1月19日）
("dyskinesias/therapy"[Major] AND ("spinocerebellar degenerations/therapy"[MH] OR "multiple system atrophy/therapy"[MH]) AND ("palliative care"[MH] OR "exercise therapy"[MH] OR "drug therapy"[SH])) AND Humans[MH] AND (Eng[LA] OR Jpn[LA])　81件

そのほか重要な文献をハンドサーチで追加した

Clinical Question 6-11　③症状改善治療—d. 自律神経症候

起立性低血圧の対症療法にはどのようなものがあるか

推奨

❶薬物療法としては，ドロキシドパおよびミドドリンによる治療を試みる（グレード 1B）．
❷その他は，保険適用外ではあるが，ピリドスチグミン，オクトレオチド，エフェドリン，フルドロコルチゾン投与を考慮する（グレード 1C）．
❸制吐薬のメトクロプラミドは起立性低血圧症状を悪化させる可能性がある．
❹非薬物療法としては，下肢への弾性包帯の装着，水分摂取量の増加も起立性低血圧症状を改善する効果がある（グレード 1C）．

背景・目的

多系統萎縮症における自律神経症状としての起立性低血圧（OH）は，最も頻度と重症度が高く，多系統萎縮症患者の日常生活を制限する大きな要因となる．そこで，多系統萎縮症の OH の治療を理解することが重要である．

解説・エビデンス

多系統萎縮症では，68～75％で起立時失神やめまい感などの症候性 OH が認められるとされている[1,2]．OH を引き起こす病態としては，中枢性自律神経障害が主体であり，延髄血管運動中枢の障害により圧受容器反射を介して，血圧を上昇させる交感神経活動が低下し，OH を引き起こすと考えられている[3]．また，進行期になると，節後性交感神経障害も加わるために，さらに OH 症状が悪化すると推定されている[4]．したがって，多系統萎縮症の OH に対する治療は，早期の無症候性 OH または起立時めまい感程度の OH 症状が軽い段階で有効であり，進行期の頻回に失神を繰り返すような患者では，複数の治療を組み合わせても治療に難渋することが多い．

薬物療法としては，ドロキシドパ（L-threo-DOPS）とミドドリンにおいて有効性を確認した報告が多い．ドロキシドパでは，多系統萎縮症を対象にした非盲検比較試験ではあるが，26 例の多系統萎縮症患者で OH 症状が改善し，起立試験の血圧低下度も減弱したと報告されている（エビデンスレベル Ⅲ）[5]．また，多系統萎縮症に加えて，パーキンソン病（PD）と pure autonomic failure（PAF）患者を含む合計 162 例の神経原性 OH 患者での二重盲検比較試験の報告があり，プラセボ群と比較してドロキシドパ群では起立時および臥位時の血圧が有意に上昇し，OH 症状スコアも有意に改善したとされている（エビデンスレベル Ⅱ）[6]．多数例での大規模研究ではないものの，多系統萎縮症 11 例と PAF 8 例における検討（エビデンスレベル Ⅲ）[7]，多系統萎縮症 6 例と PAF 4 例における検討でも同様の結果が得られている（エビデンスレベル Ⅱ）[8]．オープ

ンラベル試験では，多系統萎縮症を含む神経原性 OH 患者 101 例において，OH 関連症状は改善したが，起立時血圧低下度にはプラセボ群と有意差がみられなかったとの報告もある（エビデンスレベル Ⅲ）[9]．

ミドドリンでは，多系統萎縮症患者に加えて PAF などのその他の神経原性 OH 患者も含んだ 3 つの臨床試験の報告があり，いずれも二重盲検比較試験により起立時の血圧上昇と OH 関連症状の改善がみられたとされている（エビデンスレベル Ⅱ）[10〜12]．重症筋無力症の治療薬であるアセチルコリンエステラーゼ阻害薬が交感神経節後線維刺激作用により OH 症状を改善する可能性が報告されるようになった．多系統萎縮症 7 例と PD 3 例を含む神経原性 OH 患者 15 例の検討では，ピリドスチグミン 60 mg 内服後に起立時の血圧上昇が認められ，臥位における有意な血圧上昇はなかったと報告されている（エビデンスレベル Ⅳb）[13]．さらに，多系統萎縮症 17 例と PAF 15 例を含む合計 58 例の神経原性 OH 患者での二重盲検比較試験の報告があり，プラセボ群と比較してピリドスチグミン群では起立時の血圧低下度は有意に改善し，臥位における血圧上昇がプラセボ群と差がなかったとされている（エビデンスレベル Ⅱ）[14]．

その他の薬物で有効であった報告は，多系統萎縮症 9 例でオクトレオチド皮下注射により起立時および臥位時の血圧が上昇した報告（エビデンスレベル Ⅳb）[15]，多系統萎縮症 4 例と PAF 4 例においてエフェドリン内服後に心拍数と平均血圧の上昇を認めた報告などがある（エビデンスレベル Ⅳb）[16]．一方で，制吐薬のメトクロプラミドについては，多系統萎縮症 6 例を含む 11 名の静脈注射試験で多系統萎縮症群では脈拍上昇のない血圧低下がみられたと報告されており，OH 症状を悪化させる可能性があるので，使用においては注意が必要すべきとの報告がある（エビデンスレベル Ⅲ）[17]．電解質コルチコイドであるフルドロコルチゾンは，日常臨床では OH 重症例で使われることがあるが，保険適用はなく，9 例の多系統萎縮症患者で臥位から座位への体位変換による平均血圧の低下度が減弱したとの報告があり（エビデンスレベル Ⅳb）[18]，低カリウム血症などの副作用に十分注意して使う必要がある．

非薬物療法としては，OH がある多系統萎縮症 6 例に対して，両下肢の弾性包帯装着により，臥位時の血圧には影響がなく，OH 関連症状の改善を認めたとの報告や（エビデンスレベル Ⅳb）[19]，水分の摂取後に起立時血圧が改善したとの報告がある（エビデンスレベル Ⅳb）[20,21]．

文献

1) Wenning GK, Shlomo YB, Magalhaes M, et al. Clinical features and natural history of multiple system atrophy. An analysis of 100 cases. Brain 1994; **117**: 835–845
2) Metzler M, Duerr S, Granata R, et al. Neurogenic orthostatic hypotension: pathophysiology, evaluation, and management. J Neurol 2013; **260**: 2212–2219
3) Kollensperger M, Geser F, Ndayisaba J-P, et al. Presentation, diagnosis, and management of multiple system atrophy in Europe: Final analysis of the European multiple system atrophy registry. Mov Disord 2010; **25**: 2604–2612
4) Colosimo C, Tiple D, Wenning GK. Management of multiple system atrophy: state of the art. J Neural Transm 2005; **112**: 1695–1704
5) Mathias CJ, Senard JM, Braune S, et al. L-threo-dihydroxyphenylserine (L-threo-DOPS; droxidopa) in the management of neurogenic orthostatic hypotension: a multi-national, multi-center, dose-ranging in multiple system atrophy and pure autonomic failure. Clin Auton Res 2001; **11**: 235–242
6) Kaufmann H, Freeman R, Biaggioni I, et al. Droxidopa for neurogenic orthostatic hypotension. Neurology 2014; **83**: 328–335
7) Kaufmann H, Saadia D, Voustianiouk A, et al. Norepineohrine precursor therapy in neurogenic orthostatic hypotension. Circulation 2003; **108**: 724–728
8) Freeman R, Landsberg L, Young J. The treatment of neurogenic orthostatic hypotension with 3,4-DL-

threo- dihydroxyphenylserine. A randomized, placebo-controlled, crossover trial. Neurology 1999; **53**: 2151–2157
9) Biaggioni I, Freeman R, Mathias CJ, et al. Randomized withdrawal study of patients with symptomatic neurogenic orthostatic hypotension responsive to Droxidopa. Hypertension 2015; **65**: 101–107
10) Duranti R, Gheri RG, Gorini M, et al. Neurogenic orthostatic hypotension: a double-blind, placebo-controlled study with midodrine. Am J Med 1993; **95**: 38–48
11) Low PA, Gilden JL, Freeman R, et al. Efficacy of midodrine vs placebo in neurogenic orthostatic hypotension. JAMA 1997; **277**: 1046–1051
12) Wright RA, Kaufmann HC, Perera R, et al. A double-blind, dose-response study of midodrine in neurogenic orthostatic hypotension. Neurology 1998; **51**: 120–124
13) Singer W, Opfer-Gehrking TL, McPhee BR, et al. Acetylcholinesterase inhibition: a novel approach in the treatment of neurogenic orthostatic hypotension. J Neurol Neurosurg Psychiatry 2003; **74**: 1294–1298
14) Singer W, Sandroni P, Opfer-Gehrking TL, et al. Pyridostigmine treatment trial in neurogenic orthostatic hypotension. Arch Neurol 2006; **63**: 513–518
15) Bordet R, Benhadjali J, Destee A, et al. Octreotide effects on orthostatic hypotension in patients with multiple system atrophy: a controlled study of acute administration. Clin Neuropharmacol 1995; **18**: 83–89
16) Brooks DJ, Redmond S, Mathias CJ, et al. The effect of orthostatic hypotension on cerebral blood flow and middle cerebral artery velocity in autonomic failure, with observations on the action of ephedrine. J Neurol Neurosurg Psychiatry 1989; **52**: 962–966
17) Magnifico F, Pierangeli G, Barletta G, et al. The cardiovascular effects of metoclopramide in multiple system atrophy and pure autonomic failure. Clin Auton Res 2001; **11**; 163–168
18) Matsubara S, Sawa Y, Yokoji H, et al. Shy-Drager syndrome. Effect of fludrocortisone and L-threo-3,4-dihydroxyphenylserine on the blood pressure and regional cerebral blood flow. J Neurol Neurosurg Psychiatry 1990; **53**: 994–997
19) 長谷川康博, 松岡幸彦, 白水重尚ほか. 神経原性起立性低血圧に対する弾性包帯の効果. 神経治療 1996; **13**: 59–65
20) Young TM, Mathias CJ. The effects of water ingestion on orthostatic hypotension in two groups of chronic autonomic failure: multiple system atrophy and pure autonomic failure. J Neurol Neurosurg Psychiatry 2004; **75**: 1737–1741
21) Deguchi K, Ikeda K, Sasaki I, et al. effects of daily water drinking on orthostatic and postprandial hypotension in patients with multiple system atrophy. J Neurol 2007; **254**: 735–740

検索式・参考にした二次資料

PubMed（検索 2016 年 4 月 21 日）
（orthostatic hypotension）AND multiple system atrophy AND therapy [Majr]), Limits: Humans, English, Japanese, Publication Data from 1983 to 2016/04/05　188 件
ほかに医中誌, JMEDPlus でも検査を行った.
ほかに重要な文献をハンドサーチで追加した

Clinical Question 6-12　③症状改善治療—d．自律神経症候

食事性低血圧の対症療法にはどのようなものがあるか

推奨

❶非薬物療法としては，食事内容・食事回数の工夫，食事性低血圧が増強する時間帯の運動制限または臥床安静，食事前の飲水の励行が推奨される（グレード 1C）．
❷薬物療法としては，ドロキシドパ（グレード 1B），α-グルコシダーゼ阻害薬，$β_1$刺激薬と$α_1$刺激薬の併用，バソプレッシン点鼻薬，オクトレオチド皮下注射，甲状腺刺激ホルモン放出促進薬の投与（以上，グレード 1C）が推奨される．

背景・目的

食事（食後）性低血圧（postprandial hypotension：PPH）は起立性低血圧とともに生活の質を低下させ症状のひとつとして重要であり，PPH に対する対応を理解する．

解説・エビデンス

PPH は，食事摂取後 2 時間以内に，収縮期血圧が 20 mmHg 以上低下する，または，収縮期血圧が 100 mmHg 以上であったときに 90 mmHg 以下に低下するときに PPH ありと判断されることが多い[1]．

PPH は，1977 年の Seyer-Hansen による報告[2]により注目されるようになった．原因病態としては，最初の報告がインスリン過剰分泌のみられた症例であったことや，インスリンには圧受容体の感受性を低下させる作用があることなどから PPH の病態とインスリンとの関連が議論されてきた．しかし，PPH は糖尿病患者でもみられること，脂肪や蛋白質の摂取でもみられること，ブドウ糖の静注では誘発されないことなどから，現在ではインスリンの直接的な関与は否定的であると考えられている[1,3]．健常人では，食後の腹部臓器血流量の増加・全末梢血管抵抗の低下に対し，心拍出量の増加や四肢の反応性血管収縮により血圧が一定に維持される．しかし，多系統萎縮症では自律神経障害による血圧維持機構の障害に加えて，消化管ペプチドの異常分泌も起きるために，多系統萎縮症では PPH が合併しやすくなるものと推定されている[1,3,4]．

PPH に対する非薬物治療としては，食事内容および食事回数の工夫があげられる．食事内容によって血圧の低下度に差があるとされ，炭水化物摂取をできるだけ少なくすることと高蛋白食が推奨されている（エビデンスレベル Ⅳb）[1,3]（エビデンスレベル Ⅵ）[4]．また，食事は 1 回量を少なく頻回とし，1 回の食事時間も長くする方がよいとされ（エビデンスレベル Ⅳb）[5]，高塩分，禁酒，カフェイン摂取目的のコーヒーを飲むことも推奨されている（エビデンスレベル Ⅵ）[1,4]．PPH は，起立性低血圧と発症機序が重なるところがあり，同時にみられることもまれではなく，食事性低血圧が増強する時間帯（通常は食後 30〜60 分後）の運動回避または安静臥床が望ましい（エビデンスレベル Ⅵ）．また，食事前の飲水の効果を検討した報告があり，多系統萎縮症患者

も含む対象患者において食事前後の血圧を比較して有意な血圧上昇がみられたとする報告が複数ある（エビデンスレベル Ⅳb）[6,7]．飲水という簡便な方法で PPH が予防できることは試みてよい予防策と考えられるが，毎食前に 350～500 mL の水を飲むことによる食事量への影響や嚥下障害による誤嚥リスクの増加も考慮する必要があり，今後の課題もあると思われる．

PPH に対する薬物療法としては，α-グルコシダーゼ阻害薬のボグリボースやアカルボースがあり，同薬を食前投与することにより PPH による血圧降下が軽減したと報告されている（エビデンスレベル Ⅳb）[8,9]が，ボグリボースのほうが副作用としての腹部症状が少ないとされている[8]．また，β_1 刺激薬のデノパミンと α_1 刺激薬のミドドリンの食前併用投与が，多系統萎縮症患者の PPH の血圧降下を軽減したとの報告がある（エビデンスレベル Ⅳb）[10]．デノパミンによる心拍出量増大，ミドドリンによる末梢血管収縮作用により健常人の食後の血行動態に近い状態に回復し PPH を予防すると報告されているが，今後の多数例での検討による効果の確認が必要と思われる．起立性低血圧の治療薬としても使用されるドロキシドパについても有効性が報告されており（エビデンスレベル Ⅳb）[11]（エビデンスレベル Ⅳb）[12]，オープンラベル試験以外にも少数例ながら二重盲検比較試験の報告があり，同薬投与により食事前後の平均血圧が上昇し PPH に有用であったと報告されている（エビデンスレベル Ⅱ）[12]．

その他には，バソプレッシン点鼻の有効性の報告があり（エビデンスレベル Ⅳb）[13]，保険適用外ではあるが点鼻薬は自己調節可能であり，副作用に注意しつつ使えば，有用な治療の選択肢のひとつとなる可能性があると考えられる．また，オクトレオチドの皮下注射（エビデンスレベル Ⅳb）[14,15]，甲状腺刺激ホルモン放出促進薬の静脈注射の有効性を確認した報告がある（エビデンスレベル Ⅳb）[16]．

文献

1) Luciano GL, Brennan MJ, Rothberg MB. Postprandial hypotension. Am J Med 2010; 123: 281.e1–e281.e6
2) Seyer-Hansen K. Postprandial hypotension. Br Med J 1977; **12**: 1262
3) Takamori M, Hirayama M, Kobayashi R, et al. Altered venous capacitance as a cause of postprandial hypotension in multiple system atrophy. Clin Auton Res 2007; **17**: 20–25
4) 長谷川康博．多系統萎縮症治療計画　血圧調節障害の治療―起立性低血圧・臥位高血圧 / 食事性低血圧．神経治療 1996; **13**: 229–236
5) Puvi-Rajasingham S, Mathias CJ. Effect of meal size on post-prandial blood pressure and on postural hypotension in primary autonomic failure. Clin Auoton Res 1996; **6**: 111–114
6) Jordan J, Shannon JR, Black BK, et al. The pressor response to water drinking in humans: a sympathetic reflex? Circulation 2000; **101**: 504–509
7) Deguchi K, Ikeda K, Sasaki I, et al. Effects of daily water drinking on orthostatic and postprandial hypotension in patients with multiple system atrophy. J Neurol 2007; **254**: 735–740
8) Maruta T, Komai K, Takamori M, et al. Voglibose inhibits postprandial hypotension in neurologic disorders and elderly people. Neurology 2006; **66**: 1432–1434
9) Fukushima T, Asahina M, Fujinuma Y, et al. Role of intestinal peptides and the autonomic nervous system in postprandial hypotension in patients with multiple system atrophy. J Neurol 2013; **260**: 475–483
10) 平山正昭，古池保雄，金桶吉起ほか．自律神経機能不全症における食事性低血圧発現の病態（3）β1 刺激薬と α1 刺激薬併用による治療効果．自律神経 1992; **29**: 282–288
11) 長谷川康博，古池保雄，松岡幸彦ほか．Shy-Drager 症候群の食事性低血圧に対する経口 droxidopa の効果 経口ブドウ糖負荷試験による検討．自律神経 1991; **28**: 75–81
12) Freeman R, Young J, Landsberg L, et al. The treatment of postprandial hypotension in autonomic failure with 3,4-DL-threo-dihydroxyphenylserine. Neurology 1996; **47**: 1414–1420
13) 白水重尚，高橋　昭，杉山由樹ほか．Vasopressin の効果からみた食事性低血圧の病態．臨床神経 1990; **30**: 672–674
14) Hoeldtke RD, Dworkin GE, Gaspar SR, et al. Effect of the somatostatin analogue SMS-201-995 on the

adrenergic response to glucose ingestion in patients with postprandial hypotension. Am J Med 1989; **86**: 673–677
15) Armstrong E, Mathias CJ. The effects of the somatostatin analogue, octreotide, on postural hypotension, before and after food ingestion, in primary autonomic failure. Clin Auton Res 1991; **1**: 135–140
16) 網野章由，長坂高村，新藤和雅ほか．Postprandial hypotension に TRH が有効であった多系統萎縮症（Shy-Drager 症候群）の 3 例．自律神経 1994; **31**: 124–129

検索式・参考にした二次資料

PubMed（検索 2016 年 4 月 23 日）
(postprandial hypotension) AND Multiple System Atrophy OR Cerebellar Ataxia, Limits: Humans, English, Japanese, Publication Data from 1983 to 2016/04/23　26 件
ほかに医中誌，JMEDPlus でも検査を行った．
ほかに重要な文献をハンドサーチで追加した

6. 治療・ケア

Clinical Question 6-13　③症状改善治療—d．自律神経症候

直腸障害の対症療法にはどのようなものがあるか

推奨

❶ 便秘に対しては，まず食物繊維と水分の摂取を促す生活指導を行う（グレード 1C）．
❷ 薬物療法としては，モサプリドクエン酸，大建中湯，ポリカルボフィルカルシウムが有効である（グレード 1B）．
❸ 慢性の便秘に頻用される酸化マグネシウム，センナエキス・センノシド，ルビプロストンも経験的に用いられる（グレード 1C）．

背景・目的

脊髄小脳変性症・多系統萎縮症の直腸障害の対症療法を理解する（図 1）．

解説・エビデンス

排便機能は，①内容物の輸送（腸管収縮による），②直腸，肛門での蓄便，③直腸，肛門からの排便（腸管収縮と腹圧）に分けられ，消化管神経叢（筋層の Auerbach 神経叢，粘膜下の Meissner 神経叢）が大きく関与している．多系統萎縮症では，自律神経症状としての便秘が 60～70% の頻度でみられるとされ[1]，消化管運動の検査所見としては大腸通過時間の遅延，直腸固有収縮の低下を高頻度に認めると報告されている[2]．また，便秘に関してはパーキンソン病（PD）よりも多系統萎縮症のほうが頻度が高く，重症度も高度であると報告されている[3]．多系統萎縮症は中枢神経が主に障害される疾患であり，自律神経障害は交感神経節前ニューロンの病変が主体である．一方，消化管は壁内神経叢の支配が大きい臓器であり，中枢病変によりどのような機序で消化管機能異常をきたすのか，さらに多系統萎縮症の排便障害の責任病巣については，不明の点が多い．

一般に常習性弛緩性便秘の場合，多量の水とともに塩類下剤が有効である．それでも効果が少なければ，腸刺激性下剤を用いる（エビデンスレベル Ⅵ）．便秘に関する臨床試験では，多系統萎縮症患者 7 名と PD 患者 7 名のモサプリドクエン酸内服の効果を確認した試験の報告があり，大腸通過時間を短縮させ，排便時直腸収縮を増強したとされている[4]．小数例での比較ではあるが，videomanometry で客観的に評価しており，多系統萎縮症患者の脱落症例はなく，パーキンソニズムが悪化した症例はなく，その安全性と有効性は一定の評価を得ている．また，大建中湯の効果を PD 6 例，多系統萎縮症 4 例，コントロール 10 例において検討した臨床試験では，多系統萎縮症において大腸通過時間の短縮，直腸収縮の増大を認めたと報告されている（エビデンスレベル Ⅲ）[5]．食物繊維やその類似物質であるポリカルボフィルカルシウムは，長く腸管内にとどまり，水分保持・腸内細菌叢活性化により便重量を増大させ，腸管壁を伸展することにより，多系統萎縮症患者でも消化物の大腸通過時間を短縮させる効果があることが報告さ

③症状改善治療

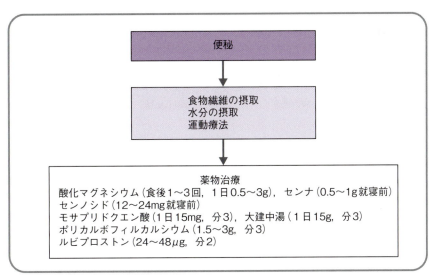

図1　便秘の治療アルゴリズム

れている（エビデンスレベル Ⅲ）[6]．ルビプロストンはクロライドチャネル活性化により，腸液分泌を促進するというまったく新たなメカニズムに基づく便秘薬であり，臨床試験で慢性特発性便秘症に対して有効性が認めらており[7]，塩類下剤との併用も可能である（エビデンスレベル Ⅵ）．

　薬物療法とともに検討すべき改善策としては，運動量の増加，水分の摂取（最低 1,500 mL/日）および食物繊維の摂取（30～35 g/日）を促進する生活指導は，薬物療法開始前あるいは薬物療法と併用することで相乗効果が期待される（エビデンスレベル Ⅵ）．しかし，脊髄小脳変性症・多系統萎縮症患者での直腸障害に対する効果を確認した報告は，これまでみられず，今後の検討が必要である．

推奨を臨床に用いる際の注意点

　脊髄小脳変性症・多系統萎縮症の便秘に対するエビデンスの高い研究は少ない．小数例に対するオープン試験では，モサプリドクエン酸，大建中湯，ポリカルボフィルカルシウムにおいて，多系統萎縮症患者の便秘の改善が認められている．

文献

1) Yamamoto T, Sakakibara R, Uchiyama T, et al. Questionnaire-based assessment of pelvic organ dysfunction in multiple system atrophy. Mov Disord 2009; **24**: 972–978
2) Sakakibara R. Odaka T, Uchiyama T, et al. Colonic Transit time, sphincter EMG and rectoanal videomanometry in multiple system atrophy. Mov Disord 2004; **19**: 924–929
3) Yamamoto T, Sakakibara R, Uchiyama T, et al. Pelvic organ dysfunction is more prevalent and severe in MSA-P compared to Parkinson's disease. Neurourol Urodyn 2011; **30**: 102–107
4) Liu Z, Sakakibara R, Odaka T, et al. Mosapride citrate, a novel 5-HT4 agonist and partial 5-HT3 antagonist, ameliorates constipation in parkinsonian patients. Mov Disord 2005; **20**: 680–686
5) Sakakibara R, Odaka T, Liu Z, et al. Dietary herb extract dai-kenchu-to ameliorates constipation in parkin-

6. 治療・ケア

  sonian patients (Parkinson's disease and multiple system atrophy). Mov Disord 2005; **20**: 261–262
6) Sakakibara R, Yamaguchi T, Uchiyama T, et al. Calcium polycarbophil improves constipation in primary autonomic failure and multiple system atrophy subjects. Mov Disord 2007; **22**: 1672–1673
7) 本郷道夫，福土　審，金子　宏ほか．慢性特発性便秘症に対するルビプロストンの臨床評価．新薬と臨牀 2012; **61**: 2471–2487
8) 日本神経学会治療ガイドラインパーキンソン病治療ガイドライン作成委員会．日本神経学会治療ガイドライン　パーキンソン病治療ガイドライン 2011，2011: p.182–184

検索式・参考にした二次資料

PubMed（検索 2016 年 4 月 18 日）
(constipation) AND multiple system atrophy [Majr]) AND (fecal incontinence) AND multiple system atrophy [Majr]), Limits: Humans, English, Japanese, Publication Data from 1980 to 2016/04/18　42 件
ほかに医中誌，JMEDPlus でも検査を行った．
ほかに重要な文献をハンドサーチで追加した．

Clinical Question 6-14　③症状改善治療—d．自律神経症候

神経因性膀胱の対症療法にはどのようなものがあるか

推奨

❶ 排尿障害の診断・治療には問診が重要である．
❷ 蓄尿障害には，抗コリン薬（塩酸オキシブチニン，塩酸プロピベリン，コハク酸ソリフェナシン，酒石酸トルテロジン）が有効であるが，尿閉には注意が必要であり，$β_3$受容体作動薬（ミラベグロン，イミダフェナシン）も有用性があると推定されている（グレード 1C）．
❸ 排出障害はコリンエステラーゼ阻害薬（ベタネコール塩化物，ジスチグミン臭化物），$α_1$ブロッカー（タムスロシン塩酸塩，シンドロシン，ナフトピジル）などが用いられるが，副作用に注意しつつ慎重に投与する必要がある（グレード 1C）．

背景・目的

脊髄小脳変性症・多系統萎縮症の神経因性膀胱の対症療法を理解する．

解説・エビデンス

多系統萎縮症では，神経因性膀胱（NB）による排尿障害が早期からみられやすく，患者のQOLを低下させる大きな要因のひとつである[1]．排尿障害は，QOL低下をきたす以外にも，転倒・骨折，抑うつ・不安，睡眠障害などの誘発因子にもなる．また，しばしば家族・介護者の精神的，物理的，経済的な負担も伴うため，その原因に応じた適切な対処が必要である[2]．

多系統萎縮症患者の約80％に診断時あるいは診断前に下部尿路症状が認められる[1,3]．病態機序としては，多系統萎縮症による中枢神経障害により排尿反射中枢に対しての脱抑制が起きて蓄尿障害が生じるとされている[2]．そのために，初発症状は尿意切迫感，頻尿，切迫性尿失禁が多く，病状が進行するにつれて橋や仙髄の障害が加わって尿道括約筋障害もみられるようになり排出障害が出現し，尿閉になりやすい[1,4]．

多系統萎縮症のNBによる排尿障害に対する治療はエビデンスレベルの高い報告はほとんどない．泌尿器科疾患との鑑別のためにも，他の自律神経症状や運動症状などと排尿症状との関連性を含め，詳細な問診が重要である．

1．蓄尿障害に対する治療

他のNBによる過活動膀胱患者と同様に抗コリン薬が有用とされている（エビデンスレベルⅥ）[2,4]．また，最近使用可能となった$β_3$受容体作動薬も有効と考えられる報告がある（エビデンスレベルⅥ）[5]．ただし，多系統萎縮症患者は病状の進行とともに排出障害が加わってくるために，抗コリン薬投与は膀胱収縮力低下から尿閉リスクを増大させる．多系統萎縮症患者におい

6. 治療・ケア

て抗コリン薬を投与する際は投与前に残尿量が100 mL以下であることを確認し，投与後も定期的にチェックし，100 mL以上になったら薬の減量・中止を考慮する必要がある．新しい治療としては，膀胱筋へのボツリヌス毒素の注入（保険適用外）があり，多系統萎縮症患者2例を含む6例の患者において全例排尿回数が減少し，ADLスコアーも改善したとの報告がある（エビデンスレベルIVb）[6]．また，夜間のバソプレッシン投与（保険適用外）も夜間の排尿回数を減らす効果があると推定されている（エビデンスレベルVI）[4]．

2．排出障害に対する治療

薬物療法としては，膀胱収縮力を増強させるコリンエステラーゼ阻害薬と尿道括約筋を弛緩させる$α_1$ブロッカーがある（エビデンスレベルVI）[2]．コリンエステラーゼ阻害薬は，膀胱収縮力を増強させるため，蓄尿障害を悪化させること，吐き気や腹痛などの消化器症状の副作用があることには注意が必要である．$α_1$ブロッカーは，尿道を拡張させ尿道抵抗を低下させるが，多系統萎縮症患者で多くみられる起立性低血圧を悪化させることがある[4,5]．したがって，本剤投与後には頻回に血圧測定の指導や受診時の詳細な問診などを行いながら慎重に投与継続を判断する必要がある．残尿量が100 mL以上の場合は，尿路感染のリスクを減らすために，間欠式自己導尿などを行い，残尿量を減らすことが望ましいが，最終的には尿道カテーテル留置になることが多い．残尿量を減らす物理的な治療の試みとしては，下腹部への振動刺激を与えることにより，多系統萎縮症患者4例を含むNBの患者36例で刺激後に残尿量を半分以下に減らすことができたとの報告がある（エビデンスレベルIVb）[7]．

文献

1) Sakakibara R, Hattori T, Uchiyama T, et al. Urinary dysfunction and orthostatic hypotension in multiple system atrophy: which is the more common and earlier manifestation? J Neurol Neurosurg Psychiatry 2000; **68**: 65–69
2) Yamamoto T, Sakakibara R, Uchiyama T, et al. Questionnaire-based assessment of pelvic organ dysfunction in multiple system atrophy. Mov Disord 2009; **24**: 972–978
3) Bloch F, Pichon B, Bonnet A-M, et al. Urodynamic analysis in multiple system atrophy: characterization of detrusor-sphincter dyssynergia. J Neurol 2010; **257**: 1986–1991
4) Winge K, Fowler CJ. Bladder dysfunction in parkinsonism: mechanism, prevalence, symptoms, and management. Mov Disord 2006; **21**: 737–745
5) Ito T, Skakibara R, Yasuda K, et al. Incomplete emptying and urinary retention in multiple-system atrophy: when does it occur and how do we manage it? Mov Disord 2006; **21**: 816–823
6) Giannantoni a, Rossi A, Mearini E, et al. Botulinum toxin A for overactive bladder and detrusor muscle overactivity in patients with Parkinson's disease and multiple system atrophy. J Urol 2009; **182**: 1453–1457
7) Dasgupta P, Haslam C, Goodwin R, et al. The 'Queen Square bladder stimulator': a device for assisting emptying of the neurogenic bladder. Br J Urol 1997; **80**: 234–237

検索式・参考にした二次資料

PubMed（検索2016年4月20日）
"Spinocerebellar Degenerations/epidemiology"[majr] OR "Multiple System Atrophy/epidemiology"[majr] AND (prevalence OR incidence OR phenotype* OR genotype* OR spordic* OR family OR familial) Filters: English; Japanese　227件

Clinical Question 6-15　③症状改善治療―d．自律神経症候

性的機能障害の対症療法にはどのようなものがあるか

推奨

❶多系統萎縮症では，性機能障害は早期から認められる症状のひとつであり，他のパーキンソン症状を主体とする変性疾患よりも頻度および重症度が高い．

❷治療は，男性における勃起障害（ED）に対してシルデナフィル，バルデナフィル，タダラフィル（いずれも保険適用外）が有効であるが，起立性低血圧を悪化させる可能性があるので，使用には十分に注意する必要がある（グレード1C）．

❸その他のEDの治療として，アポモルフィンの皮下注や舌下投与，陰茎海綿体へのパパベリン局注などの使用を推奨する報告はあるが，有効性については確認されていない（グレード2C）．

背景・目的

脊髄小脳変性症・多系統萎縮症の性的機能障害の対症療法を理解する．

解説・エビデンス

多系統萎縮症患者の日常診療においては，日本では慣習的に患者の性機能にまで踏み込んで問診・検査を行うことは極めて少なく，多系統萎縮症患者において性機能障害の頻度や程度の詳細は不明の点が多い．日本において，多系統萎縮症患者256例と同年代の健常者158人に質問紙法で性機能障害について調査を行った結果，多系統萎縮症患者群では男女差なく，性欲低下，性交回数の減少などの頻度が84〜95％で，健常者よりも有意に高かったと報告されている（エビデンスレベルⅣb）[1]．また，男性多系統萎縮症患者ではEDの頻度は88％であったとされ（エビデンスレベルⅣb）[1]，性機能障害の頻度は高く，パーキンソン病患者との比較では有意差はみられなかったとされている（エビデンスレベルⅣb）[2]．

一方，欧米では価値観の違いにより，性機能障害は生活の質を保つために積極的に治療すべき自律神経症状のひとつと認知されており，比較的多くの調査研究および治療の試みについて報告されている．性機能障害全般の頻度は74〜96％とされ，勃起不能や性欲低下の頻度が高いと報告されている（エビデンスレベルⅣb）[3〜5]．また，性機能障害は多系統萎縮症発症早期から認められる症状のひとつであり，他のパーキンソン症状を主体とする変性疾患よりも頻度および重症度が高いとされている[5〜7]．女性の多系統萎縮症患者においては，外陰部の感度低下が19例中8例（47％）で認められ，パーキンソン病患者における頻度（4％）よりも有意に高かったとの報告がある（エビデンスレベルⅣb）[8]．

治療としては，男性におけるEDに対してシルデナフィルの二重盲検比較試験の報告があり，6例で有効性が確認でき，起立性低血圧の悪化が3例（50％）に認められている（エビデンスレベ

ル II）[9]．少数例での検討であり，起立性低血圧が悪化する副作用の頻度が高く，昇圧剤の適切な使用や生活指導を行うなど，十分に注意して使用する必要がある．

その他には，複数の review のなかに，パーキンソン病で効果があったとされるアポモルフィンの皮下注や舌下投与，陰茎海綿体へのパパベリン局注，プロスタグランジン E_1 などの使用を推奨する記載があるが[6,10]，実際に多系統萎縮症患者で使用したとの報告はなく，その有効性については確認されていない（エビデンスレベル VI）．

他の脊髄小脳変性症では，常染色体劣性遺伝性の spastic ataxia（ARSACS）の家系のなかに ED のみられた症例が含まれているとの報告があるのみで[11]，性機能障害自体がないのかも含めて，詳細については不明であり，十分なエビデンスは得られていない．

文献

1) Yamamoto T, Sakakibara R, Uchiyama T, et al. Questionnaire-based assessment of pelvic organ dysfunction in multiple system atrophy. Mov Disord 2009; **24**: 972–978
2) Yamamoto T, Sakakibara R, Uchiyama T, et al. Pelvic organ dysfunction is more prevalent and severe in MSA-P compared to Parkinson's disease. Neurourol Urodyn 2011; **30**: 102–107
3) Wenning GK, Shlomo YB, Magalhaes M, et al. Clinical features and natural history of multiple system atrophy: an analysis of 100 cases. Brain 1994; **117**: 835–845
4) Beck RO, Betts CD, Fowler C. Genitourinary dysfunction in multiple system atrophy: clinical features and treatment in 62 cases. J Urol 1994; **151**: 1336–1341
5) Kirchhof K, Apostolidis AN, Mathias CJ, et al. Erectile and urinary dysfunction may be the presenting features in patients with multiple system atrophy: a retrospective study. Int J Impot Res 2003; **15**: 293–298
6) Colosimo C, Tiple D, Wenning GK. Management of multiple system atrophy: state of the art. J Neural Transm 2005; **112**: 1695–1704
7) Bae H-J, Cheon S-M, Kim JW. Autonomic dysfunctions in parkinsonian disorders. J Mov Disord 2009; **2**: 72–77
8) Oertel WH, Wachter T, Quinn NP, et al. Reduced genital sensitivity in female patients with multiple system atrophy of parkinsonian type. Mov Disord 2002; **18**: 430–432
9) Hussain IF, Brady CM, Swinn MJ, et al. Treatment of erectile dysfunction with sildenafil citrate (Viagra) in parkinsonism due to Parkinson's disease or multiple system atrophy with observations on orthostatic hypotension. J Neurol Neurosurg Psychiatry 2001; **71**: 371–374
10) Papatsoris AG, Papapetropoulos S, Singer C, et al. Urinary and erectile dysfunction in multiple system atrophy (MSA). Neurourol Urodyn 2008; **27**: 22–27
11) Synofzik M, Soehn AS, Gburek-Augustat J, et al. Autosomal recessive spastic ataxia of Charlevoix Saguenay (ARSACS): expanding the genetic, clinical and imaging spectrum. Orphanet J Rare Dis 2013; **8**: 41

検索式・参考にした二次資料

PubMed（検索 2016 年 4 月 5 日）
((sexual dysfunction) OR impotence) AND multiple system atrophy [Majr]) AND (((sexual dysfunction) OR erectile dysfunction) OR impotence) AND cerebellar ataxia [majr]), Limits: Humans, English, Japanese, Publication Data from 1983 to 2016/04/05　66 件
ほかに医中誌，JMEDPlus でも検査を行った．
ほかに重要な文献をハンドサーチで追加した

Clinical Question 6-16　③症状改善治療―d．自律神経症候

発汗障害の対症療法にはどのようなものがあるか

推奨

❶発汗障害をもとにうつ熱により体温上昇をきたすため，クーリングが有用である（グレード 1D）．
❷予防が重要であり，環境温，着衣，寝具などの調整によって対応する（グレード 1D）．
❸感染が合併している可能性も念頭に置く必要がある．

背景・目的

脊髄小脳変性症・多系統萎縮症の発汗障害の対症療法を理解する．

解説・エビデンス

自律神経障害による発汗障害が高度になると，体熱の放散が障害されうつ熱をきたす．うつ熱による体温上昇は，意識や運動機能の低下をきたすとともに自律神経機能のバランスがさらに崩れるなど全身的影響が大きい．したがって，早期の対応が求められ，ことに気温の上昇している状況では常に注意を払う必要がある．進行期のコミュニケーションが困難な時期には客観的把握が重要である．

多系統萎縮症においては，脊髄中間質外側核を主たる責任部位として発汗障害が生じ[1]，延髄網様体がかかわるとの報告もある[2]．多系統萎縮症における発汗障害は，電気生理学的に sympathetic sweat response が低下していることや[3]，thermoreguratory sweat test などにより交感神経節前障害が主体であるものの[4〜7]，節後性発汗機能障害も示され[4]，パーキンソン病などと異なる特徴が指摘されている（エビデンスレベル Ⅳb）．検査上，発汗運動機能障害と自律神経障害全般の相関性も示されており[8]，進行期には発汗障害への対応が重要である．

発汗障害は下肢より上行し，胸部以下が無汗の状態になる時期には体熱放散の障害からうつ熱として体温上昇をきたす．発汗障害が罹病期間の短縮に強く影響することはないとされるが[9]，ADL の低下をきたすためうつ熱に早く気づくことが重要である．発汗障害やうつ熱を根本的に改善する方法はない．薬物治療として TRH が検討されたが，効果は一過性である[1]．したがって全身的なクーリングが最も有用である．夏にはエアコンを積極的に使用する，着衣，寝具の調整，水分摂取，冬季の暖房の調整などの予防的対応が重要である．また，発熱が高度の場合には感染症の鑑別が必要である．

文献

1) Kihara M, Sugenoya J, Takahashi A. The assessment of sudomotor dysfunction in multiple system atrophy. Clini Auton Res 1991; **1**: 297–302
2) Benarroch EE, Smithson IL, Low PA, et al. Depletion of catecholaminergic neurons of the rostral ventrolateral medulla in multiple systems atrophy with autonomic failure. Ann Neurol 1998; **43**: 156–163
3) Asahina M, Akaogi Y, Yamanaka Y, et al. Differences in skin sympathetic involvements between two chronic autonomic disorders: multiple system atrophy and pure autonomic failure. Parkinsonism relat Disord 2009; **15**: 347–350
4) Cohen J, Low P, Fealey R, et al. Somatic and autonomic function in progressive autonomic failure and multiple system atrophy. Ann Neurol 1987; **22**: 692–699
5) Donadio V, Nolano M, Elam M, et al. Anhidrosis in multiple system atrophy: a preganglionic sudomotor dysfunction?. Mov Disord 2008; **23**: 885–888
6) Lipp A, Sandroni P, Ahlskog JE, et al. Prospective differentiation of multiple system atrophy from Parkinson disease, with and without autonomic failure. Arch Neurol 2009; **66**: 742–750
7) Kimpinski K, Iodice V, Burton DD, et al. The role of autonomic testing in the differentiation of Parkinson's disease from multiple system atrophy. J Neurol Sci, 2012; **317**: 92–96
8) Iodice V, Lipp A, Ahlskog JE, et al. Autopsy confirmed multiple system atrophy cases: Mayo experience and role of autonomic function tests. J Neurol Neurosurg Psychiatry 2012; **83**: 453–459
9) Figueroa JJ, Singer W, Parsaik A, et al. Multiple system atrophy: prognostic indicators of survival. Mov Disord 2014; **29**: 1151–1157

検索式・参考にした二次資料

PubMed（検索 2014 年 4 月 23 日）
((muliple system atrophy OR Shy-Drager syndrome OR striatonigral degenerateon OR olivopontocerebellar atrophy OR spinocerebellar degeneration OR spinocerebellar ataxia) AND (sweating OR hidrosis OR dyshidrosis OR anhidrosis)) AND (Japanese OR English)　60 件
ほかに医中誌，JMEDPlus でも検索を行った
ほかに重要な文献をハンドサーチで追加した

Clinical Question 6-17　③症状改善治療—e. 嚥下障害

嚥下障害の対症療法はいつ・どのように行うのか

推奨

❶初期から摂食嚥下機能を評価し，適宜，食物形態の変更やリハビリテーションを行う（グレード1C）．
❷経口摂取が困難になった場合には，経管栄養などによる栄養管理を行い，早めに胃瘻造設を検討する（グレード2C）．

背景・目的

嚥下障害の対症療法につき理解する．

解説・エビデンス

脊髄小脳変性症・多系統萎縮症において，嚥下障害は罹病期間や身体障害と関連しておらず，病初期から嚥下障害を認める患者もいるため，初期からの嚥下評価は重要である（CQ 4-19参照）（エビデンスレベル Ⅳb）[1~3]．

脊髄小脳変性症・多系統萎縮症において，嚥下に関連する脳幹核が変性していることが報告されており，多くの脊髄小脳変性症・多系統萎縮症患者が誤嚥性肺炎を発症し，主な死因となっている．これらに対して嚥下訓練が誤嚥性肺炎の予防に役立つ可能性も指摘されている（CQ 7-4参照）（エビデンスレベル Ⅳb）[4,5]．

また，食物形態を変更することで誤嚥が消失するという報告もあり，嚥下困難患者には食物形態の変更も考慮され，摂食嚥下療法も有用である（エビデンスレベル Ⅳb）[5]（CQ 7-4参照）．

脊髄小脳変性症・多系統萎縮症患者における報告ではないが，アンジオテンシン変換酵素阻害薬はサブスタンスPの分解を阻害することにより，咳反射も改善することが知られており，イミダプリルなどのアンジオテンシン変換酵素阻害薬は嚥下反射を改善し，誤嚥性肺炎の発生を減少したと報告されている（保険適用外）（エビデンスレベル Ⅳb）[6]．

嚥下障害が進行した際には，経鼻経管栄養，間欠的経口経管栄養，胃瘻などの経腸栄養や経静脈栄養として高カロリー輸液などが用いられる．

経腸栄養や経静脈栄養の開始時期，および胃瘻造設の時期については，明確なエビデンスはないが，誤嚥性肺炎の予防のため，同意が得られれば早めに経管栄養を開始する．希望があれば造設時の合併症を回避するため，早めに胃瘻造設を考慮する．胃瘻を造設する際には，造設後も嚥下機能がある程度残存していれば，経口摂取との併用も可能であることも考慮する必要がある．また，気管食道吻合術，喉頭気管分離術などを行うことにより，誤嚥のリスクを回避して，経口摂取が可能となる場合もある（CQ 6-23参照）（エビデンスレベル Ⅴ）[7]．

経静脈栄養は経管栄養が行えない際など，限定的に使用される（エビデンスレベルⅥ）．

これらの経腸栄養や経静脈栄養は，食事に対する楽しみを奪うことになるため，患者および家族にとり大きな決断が必要となり，その施行には最大限患者の意思に沿う．また，これらの栄養方法を拒否される場合もあり，その場合は必要に応じた介護，介入を行う．

胃瘻造設においては，合併症も報告されており，造設前には患者および家族への説明を十分に行う必要がある．

文献

1) Isono C, Hirano M, Sakamoto H, et al. Differences in dysphagia between spinocerebellar ataxia type 3 and type 6. Dysphagia 2013; **28**: 413–418
2) Alfonsi E, Versino M, Merlo IM, et al. Electrophysiologic patterns of oral-pharyngeal swallowing in parkinsonian syndromes. Neurology 2007; **68**: 583–589
3) Higo R, Nito T, Tayama N. Swallowing function in patients with multiple-system atrophy with a clinical predominance of cerebellar symptoms (MSA-C). Eur Arch Otorhinolaryngol. 2005; **46**: 26–30
4) Rub U, Brunt ER, Petrasch-Parwez E, et al. Degeneration of ingestion-related brainstem nuclei in spinocerebellar ataxia type 2, 3, 6 and 7. Neuropathol Appl Neurobiol 2006; **32**: 635–649
5) 長屋政博，加知輝彦，山田孝子ほか．Videofluorographyによる脊髄小脳変性症患者の嚥下動態評価．臨床神経学 1995; **35**: 486–491
6) Arai T, Yasuda Y, Takaya T, et al. ACE inhibitors and symptomless dysphagia. Lancet 1998; **352** (9122): 115–116
7) 上山秀嗣．誤嚥防止術を施行した神経筋難病患者の臨床経過．難病と在宅ケア 2014; **20** (2): 49–51

検索式・参考にした二次資料

PubMed（検索 2016年1月28日）
(("Multiple System Atrophy"[Mesh] OR "Spinocerebellar Degenerations"[Mesh])) AND "Deglutition Disorders"[Mesh] Filters: Humans; English; Japanese　38件
ほかに重要な文献をハンドサーチで追加した

Clinical Question 6-18　③症状改善治療—f．呼吸障害

呼吸機能障害の対症療法はいつ・どのように行うのか

推奨

❶ 多系統萎縮症では，初期から血液ガスやポリソムノグラフィー，喉頭鏡を用い呼吸機能評価する．睡眠時無呼吸症候群，夜間酸素飽和度低下，声帯外転障害などを認める際にはCPAP（continuous positive airway pressure），不十分であればBPAP（Bilevel Positive Airway Pressure）を用いる．CPAPやBPAPの導入により，気道狭窄が増悪し，呼吸状態が悪化する症例があるため，十分な注意が必要である（グレード1C）．
❷ 声帯外転障害が高度な場合やCPAP，BPAPで呼吸の補助が不十分な場合は気管切開が考慮される（グレード2C）．
❸ 多系統萎縮症以外の脊髄小脳変性症では，呼吸機能障害が目立つことは少ないが，誤嚥性肺炎を繰り返す場合などでは，気管切開が考慮される場合もある（グレード2C）．

背景・目的

呼吸機能障害の対症療法とその危険性につき理解する．

解説・エビデンス

多系統萎縮症において，馬のいななき様と評される高調のいびき（喉頭喘鳴）は，声帯外転不全を示し，声帯外転不全による上気道閉塞が突然死の原因とされていた

しかしながら現在では，気道の狭窄や閉塞は声帯のみで生じているのではなく，舌根部，軟口蓋，披裂部，喉頭蓋など，様々な部位で生じていることが明らかになっている．また，floppy epiglottis と呼ばれる特徴的な喉頭蓋の吸気時の引き込みも認められる（エビデンスレベルIVb）[1,2]．

また，多系統萎縮症において睡眠時無呼吸も多く認められ，気道閉塞による閉塞型睡眠時無呼吸症候群（obstructive sleep apnea syndrome：OSAS）のみならず，中枢性睡眠時無呼吸症候群（central sleep apnea syndrome：CSAS）も合併することに注意が必要である．

これらの呼吸異常を評価するために血液ガスやポリソムノグラフィー，喉頭鏡などの検査を行う．

多系統萎縮症の呼吸障害に対して，マスクによる持続的気道陽圧法（continuous positive airway pressure：CPAP）が導入されることが増えているが，明確な導入時期や基準のエビデンスはない．

CPAP導入の目安として，睡眠時無呼吸症候群を呈している場合，夜間酸素飽和度低下を認めている場合，声帯外転制限を認めている場合，などが用いられている（エビデンスレベルVI）[2]．

CPAP 導入後，CSAS が出現する症例や早期に死亡した症例の報告もあり[3]，気道閉塞が floppy epiglottis により生じている場合，陽圧をかけることにより気道閉塞が悪化する可能性がある[1]．そのため，CPAP 導入後には，気道閉塞が改善し，呼吸状態が改善していることを注意深く確認する必要がある（エビデンスレベル IVb）．

CPAP 導入後も低酸素血症の改善が不十分な場合は，BPAP（Bilevel Positive Airway Pressure）に変更する（エビデンスレベル VI）．

CPAP 導入後，呼吸器感染症や原因の特定できない呼吸不全，CPAP を許容できないなどの理由から平均 13 ヵ月程度で 66％の症例で継続ができなかったとする報告もある（エビデンスレベル IVb）[4]．

誤嚥性肺炎を繰り返す場合や，高度な声帯外転麻痺を認める場合は，気管切開を行うが，明確な導入時期や基準のエビデンスはない．気管切開後にも CSAS が出現，増悪することが報告されており，気管切開後も呼吸状態が改善していることを確認する必要がある．また，気管切開を行っても突然死を完全に予防することはできない（エビデンスレベル IVb）[5]．

多系統萎縮症以外の脊髄小脳変性症において，呼吸機能異常が主症状となることは比較的珍しいが，SCA1 では呼吸障害が目立つ場合がある．脊髄小脳変性症の呼吸障害に対する明確なエビデンスはないが，誤嚥性肺炎を繰り返す場合などでは，気管切開が考慮される場合もある（エビデンスレベル VI）．

文献

1) Shimohata T, Shinoda H, Nakayama H, et al. Daytime hypoxemia, sleep-disordered breathing, and laryngopharyngeal findings in multiple system atrophy. Arch Neurol 2007; **64**: 856–861
2) 西澤正豊，下畑享良．多系統萎縮症の臨床．臨床神経学 2009; **49**: 249–253
3) Ghorayeb I, Yekhlef F, Bioulac B, Tison F. Continuous positive airway pressure for sleep-related breathing disorders in multiple system atrophy: long-term acceptance. Sleep Med 2005; **6**: 359–362
4) Shimohata T, Nakayama H, Aizawa N, Nishizawa M. Discontinuation of continuous positive airway pressure treatment in multiple system atrophy. Sleep Med 2014; **15**: 1147–1149
5) Jin K, Okabe S, Chida K, et al. Tracheostomy can fatally exacerbate sleep-disordered breathing in multiple system atrophy. Neurology 2007; **68**: 1618–1621

検索式・参考にした二次資料

PubMed（検索 2016 年 1 月 28 日）
((("Multiple System Atrophy"[Mesh] OR "Spinocerebellar Degenerations"[Mesh])) AND (("Respiration Disorders/therapy"[Mesh]) OR "Tracheotomy"[Mesh]) Filters: Humans; English; Japanese　36 件
ほかに重要な文献をハンドサーチで追加した

Clinical Question 6-19　③症状改善治療—g. 睡眠障害

睡眠障害の種類と対症療法にはどのようなものがあるか

推奨

1. 脊髄小脳変性症では周期性四肢運動や restless leg syndrome（RLS）を認めることがあるが，その頻度は病型により様々である．
2. 多系統萎縮症では，睡眠時の喘鳴，睡眠時無呼吸発作，REM 睡眠行動異常症，RLS，日中過眠など様々な睡眠障害が認められるため，初期から血液ガスやポリソムノグラフィーなどを用い評価を行う（グレード 1C）．
3. これらの睡眠障害に対して，脊髄小脳変性症・多系統萎縮症に特化された対処法はないため，それぞれの睡眠障害に対して対症療法を行っているのが現状である．
4. 多系統萎縮症の睡眠時無呼吸発作に CPAP を導入する場合は，気道狭窄が増悪し，呼吸状態が悪化する症例があるため，十分な注意が必要である（グレード 1C）．

背景・目的

睡眠障害の種類と対症療法につき理解する．

解説・エビデンス

脊髄小脳変性症では，周期性四肢運動や restless leg syndrome（RLS）が様々な頻度でみられ，対照群と比べ有意に多かったとする報告がみられる（エビデンスレベル Ⅳb）[1〜3]．

多系統萎縮症では，睡眠時の喘鳴，睡眠時無呼吸発作，REM 睡眠行動異常症，日中過眠，RLS など様々な睡眠障害が認められる．さらに，全例でいびきを認め，42%で喘鳴を，37%で睡眠時無呼吸発作を認め，睡眠時の平均酸素飽和度が 92.7%で，最も低かったのは 86%という報告がある．また，すべての患者で REM 睡眠行動異常を認め，88%で周期性四肢運動（periodic limb movements：PLM）を認めていたと報告されている（エビデンスレベル Ⅳb）[4]．

多系統萎縮症の睡眠時無呼吸は，気道閉塞による閉塞型睡眠時無呼吸症候群（obstructive sleep apnea syndrome：OSAS）のみならず，中枢性睡眠時無呼吸症候群（central sleep apnea syndrome：CSAS）も合併することに注意が必要である．

ESS（Epworth Sleepiness Scale）が 10 点以上の過度の日中の眠気は多系統萎縮症の 28%に認められ，RLS も 28%に認められたとする報告がある（エビデンスレベル Ⅳb）[5]．

多系統萎縮症におけるいびきの原因は声帯外転不全による．多系統萎縮症では声帯外転不全以外にも，舌根部，軟口蓋，披裂部，喉頭蓋など，様々な部位で気道閉塞が生じていることが明らかになっており floppy epiglottis と呼ばれる，特徴的な喉頭蓋の吸気時の引き込みも認められる（CQ 2–23 参照）（エビデンスレベル Ⅳb）[6]．

多系統萎縮症の睡眠時無呼吸発作に CPAP を導入する場合は，気道狭窄が増悪し，呼吸状態

が悪化する症例があるため，十分な注意が必要である（CQ 2–23 参照）（エビデンスレベル IVb）[7]．

脊髄小脳変性症・多系統萎縮症に伴う RLS に対して，一般的な RLS と同様にプラミペキソールやロチゴチンなどのドパミンアゴニスト[4]（いずれも保険適用）やガバペンチン エナカルビル（保険適用），リボトリール（保険適用外）などが用いられることもある（エビデンスレベル IVb）．

多系統萎縮症の REM 睡眠行動異常症は，診断時に消失していることも多く，治療対象とならないことも多い[8]．治療としてリボトリールが用いられることがあるが，呼吸状態を増悪させる可能性もあり，使用には注意が必要である（エビデンスレベル IVb）．

その他，MJD/SCA3 に対してタンドスピロンを投与したところ，不眠やうつなどの症状に効果を認めたとする報告もある（エビデンスレベル IVb）[9]．

脊髄小脳変性症・多系統萎縮症において，不眠などの睡眠障害に対して報告は少なく，脊髄小脳変性症・多系統萎縮症に特化された対処法は確立されていないため，それぞれの睡眠障害に対して対症療法を行っているのが現状である（エビデンスレベル VI）．

文献

1) Abele M, Bürk K, Laccone F, et al. Restless legs syndrome in spinocerebellar ataxia types 1, 2, and 3. J Neurol 2001; **248**: 311–314
2) Velázquez-Pérez L, Voss U, Rodríguez-Labrada R, et al. Sleep disorders in spinocerebellar ataxia type 2 patients. Neurodegener Dis 2011; **8**: 447–54
3) Schöls L, Haan J, Riess O, et al. Sleep disturbance in spinocerebellar ataxias: is the SCA3 mutation a cause of restless legs syndrome? Neurology 1998; **51**: 1603–1607
4) Vetrugno R, Provini F, Cortelli P, et al. Sleep disorders in multiple system atrophy: a correlative video-polysomnographic study. Sleep Med 2004; **5**: 21–30
5) Moreno-López C, Santamaría J, Salamero M, et al. Excessive daytime sleepiness in multiple system atrophy (SLEEMSA study). Arch Neurol 2011; **68**: 223–230
6) Shimohata T, Shinoda H, Nakayama H, et al. Daytime hypoxemia, sleep-disordered breathing, and laryngopharyngeal findings in multiple system atrophy. Arch Neurol 2007; **64**: 856–861
7) Shimohata T, Nakayama H, Aizawa N, Nishizawa M. Discontinuation of continuous positive airway pressure treatment in multiple system atrophy. Sleep Med 2014; **15**: 1147–1149
8) Nomura T, Inoue Y, Högl B, et al. Comparison of the clinical features of rapid eye movement sleep behavior disorder in patients with Parkinson's disease and multiple system atrophy. Psychiatry Clin Neurosci 2011; **65**: 264–271
9) Takei A, Fukazawa T, Hamada T, et al. Effects of tandospirone on "5-HT1A receptor-associated symptoms" in patients with Machado-Josephe disease: an open-label study. Clin Neuropharmacol 2004; **27**: 9–13

検索式・参考にした二次資料

PubMed（検索 2016 年 1 月 28 日）
((("Multiple System Atrophy"[Mesh] OR "Spinocerebellar Degenerations"[Mesh])) AND ((Sleep Wake Disorders/therapy[Mesh]) OR (("Sleep"[Mesh]) AND "Respiration Disorders"[Mesh])) Filters: Humans; English; Japanese　49 件
ほかに重要な文献をハンドサーチで追加した

Clinical Question 6-20　③症状改善治療―h. 認知機能障害

認知機能障害の対症療法にはどのようなものがあるか

推奨

❶脊髄小脳変性症・多系統萎縮症では主に注意障害や遂行機能障害を認める．
❷これらの認知機能障害に対して，脊髄小脳変性症・多系統萎縮症に特化された対処法はない．
❸一般的な認知症と同様に，必要があればアセチルコリンエステラーゼ阻害薬やグルタミン酸 NMDA 受容体拮抗薬などを用いることもある（グレード 2D）．

背景・目的

認知機能障害の対症療法について理解する．

解説・エビデンス

脊髄小脳変性症・多系統萎縮症においても，大脳が障害されることにより，一般的な認知機能障害を生じることもあるが，近年，小脳が運動機能のみならず，認知機能にもかかわっていることが認識されている（CQ 3-10 参照）（エビデンスレベル Ⅳb）[1]．

脊髄小脳変性症・多系統萎縮症では，主に注意障害や遂行機能障害などの前頭葉機能障害を認めるとする報告されている（エビデンスレベル Ⅳb）[2~6]．

脊髄小脳変性症・多系統萎縮症において認知機能障害の治療に関する報告は少なく，脊髄小脳変性症・多系統萎縮症に特化された対処法は確立されていないため，必要に応じて，一般的な認知症と同様に，アセチルコリンエステラーゼ阻害薬やグルタミン酸 NMDA 受容体拮抗薬などを用いることもある（保険適用外）（エビデンスレベル Ⅵ）．

文献

1) Schmahmann JD, Sherman JC. The cerebellar cognitive affective syndrome. Brain 1998; **121** (Pt 4): 561–579
2) Klinke I, Minnerop M, Schmitz-Hübsch T, et al. Neuropsychological features of patients with spinocerebellar ataxia (SCA) types 1, 2, 3, and 6. Cerebellum 2010; **9**: 433–442
3) Ma J, Wu C, Lei J, Zhang X. Cognitive impairments in patients with spinocerebellar ataxia types 1, 2 and 3 are positively correlated to the clinical severity of ataxia symptoms. Int J Clin Exp Med 2014; **7**: 5765–5771
4) Kawai Y, Takeda A, Abe Y, et al. Cognitive impairments in Machado-Joseph disease. Arch Neurol 2004; **61**: 1757–1760
5) Chang CC, Chang YY, Chang WN, et al. Cognitive deficits in multiple system atrophy correlate with frontal atrophy and disease duration. Eur J Neurol 2009; **16**: 1144–1150
6) Brown RG, Lacomblez L, Landwehrmeyer BG, et al. Cognitive impairment in patients with multiple system atrophy and progressive supranuclear palsy. Brain 2010; **133** (Pt 8): 2382–2393

6. 治療・ケア

検索式・参考にした二次資料

PubMed（検索 2016 年 1 月 28 日）
(((("Multiple System Atrophy"[Mesh] OR "Spinocerebellar Degenerations"[Mesh]))) AND (("Cognition Disorders/therapy"[Mesh]) OR "Dementia/therapy"[Mesh]) Filters: Humans; English; Japanese　34 件
ほかに重要な文献をハンドサーチで追加した

Clinical Question 6-21　③症状改善治療—i. 末梢神経障害

末梢神経障害の対症療法にはどのようなものがあるか

推奨

❶ 脊髄小脳変性症では主に感覚運動性の混合型末梢神経障害を認めることが多く，特に MJD/SCA3 では筋 cramp や不快なしびれ感を認めることが多いが，MJD/SCA3 の筋 cramp や不快なしびれ感にメキシレチンが有効であったとする報告がある (グレード 1C).
❷ 多系統萎縮症における末梢神経障害の頻度は高くない.
❸ 脊髄小脳変性症・多系統萎縮症の末梢神経障害に対して特化された対処法はないが，疼痛が強い場合には，一般的な末梢神経障害と同様に，三環系抗うつ薬，プレガバリン，ガバペンチン，トラマドール，オピオイド系薬物などが用いられる (グレード 1C).

背景・目的

末梢神経障害の対症療法について理解する.

解説・エビデンス

　脊髄小脳変性症において末梢神経障害は高頻度に認められるとする報告が多いが，報告によりその頻度は一様ではなく，SCA6 に比べ，SCA1，SCA2，MJD/SCA3 において高頻度で存在するとする報告が多い (CQ 3–11 参照) (エビデンスレベル Ⅳb)[1~3].

　特に MJD/SCA3 では筋 cramp や不快を伴うしびれ感を認めることが多く，これらにメキシレチンが有効であったとする報告がある (エビデンスレベル Ⅳb)[4].

　脊髄小脳変性症・多系統萎縮症において末梢神経障害の治療に関する報告は少なく，脊髄小脳変性症・多系統萎縮症に特化された対処法は確立されていないため，必要に応じて，一般的な末梢神経障害の対症療法と同様な対処を行うことが多い (エビデンスレベル Ⅵ).

　疼痛が強い場合は，神経障害性疼痛に対する欧州神経学会の 2010 年改訂ガイドラインに順じ，レベル A の推奨薬剤として三環系抗うつ薬 (保険適用外)，プレガバリン (神経障害性疼痛として保険適用)，ガバペンチン (保険適用外)，トラマドール (慢性疼痛として保険適用)，オピオイド系薬物 (モルヒネの一部は慢性疼痛として保険適用)，デュロキセチン (保険適用外)，ベンラファキシン (保険適用外) などの内服薬，リドカインの局所使用，カプサイシンの貼付薬もしくはクリームなどがあげられている (エビデンスレベル Ⅰ)[5].

文献

1) Linnemann C, Tezenas du Montcel S, Rakowicz M, et al. Peripheral Neuropathy in Spinocerebellar Ataxia

Type 1, 2, 3, and 6. Cerebellum 2016; **15**: 165–173
2) Kubis N, Dürr A, Gugenheim M, et al Polyneuropathy in autosomal dominant cerebellar ataxias: phenotype-genotype correlation. Muscle Nerve 1999; **22**: 712–717
3) Abele M, Bürk K, Andres F, et al. Autosomal dominant cerebellar ataxia type I. Nerve conduction and evoked potential studies in families with SCA1, SCA2 and SCA3. Brain 1997; **120**: 2141–2148
4) Kanai K, Kuwabara S, Arai K, et al. Muscle cramp in Machado-Joseph disease: altered motor axonal excitability properties and mexiletine treatment. Brain 2003; **126** (Pt 4): 965–973
5) Attal N, Cruccu G, Baron R, et al. European Federation of Neurological Societies; EFNS guidelines on the pharmacological treatment of neuropathic pain: 2010 revision. Eur J Neurol 2010; **17**: 1113–e88

■ 検索式・参考にした二次資料

PubMed（検索 2016 年 1 月 28 日）
(("Multiple System Atrophy"[Mesh] OR "Spinocerebellar Degenerations"[Mesh])) AND "Peripheral Nervous System Diseases/therapy"[Mesh] Filters: Humans; English; Japanese　10 件
ほかに重要な文献をハンドサーチで追加した

Clinical Question 6-22　③症状改善治療—j. 精神症候

脊髄小脳変性症において認められるうつ状態にはどのように対応したらよいか

推奨

1. 脊髄小脳変性症・多系統萎縮症においてうつ状態を認めることがある．
2. これらのうつ状態に対して，脊髄小脳変性症・多系統萎縮症に特化された対処法はなく，一般的なうつ状態と同様に，SSRI や SNRI，三環系抗うつ薬などが用いられる（グレード 1C）．
3. 多系統萎縮症ではレボドパが使用されることもある（グレード 2C）．
4. リハビリはこれらのうつ状態を緩和する可能性がある（グレード 2C）．
5. これらの治療にもかかわらず，うつ状態が継続する場合は，精神科へのコンサルテーションを考慮する（グレード 1D）．

背景・目的

うつ状態の対応について理解する．

解説・エビデンス

脊髄小脳変性症・多系統萎縮症において，うつ状態を認めることがあり，抗うつ薬が使用されている（CQ 3-13 参照）（エビデンスレベル Ⅳb）[1]．

MJD/SCA3 において 6 ヵ月間作業療法のリハビリが行われ，失調と QOL は不変であったが，ハミルトンうつ病評価スコア（HAM-D）は改善した報告があり，リハビリの介入はうつ状態に対して有効である可能性がある（エビデンスレベル Ⅳb）[2]．

また，MJD/SCA3 10 名に 7 週間タンドスピロンを 15～30 mg/日で投与し，抑うつ状態を認めた 6 名のうち 3 名が SDS の低下を認めたとする日本からの報告もある[3]．

多系統萎縮症では，MSA-P において HAM-D でうつ状態を認め，レボドパ投与後 HAM-D が有意に改善したという報告がある（エビデンスレベル Ⅳb）[4]．

脊髄小脳変性症・多系統萎縮症において抑うつ状態の治療に関する報告は少なく，脊髄小脳変性症・多系統萎縮症に特化された対処法は確立されていないため，必要に応じて，一般的なうつ状態と同様な対処を行うことが多く，SSRI や SNRI，三環系抗うつ薬などが用いられるが，多系統萎縮症では抗うつ薬，特に三環系抗うつ薬を用いた際に尿閉に注意が必要である（エビデンスレベル Ⅵ）．

SCA において自殺念慮については少数での報告がみられるのみであるが，SCA では約半数に自殺念慮がみられ，MJD/SCA3 では 65％にも及ぶとする報告もあるため，治療や介護を行う際に精神面への配慮や注意が必要である（エビデンスレベル Ⅳb）[5]．

これらの治療にもかかわらず，うつ状態が継続する場合は精神科へのコンサルテーションを

6. 治療・ケア

考慮する（エビデンスレベル Ⅵ）．

文献

1) Schmitz-Hübsch T, Coudert M, Tezenas du Montcel S, et al. Depression comorbidity in spinocerebellar ataxia. Mov Disord 2011; **26**: 870–876
2) Silva RC, Saute JA, Silva AC, et al. Occupational therapy in spinocerebellar ataxia type 3: an open-label trial. Braz J Med Biol Res 2010; **43**: 537–542
3) Takei A, Fukazawa T, Hamada T, et al. Effects of tandospirone on "5-HT1A receptor-associated symptoms" in patients with Machado-Josephe disease: an open-label study. Clin Neuropharmacol 2004; **27**: 9–13
4) Fetoni V, Soliveri P, Monza D, et al. Affective symptoms in multiple system atrophy and Parkinson's disease: response to levodopa therapy. J Neurol Neurosurg Psychiatry 1999; **66**: 541–544
5) Lo RY, Figueroa KP, Pulst SM, et al. Depression and clinical progression in spinocerebellar ataxias. Parkinsonism Relat Disord 2016; **22**: 87–92

検索式・参考にした二次資料

PubMed（検索 2016 年 1 月 28 日）
((("Multiple System Atrophy"[Mesh] OR "Spinocerebellar Degenerations"[Mesh]))) AND (("Depression/therapy"[Mesh]) OR "Depressive Disorder/therapy"[Mesh]) Filters: Humans; English; Japanese　14 件

Clinical Question 6-23　④合併症予防・治療―a. 誤嚥性肺炎

誤嚥性肺炎の予防にはどのような方法があるか

推奨

❶嚥下機能・咳嗽機能が低下した場合には，口腔ケア，食形態の工夫，排痰など適切な指導を行い，誤嚥性肺炎の予防を講じ，言語聴覚士を含めた嚥下・呼吸指導の介入が有用である（グレード 1C）．

❷唾液も含めた誤嚥が著明な場合には，気管切開術だけでなく，喉頭気管分離術などの誤嚥防止術の適応も検討する（グレード 2D）．

背景・目的

誤嚥性肺炎の予防，対応について理解する．

解説・エビデンス

脊髄小脳変性症・多系統萎縮症では嚥下障害，誤嚥性肺炎の頻度が高いため，早期からの嚥下機能評価および嚥下指導が必要である（CQ 6-17 参照）．

多系統萎縮症の死因は突然死の割合が高く，パーキンソン病に比して肺炎が死因に占める割合は 5～10％程度と高くはないとする報告がある（エビデンスレベル Ⅳb）[1,2]．一方，気管切開を施行しなかった症例の死因は，窒息，気管支炎，肺炎であったとの報告もある（エビデンスレベル Ⅳb）[3]．

遺伝性脊髄小脳変性症において，誤嚥性肺炎は主要な死因と報告されている（エビデンスレベル Ⅳb）[4]．

自覚的な嚥下困難感，摂食時間延長，ムセ，痰量増加などは嚥下機能低下を示唆する．嚥下機能の評価には，問診，嚥下スクリーニング，嚥下造影検査，嚥下内視鏡検査が行われている．誤嚥を予防するためには，摂食時の姿勢調節，口腔ケア，食形態の工夫，食べ方の工夫など言語聴覚士の介入が有用である（嚥下摂食療法 CQ 7-4 参照）（エビデンスレベル Ⅵ）[5]．

咳嗽力の評価には咳のピークフロー（cough peak flow：CPF）を測定し，低下している場合は咳介助法の指導，排痰姿位の指導など気道クリアランスを図る呼吸リハビリの介入も有用と考えられる．

脳梗塞による嚥下障害，誤嚥性肺炎の発症に対して，ACE 阻害薬（保険適用外）の有用性が明らかにされているが，脊髄小脳変性症・多系統萎縮症の嚥下障害，誤嚥性肺炎予防についての検討はなされていない．

経口摂取が困難な場合には，患者の QOL に配慮しつつ，経管栄養への切り替え，併用を考慮するが，経管栄養への切り替えによる誤嚥性肺炎予防のエビデンスは乏しい．

気道確保を目的とした気管切開術が施行された症例では，吸引による気道クリアランスの確

保が改善するが，誤嚥自体を予防することは困難である．著明な誤嚥，喀痰，反復性の誤嚥性肺炎を発症する症例では，喉頭摘出術，喉頭気管分離術，気管食道吻合術などの誤嚥防止術を選択する場合もある．重度の誤嚥があっても誤嚥防止術により誤嚥が消失し，経口摂取が継続できる場合がある（エビデンスレベル V）[6]．しかし，発声機能を完全に失うこと，通常の気管切開より侵襲的手術であることなどをよく理解したうえで慎重に適応を検討する必要がある．

文献

1) 酒井素子，小長谷正明，佐橋健太郎ほか．多系統萎縮症 22 例における予後にかかわる因子の検討．神経内科 2008; **69**: 577–583
2) Papapetropoulos S, Tuchman A, Laufer D, et al. Causes of death in multiple system atrophy. J Neurol Neurosurg Psychiatry 2007; **78**: 327–329
3) 栗崎博司．多系統萎縮症の生命予後—生存期間と気管切開の有無．臨床神経学 1999; **39**: 503–507
4) Rüb U, Brunt ER, Petrasch-Parwez E, et al. Degeneration of ingestion-related brainstem nuclei in spinocerebellar ataxia type 2, 3, 6 and 7. Neuropathol Appl Neurobiol 2006; **32**: 635–649
5) 飛澤晋介．嚥下障害と食事．難病と在宅ケア 2006; **12** (2): 13–16
6) 上山秀嗣．誤嚥防止術を施行した神経筋難病患者の臨床経過．難病と在宅ケア 2014; **20** (2): 49–51

検索式・参考にした二次資料

PubMed（検索 2016 年 1 月 28 日）
("Multiple System Atrophy"[Mesh] OR "Spinocerebellar Degenerations"[Mesh]) AND aspiration pneumonia Filters: Humans; English; Japanese　17 件
医中誌（検索 2016 年 1 月 28 日）
(((((脊髄小脳変性症/TH or 脊髄小脳変性症/AL)) or ((多系統萎縮症/TH or 多系統萎縮症/AL))) and ((((肺炎-嚥下性/TH or 誤嚥性肺炎/AL)) and (SH=予防)) or ((気道内誤嚥/TH or 誤嚥/AL) and 予防/AL)))) and (PT=会議録除く and CK=ヒト)
20 件
PubMed（検索 2016 年 6 月 23 日）
(((("Multiple System Atrophy"[Mesh]) OR "Spinocerebellar Degenerations"[Mesh])) AND "cause of death") AND Pneumonia Filters: English; Japanese　　4 件
医中誌（検索 2016 年 6 月 23 日）
(((((脊髄小脳変性症/TH or 脊髄小脳変性症/AL)) or ((多系統萎縮症/TH or 多系統萎縮症/AL))) and ((死因/TH or 死因/AL)) and ((肺炎/TH or 肺炎/AL)))) and (PT=会議録除く)　2 件
（文献 2）3）は追加検索式．文献 4) はハンドサーチ）
そのほか重要な文献をハンドサーチで追加した

参考文献

・日本耳鼻咽喉科学会．嚥下障害診療ガイドライン
・嚥下関連学会．日本摂食嚥下リハビリテーション学会，日本嚥下医学会

Clinical Question 6-24　④合併症予防・治療―b. 褥瘡

褥瘡の予防と治療にはどのような方法があるか

推奨

❶脊髄小脳変性症・多系統萎縮症の進行期では寝返りも含めた自動性の乏しい状態に至ることが多く，褥瘡発生リスクが高い．脊髄小脳変性症・多系統萎縮症に特化した予防，治療はないが，体動困難な状態に至った場合には，積極的な褥瘡予防が必要で，栄養状態管理，スキンケア，体圧分散を行う．褥瘡を発症した場合には，除圧を心がけ，適切な外用薬，ドレッシング材を用いて治療する(グレード1B)．

背景・目的

脊髄小脳変性症・多系統萎縮症診療で遭遇する褥瘡の予防，治療について理解する．

解説・エビデンス

褥瘡は皮下脂肪織が少なく骨が突出した身体・皮膚局所に持続的圧迫などの外力が加わることにより血行不全が発生して起こる虚血性の皮膚・皮下組織壊死である[1]．

脊髄小脳変性症・多系統萎縮症における褥瘡についての文献は少数の症例報告のみで，疾患に特化した予防・治療はないが，進行期に体動困難な状態に至った脊髄小脳変性症・多系統萎縮症では褥瘡発生リスクが高い．原因疾患によらず褥瘡発生の高リスク状態として，褥瘡の予防を行い，褥瘡発生時には状態に応じて治療を行う．

発生予測評価としては，Braden Scale (BS) が広く用いられている[1,2]．BSが高得点の場合には発生リスクに応じて予防策を講じる．

予防には，多職種で構成する褥瘡対策チームの設置，介護者への指導・教育が有用である．実際には栄養状態の改善，スキンケア，体圧分散マットレス，坐位・車椅子クッションの使用，寝返り困難な場合2時間毎の体位変換を行う[1,2]．

治療は，褥瘡発生部位の十分な除圧を行い，発生時期，滲出液の有無，褥瘡深度に適したドレッシング材，外用薬を用いた処置を行う．壊死組織の除去などの処置を行う場合もある[1,2]．

文献

1) 日本褥瘡学会．褥瘡予防・管理ガイドライン（第3版）　http://www.jspu.org/jpn/info/pdf/guideline3.pdf（最終アクセス2016年12月27日）
2) 日本皮膚科学会．褥瘡診療ガイドライン　https://www.dermatol.or.jp/uploads/uploads/files/guideline/1372912942_2.pdf（最終アクセス2016年12月27日）

6. 治療・ケア

検索式・参考にした二次資料

PubMed（検索 2016 年 1 月 28 日）
(("Multiple System Atrophy"[Mesh] OR "Spinocerebellar Degenerations"[Mesh])) AND (("Pressure Ulcer"[Mesh]) OR decubit*[tiab]) Filters: Humans; English; Japanese　2 件

医中誌（検索 2016 年 1 月 28 日）
(((((脊髄小脳変性症/TH or 脊髄小脳変性症/AL)) or ((多系統萎縮症/TH or 多系統萎縮症/AL))) and ((褥瘡性潰瘍/TH or 褥瘡/AL)))) and (PT=会議録除く and CK=ヒト)　12 件

Clinical Question 6-25　④合併症予防・治療―c. 転倒予防

転倒・骨折の予防にはどのような方法があるか

推奨

❶小脳失調を中心とした神経障害により歩行バランス障害が高度となるため，高頻度で転倒が認められる．病期に応じたリハビリテーション，歩行補助具の使用，手すり，車椅子の使用などの環境調整が必要である．外傷予防のため，適切な防護装具の使用が勧められる(グレード1C)．

背景・目的

転倒・骨折の頻度を理解し，転倒に伴う外傷の予防方法を理解する．

解説・エビデンス

脊髄小脳変性症・多系統萎縮症ともに小脳失調によるバランス障害を有し，高頻度に転倒することが報告されている．

脊髄小脳変性症（非多系統萎縮症）42例を対象としたアンケート調査では12ヵ月中に92％（対照群24％）が転倒し，転倒に伴う外傷経験84％，骨折・脱臼経験30％であり，転倒の形は重心の崩れが多かったと報告されている(エビデンスレベルIVb)[1]．遺伝性脊髄小脳変性症228例を対象としたEuro Fall Studyのアンケート調査では発症から初回転倒まで平均4.6年，12ヵ月以内の転倒率73.6％，外傷を伴う率73.6％，骨折率26.4％であった．高頻度の転倒と関連する因子は，病型(MJD/SCA3)，罹病期間，運動失調重症度，錐体路徴候の有無，非運動失調症状の数であった(エビデンスレベルIVa)[2]．

多系統萎縮症については，他のパーキンソン病関連疾患/パーキンソン症候群と比較して，パーキンソン病より早い病期に，進行性核上性麻痺より遅い病期に転倒を経験するなどの報告がある(エビデンスレベルIVb)[3]．多系統萎縮症の転倒予測因子として，早期の体幹rigidity，進行期の発語障害，嚥下障害，錐体路徴候などの体軸症状が報告されている(エビデンスレベルIVb)[4]．

運動失調症状に対して，バランス訓練，歩行訓練を中心とした歩行訓練，病期に応じた杖，歩行器などの歩行補助具，手すりの設置などの環境調整，状況に応じて車椅子の使用が勧められる（バランス訓練，歩行訓練についてはリハビリテーション理学療法CQ 7-1参照）．

また，手すりに掴まるなどの移動・移乗時の代償的な上肢使用も重要であり，活動性低下による廃用症候群が認められる場合は，上肢を含めた全身の筋力，機能の維持を目的とした運動も行う．

転倒した場合の外傷を予防するため，頭部保護帽・膝サポーターなどの着用も勧められる．脊髄小脳変性症・多系統萎縮症では高い転倒頻度に比して合併する骨折率は高くないことが複

数報告[1,2]されている．骨強度の低下により骨折リスクの増大していることが明らかな症例には転倒予防に加えて骨粗鬆症の薬物治療を考慮する[5]．

多系統萎縮症では起立性調節障害に伴う失神による転倒にも注意が必要である．

文献

1) van de Warrenburg BP, Steijns JA, Munneke M, et al. Falls in degenerative cerebellar ataxias. Mov Disord 2005; **20**: 497–500
2) Fonteyn EM, Schmitz-Hübsch T, Verstappen CC, et al. Falls in spinocerebellar ataxias: Results of the EuroSCA Fall Study. Cerebellum 2010; **9**: 232–239
3) Wenning GK, Ebersbach G, Verny M, et al. Progression of falls in postmortem-confirmed parkinsonian disorders. Mov Disord 1999; **14**: 947–950
4) Williams DR, Watt HC, Lees AJ. Predictors of falls and fractures in bradykinetic rigid syndromes: a retrospective study. J Neurol Neurosurg Psychiatry 2006; **77**: 468–473
5) 骨粗鬆症の予防と治療ガイドライン作成委員会（編）．骨粗鬆症の予防と治療ガイドライン2015年版

検索式・参考にした二次資料

PubMed（検索2016年1月28日）
(("Multiple System Atrophy"[Mesh] OR "Spinocerebellar Degenerations"[Mesh])) AND (("Accidental Falls"[Mesh]) OR ((Fracture*[tiab] or "Fractures, Bone"[Mesh]))) Filters: Humans; English; Japanese　27件
医中誌（検索2016年1月28日）
(((((脊髄小脳変性症/TH or 脊髄小脳変性症/AL)) or ((多系統萎縮症/TH or 多系統萎縮症/AL))) and ((((転倒・転落/TH or 転倒/AL)) or ((骨折/TH or 骨折/AL))) and (((事故防止/TH or 事故防止/AL)) or (防止/AL or 予防/AL))))) and (PT=会議録除く and CK=ヒト)　17件
そのほか重要な文献をハンドサーチで追加した

Clinical Question 6-26　④合併症予防・治療—d. コミュニケーション障害

コミュニケーションを補助する手段や機器にはどのような方法があるか，その導入時期はいつか

推奨

❶コミュニケーション障害を予防するため，早期から発語・発声訓練，コミュニケーションにかかわる動作訓練を行い，機能を維持する(グレード1C).
❷コミュニケーション補助には，文字盤，スイッチ，携帯用会話補助装置などの使用を考慮する(グレード2D).

■ 背景・目的

コミュニケーション障害とその対応策の現状を理解する.

■ 解説・エビデンス

進行期脊髄小脳変性症・多系統萎縮症は高度の構音障害を呈する．また，多系統萎縮症では気管切開によって発声不能となる症例も多い．発語と時期を同じくして四肢も機能障害をきたすため，筆談も不能となり，コミュニケーション，意志伝達が困難となる．

構音障害が軽度の時期でも会話量が減っていく症例もあり，言語聴覚療法・作業療法により，発語や書字，文字盤の指差しなどのための手指残存機能の維持，パソコンやIT機器入力手段の確保，携帯用会話補助装置(トーキングエイド®，レッツチャット®，ペチャラ®など)を検討する[1].

発語，四肢機能に高度障害をきたす筋萎縮性側索硬化症(ALS)では，一部の筋や瞬目，眼球運動の随意性が一定期間保たれ，意志伝達装置(伝の心®など)を用いたコミュニケーションを行う症例が多数報告されている．一方，脊髄小脳変性症・多系統萎縮症では動作時振戦や筋緊張異常，発動性低下などにより，意志伝達装置の入力のための随意性・運動性が維持できない症例が多いため，意志伝達装置の利用は困難なことが多い．ただし，反応の遅れや不随意運動などは入力スイッチの工夫や感度の調節，練習で可能となることもある．脊髄小脳変性症・多系統萎縮症ではピンチ動作や母指内転動作が残る場合が多く，対応する入力スイッチとして"フィンガースイッチ"が考案されている(エビデンスレベルV)[2]．レッツチャットVer3®には"震え誤動作防止"機能が搭載され，振戦のある患者への導入に成功する例がみられている(エビデンスレベルV)[3].

1. 意志伝達装置の導入時期

将来予測される機能障害を見越して早期に導入することがよいとは限らない．先行訓練が役立つ場合もあるが，認知機能や不随意運動などによる運動機能障害の進行により将来継続利用できる保証はない．なんとか聞き取れる発語や代替手段で意思疎通が図れている場合には，意志伝達装置の導入によって飛躍的な効果は期待できず，患者が利便性を実感できる状態に至ら

6. 治療・ケア

ないことも多い（エビデンスレベル V）[4]．患者が，現在または将来的にどのようなコミュニケーション（人を呼びたいのか，Yes-No を伝えたいのか，身の回りの要求を伝えたいのか，文章や抽象的なことを表現したいのかなど）を求めるか，可能な認知機能があるかをよく把握して，患者が自己選択・自己決定する機会を提供するとの立場が望ましい．支援者の自己満足とならないよう，患者が必要とするまで静かに見守るという考え方もある（エビデンスレベル VI）[5]．

文献

1) 「重度障害者用意思伝達装置」導入ガイドライン　http://www.resja.or.jp/com-gl/（最終アクセス 2016 年 12 月 27 日）
2) 日向野和夫．脊髄小脳変性症患者さん向けのスイッチ製品化．難病と在宅ケア 2007; **12** (11): 58-59
3) 松尾光晴．MSA，SCD への入力スイッチのノウハウ．難病と在宅ケア 2014; **20** (4): 19-22
4) 日向野和夫．運動失調症の操作スイッチの適合．脊髄小脳変性症マニュアル決定版，2015: p.190-192
5) 日向野和夫．意思伝達装置の必要性を問う．難病と在宅ケア 2014; **20** (4): 15-18

検索式・参考にした二次資料

PubMed（検索 2016 年 1 月 28 日）
(("Multiple System Atrophy"[Mesh] OR "Spinocerebellar Degenerations"[Mesh])) AND (("Communication Aids for Disabled"[Mesh]) OR (("Dysarthria"[Mesh]) AND "Communication"[Mesh])) Filters: Humans; English; Japanese　23 件

医中誌（検索 2016 年 1 月 28 日）
(((((脊髄小脳変性症/TH or 脊髄小脳変性症/AL)) or ((多系統萎縮症/TH or 多系統萎縮症/AL))) and (((障害者用コミュニケーションエイド/TH or 障害者用コミュニケーションエイド/AL)) or (((コミュニケーション症/TH or コミュニケーション症/AL)) and ((機器と資材用品/TH or 機器/AL))) or (((構音障害/TH or 構音障害/AL)) and ((コミュニケーション/TH or コミュニケーション/AL)))))) and (PT=会議録除く and CK=ヒト)　27 件
（文献 2, 4, 5 はハンドサーチ）
そのほか重要な文献をハンドサーチで追加した

7. リハビリテーション・福祉サービス

7. リハビリテーション・福祉サービス

Clinical Question 7-1　①リハビリテーション―a. 理学療法

理学療法としてどのような練習を行うのがよいか，その効果は

推奨

❶小脳失調を主体とする脊髄小脳変性症に対して，バランスや歩行に対する理学療法を集中的に行うと，小脳失調や歩行が改善する（グレード 1B）．

■ 背景・目的

脊髄小脳変性症・多系統萎縮症に対する理学療法の具体的な内容やその効果について理解する．

■ 解説・エビデンス

小脳失調を主体とする脊髄小脳変性症では集中リハに対する研究の結果がドイツ[1]，日本[2]から報告されている．介入量は1～2時間/回×週3～7回×4週間，プログラムの内容は静的バランス，動的バランス，平地や凹凸地の歩行，階段昇降，体幹と四肢の協調運動，重症度や個別性を配慮した立位や移動などに関連する ADL 練習，転倒防止のためのステップ練習，肩と脊椎の拘縮予防などであった．転帰指標は SARA，歩行速度，バランス指標，ADL 指標（Functional Independence Measure）などが用いられ，短期的には SARA，歩行速度の改善が得られた（エビデンスレベル Ⅱ）[2]．長期的にも SARA，歩行速度とも改善が6～12ヵ月維持されていた（エビデンスレベル Ⅳa）[1~4]．

自主練習に関しては，20分/回×週4～6回×6週のバランス練習が，歩行が改善したとの報告がある．改善する歩行の要素は速度や歩幅増加，両脚支持期の短縮などである（エビデンスレベル Ⅴ）[5]．バランス練習には，安定した座面での練習，バランスボールなど不安定な坐位での練習、安定した床の上の立位，その状態での上肢挙上や体幹回旋，つま先立ち，かかと立ち，さらに不安定な平面での同様な立位バランス練習など，患者のレベルに合わせた難易度設定が有用であることが示唆されており，学習効果も確認しながら課題を選定することが望ましい．段階的な自主練習方法に関しては動画サイトで情報を得ることができる[6]（http://scd-msa.net/rehabilitation/）．

一方，感覚性失調を呈する変性疾患に対しては，バランス練習の歩行や運動失調に対する効果は明確ではない（エビデンスレベル Ⅴ）[7]．感覚フィードバックを目的とした下肢装具の使用が歩容を改善する場合もあるが，検証は十分ではない．

多系統萎縮症に対する理学療法の効果については，ほとんど検討されていない．実際には，症状に応じて上述のような小脳失調やパーキンソニズムに対する運動療法を実施する．さらに病状が進行すると，声帯や呼吸筋の運動障害により随意的咳嗽力が低下することが多いため，呼吸理学療法や機械的排痰補助の導入を検討する．

小脳失調に起因する転倒に対する予防や転倒時の骨折などの外傷の防止については，補助具

の活用や環境調整が現実的な対策である．その例として支持基底面を増やすための杖や歩行器の使用，動線にそった手すりの設置，プロテクターの着用や柔らかい床材の使用などがあげられる．活動性低下による廃用症候群が認められる場合は，筋力増強訓練の導入も考慮する．歩行時に下肢に弾性緊縛帯や重錘の負荷を併用すると歩容が改善することを臨床上で経験することがあるが，明確なエビデンスはない．

また，専門的技術の介護者への指導も介護者負担を軽減するうえで，重要である．すなわち外来や訪問リハビリテーションの際に歩行時，移乗時の介助方法などに関して，介護者が指導を受け，習得することにより，介護負担感などの軽減，腰痛や転倒事故の予防にもつながる可能性がある．

文献

1) Ilg W, Synofzik M, Brotz D, et al. Intensive coordinative training improves motor performance in degenerative cerebellar disease. Neurology 2009; **73**: 1823–1830
2) Miyai I, Ito M, Hattori N, et al. Cerebellar ataxia rehabilitation trial in degenerative cerebellar diseases. Neurorehabil Neural Repair 2012; **26**: 515–522
3) Ilg W, Brotz D, Burkard S, et al. Long-term effects of coordinative training in degenerative cerebellar disease. Mov Disord 2010; **25**: 2239–2246
4) Ilg W, Bastian AJ, Boesch S, et al. Consensus paper: management of degenerative cerebellar disorders. Cerebellum 2014; **13**: 248–268
5) Keller JL, Bastian AJ. A home balance exercise program improves walking in people with cerebellar ataxia. Neurorehabil Neural Repair 2014; **28**: 770–778
6) 宮井一郎，服部憲明，藤本宏明ほか．脊髄小脳変性症に対する反復集中リハビリテーションの転帰．厚生労働科学研究費補助金　難治性疾患等政策研究事業 難治性疾患政策研究事業 運動失調症の医療基盤に関する調査研究班　平成27年度総括・分担研究報告，2016: p.15–18
7) Clopton N, Schultz D, Boren C, et al. Effects of axial weight loading on gait for subjects with cerebellar ataxia: preliminary findings. Neurology Report 2003; **27**: 15–21

検索式・参考にした二次資料

PubMed（検索2016年1月6日）
(((("Neurodegenerative Diseases"[MH] AND "Cerebellar Diseases"[MH]) OR "Spinocerebellar Degenerations"[MH] OR "Multiple System Atrophy"[MH] OR "Spastic Paraplegia, Hereditary"[MH] OR "cerebral cortical atrophy"[TIAB] OR ("Postural Balance"[MH] AND "Cerebellar Ataxia"[MH]))) AND ("Physical Therapy Modalities"[MH] OR (rehabilitation[SH] OR Rehabilitation[MH]))) AND (Humans[MH] AND (English[LA] OR Japanese[LA]))　168件

Clinical Question 7-2　①リハビリテーション−b. 作業療法

作業療法としてどのような練習を行うのがよいか，その効果は

推奨

❶ 歩行バランスなどの基本動作練習とADL練習を組み合わせて，集中的に介入することにより，ADL指標が改善する(グレード1C).

背景・目的

脊髄小脳変性症・多系統萎縮症に対する作業療法の具体的な内容やその効果について理解する．

解説・エビデンス

脊髄小脳変性症・多系統萎縮症に対する作業療法としては，上肢の協調運動，ADL練習，環境調整などがあげられる．SARAが15～20点以上になるとADLに支障が出る傾向が強いため，支障あるADLに関連した動作練習をすることにより，ADLの改善が得られる可能性が示唆されている(エビデンスレベルⅤ)[1~3]．すなわち，患者の病状や経過に応じて，何が在宅生活維持にとって重要か，何が患者のQOLのために意味のある活動や参加であるかを，患者本人や家族に確認したうえで，作業療法の目標を定める必要がある．たとえば，トイレ動作の自立のための練習や環境の工夫は，一般的に優先順位の高い介入である．手すりの使用や壁の活用，便座の補高など，個々の環境に応じた工夫とその環境設定における動作手順の練習が求められる．同様に食事動作に関しては，動作練習だけでなく，滑り止めのシートや太めの柄のスプーンなどの自助具の使用など，即時効果のあるものの導入も考慮する．パソコンの使用には，クリックに対する反応速度の調整，タイプミス防止のためのキーボードガード，トラックボールの使用などが役に立つ場合がある．

従来から用いられてきた上肢の重錘負荷に関しては，上肢の測定障害に対する効果を検証するための十分なデータがない(エビデンスレベルⅤ)[4,5]．協調運動の練習として，リーチ動作の練習やサンディング，輪投げ，お手玉，ペグボード，洗濯ばさみを使用したつまみ動作の練習などが，現場では実施されるが，有効性に関しては明確ではない．

また，専門的技術の介護者への指導も介護者負担を軽減するうえで重要である．すなわち外来や訪問リハビリテーションの際に整容や更衣，トイレ動作や入浴動作時の介助法に関して，介護者が指導を受け，習得することにより，介護負担感の軽減，腰痛や転倒事故の予防にもつながる可能性がある．

文献

1) Miyai I, Ito M, Hattori N, et al. Cerebellar ataxia rehabilitation trial in degenerative cerebellar diseases. Neurorehabil Neural Repair 2012; **26**: 515–522
2) Jain S, Dawson J, Quinn NP, Playford ED. Occupational therapy in multiple system atrophy: a pilot randomized controlled trial. Mov Disord 2004; **19**: 1360–1364
3) 宮井一郎，服部憲明，藤本宏明ほか．脊髄小脳変性症に対する反復集中リハビリテーションの転帰.厚生労働科学研究費補助金　難治性疾患等政策研究事業 難治性疾患政策研究事業 運動失調症の医療基盤に関する調査研究班　平成27年度総括・分担研究報告，2016: p.15–18
4) Manto M, Godaux E, Jacquy J. Cerebellar hypermetria is larger when the inertial load is artificially increased. Ann Neurol 1994; **35**: 45–52
5) Hewer RL, Cooper R, Morgan MH. An investigation into the value of treating intention tremor by weighting the affected limb. Brain 1972; **95**: 579–590

検索式・参考にした二次資料

PubMed（検索2015年12月29日）
(((("Neurodegenerative Diseases"[MH] AND "Cerebellar Diseases"[MH]) OR "Spinocerebellar Degenerations"[MH] OR "Multiple System Atrophy"[MH] OR "Spastic Paraplegia, Hereditary"[MH] OR "cerebral cortical atrophy"[TIAB] OR ("Postural Balance"[MH] AND "Cerebellar Ataxia"[MH])) AND ("Occupational Therapy"[MH] OR ("Activities of Daily Living"[MH] AND rehabilitation[SH]))) AND (Humans[MH] AND (English[LA] OR Japanese[LA]))　17件

Clinical Question 7-3　①リハビリテーション―c．言語聴覚療法

言語聴覚療法としてどのような練習を行うのがよいか，その効果は

推奨

❶脊髄小脳変性症・多系統萎縮症の失調性構音障害に対して，言語聴覚療法が行われるが，具体的な方法論やその効果に呈する検証は十分ではない（グレード1C）．

■ 背景・目的

脊髄小脳変性症・多系統萎縮症に対する言語聴覚療法の具体的な内容やその効果について理解する．

■ 解説・エビデンス

脊髄小脳変性症・多系統萎縮症では，呼吸，声帯，口腔運動の協調の問題により，ピッチや音量，抑揚，速度，リズム，一息での発話の長さなどに支障を生じる．臨床的には，話す際に安定した姿勢をとること，ゆっくり話す練習，リズムや声の高低を整える練習などを行う．臨床的には即時効果を認める場合もあるが（エビデンスレベルⅤ）[1]，これらの効果の検証に関しては，少数例の検討のみで，エビデンスは十分ではない．発声のための呼吸調整のために，ストローを使ってコップの水に呼気を一定の強さで出す練習は，簡易なフィードバック練習になる．構音器官の協調運動の練習として，舌や口唇をゆっくり正確に動かす練習やリズム練習も行われる．構音障害が重度となり発話明瞭度が低下した結果，相手の聞き取りが困難な場合や気管切開のケースでは，文字盤，スイッチ，意思伝達装置など，状態に応じて最適なコミュニケーション補助手段の導入も考慮する．使用のための練習や現実的な有用性の検証を行うことも言語聴覚士の重要な役割のひとつである（CQ 6–26参照）．

一方，小脳が認知機能にかかわることも明らかになってきている（CQ 3–10, CQ 6–20参照）．コミュニケーション障害の背景として，構音の問題だけでなく，cerebellar cognitive affective syndrome（小脳性認知情動症候群）も考慮する必要がある[2]．脊髄小脳変性症患者でも遂行機能障害が指摘されており，言語流暢性や抽象的思考力の低下なども影響しうる[3]．

■ 文献

1) Yorkston KM, Hammen VL, Beukelman DR, Traynor CD. The effect of rate control on the intelligibility and naturalness of dysarthric speech. J Speech Hear Disord 1990; **55**: 550–560
2) Schmahmann JD, Sherman JC. The cerebellar cognitive affective syndrome. Brain 1998; **121**: 561–579
3) Bodranghien F, Bastian A, Casali C, et al. Consensus Paper: Revisiting the Symptoms and Signs of Cerebellar Syndrome Cerebellum 2016; **15**: 369–391

検索式・参考にした二次資料

PubMed（検索 2016 年 1 月 7 日）
(((("Neurodegenerative Diseases"[MH] AND "Cerebellar Diseases"[MH]) OR "Spinocerebellar Degenerations"[MH] OR "Multiple System Atrophy"[MH] OR "Spastic Paraplegia, Hereditary"[MH] OR "cerebral cortical atrophy"[TIAB] OR ("Postural Balance"[MH] AND "Cerebellar Ataxia"[MH])) AND (("Rehabilitation of Speech and Language Disorders"[MH]) OR ("Correction of Hearing Impairment"[MH]))) AND (Humans[MH] AND (English[LA] OR Japanese[LA]))　3 件

Clinical Question 7-4　①リハビリテーション—d. 摂食嚥下療法

摂食嚥下療法としてどのような練習を行うのがよいか，その効果は

回答

❶脊髄小脳変性症・多系統萎縮症の摂食嚥下障害に対して，誤嚥性肺炎や脱水などの合併症のない状態と栄養状態の維持を指標にしながら，食器の工夫，姿勢の工夫，食形態や栄養補給方法の検討などの介入を，患者のQOLにも配慮しつつ，行う必要がある(グレード1C).

■ 背景・目的

　脊髄小脳変性症・多系統萎縮症に対する摂食嚥下療法の具体的な内容やその効果について理解する.

■ 解説・エビデンス

　脊髄小脳変性症・多系統萎縮症では，口腔筋の制御の問題から，咽頭期や食道期よりもまず口腔期に支障が生じることが多い．また，姿勢や手から口への協調運動が，食事動作や摂食嚥下機能にも影響を与えている．

　摂食嚥下障害に対する介入としては実生活での指導が中心となる．安定した姿勢を確保すること，扱いやすい食器や補助具を使うことが即時的な改善につながることも多い．これらに加えてChin down（頭部屈曲，頸部屈曲）や交互嚥下，および安全な食事形態や水分のとろみの選択を行う(エビデンスレベルV)[1〜3]．一般的に安全な食形態としては，口のなかでばらけない均一なもの，たとえば濃い目のポタージュ状のものなどがあげられるが，それのみで食事が完結するわけではない．具体的な調理指導や家庭での食事内容の検証など，個々の好みに応じた支援を行うと，食事が患者・家族にとって報酬となりえるため，行動強化が図りやすい．また，栄養状態の管理や誤嚥性肺炎予防のための口腔ケアに対する指導も必要である．嚥下造影など，客観的な評価で誤嚥が明らかな場合は，経腸栄養や胃瘻も選択肢に入る(CQ 6-17, 6-23 も参照)(エビデンスレベルV)[1〜3]．ただし，その場合でも食の楽しみなどのQOLへの考慮から，経口摂取との併用も視野に入れる．介入方法選択の妥当性は，むせや窒息などのエピソードがないこと，体重減少がなく栄養状態が保たれていること，誤嚥性肺炎や脱水などの合併症がないことなどを指標に，個々の症例である程度の検証が可能である．また，多系統萎縮症では，起立性低血圧に対する食事時の姿勢の配慮も必要である．

　また，専門的技術の介護者への指導も介護者負担を軽減するうえで重要である．すなわち外来や訪問リハビリテーションの際に最適な食形態の選択や食事時の補助具の選択や最適な姿勢などに関して，介護者が指導を受け，習得することにより，介護負担感の軽減，介助時間の短縮，誤嚥予防にもつながる可能性がある．

文献

1) de Silva R, Giunti P, Greenfield J, Hunt B. Management of the ataxias towards best clinical practice. London (United Kingdom): Ataxia UK, 2009
2) 牧野直弘，田島文博，村田顕也．脊髄小脳変性症の摂食・嚥下機能と訓練方法．MEDICAL REHABILITATION 2008; **93**: 31–36
3) 山本敏之．多系統萎縮症の摂食・嚥下障害とその対策．コミュニケーション障害学 2013; **30**: 89–94

検索式・参考にした二次資料

PubMed（検索 2015 年 12 月 30 日）
(((("Neurodegenerative Diseases"[MH] AND "Cerebellar Diseases"[MH]) OR "Spinocerebellar Degenerations"[MH] OR "Multiple System Atrophy"[MH] OR "Spastic Paraplegia, Hereditary"[MH] OR "cerebral cortical atrophy"[TIAB] OR ("Postural Balance"[MH] AND "Cerebellar Ataxia"[MH])) AND ("Deglutition Disorders"[MH] OR "Feeding and Eating Disorders"[MH] OR Deglutition[MH] OR Eating[MH])) AND (Humans[MH] AND (English[LA] OR Japanese[LA]))　53 件

医中誌（検索 2016 年 1 月 7 日）
((((脊髄小脳変性症/TH or 脊髄小脳変性症/AL) or (多系統萎縮症/TH or 多系統萎縮症/AL) or 皮質性小脳萎縮症/AL or 痙性対麻痺/AL or (痙性対麻痺-遺伝性/TH or 痙性対麻痺-遺伝性/AL) or ((姿勢バランス/TH or バランス障害/AL) and 運動失調症-小脳性/TH)) and (((摂食機能障害/TH or 食欲障害/TH or 摂食/TH) and ((リハビリテーション/TH) or ((SH=治療,リハビリテーション)))) or ((嚥下訓練/TH or 嚥下訓練/AL))))) and (PT=会議録除く)　63 件

7. リハビリテーション・福祉サービス

Clinical Question 7-5　②福祉サービス―a. 指定難病

特定医療費（指定難病）支給認定で受けられるサービスにはどのようなものがあるか

回答
- 脊髄小脳変性症・多系統萎縮症は難病法の第一次指定難病に含まれており，公的な医療費助成の対象となる．

背景・目的

2015年1月より施行された難病法により，助成される医療費などについて理解する．

解説・エビデンス

2014年5月に成立し，2015年1月施行された「難病の患者に対する医療等に関する法律（難病法）」により，第一次指定難病としての110疾患のなかに，多系統萎縮症，脊髄小脳変性症が含まれている．なお平成27年7月1日から第二次実施分として，医療費助成の対象となる指定難病が110疾病から306疾病となった．難病法には3つの柱があり，①効果的な治療方法の開発と医療の質の向上，②公平・安定的な医療費助成の仕組みの構築，③国民の理解の促進と社会参加のための施策の充実である．②に関しては，支給対象となる医療の内容は，診察，薬剤の支給，医学的処置，手術およびその他の治療，居宅における療養上の管理およびその治療に伴う世話その他の看護，病院または診療所への入院およびその療養に伴う世話その他の看護，また介護として，訪問看護，訪問リハビリテーション，居宅療養管理指導，介護療養施設サービス，介護予防訪問看護，介護予防訪問リハビリテーション，介護予防居宅療養管理指導である[1]．

居住地の管轄保健所に申請後，指定難病医療受給者証が交付されると医療費助成がなされる．医療保険の給付は，公費医療に優先するため，公費医療である特定医療費の額は，医療保険の自己負担相当額からその患者の負担上限月額を引いた額となる．ただし，医療の2割（後期高齢者の一般所得者は1割）が，負担上限月額より低い場合は，2割（または1割）となる．ただし，人工呼吸器装着者の負担上限月額は，所得にかかわらず，月1,000円である．

在宅難病患者一時入院事業（いわゆるレスパイト入院）は，都道府県が難病医療拠点病院などで，定められた利用条件を満たす患者に対して実施している．

文献

1) 公費医療・難病医療ガイド 平成 27 年 1 月版,社会保険研究所,2015

検索式・参考にした二次資料

医中誌(検索 2016 年 1 月 4 日)
((((脊髄小脳変性症/TH or 脊髄小脳変性症/AL) or (多系統萎縮症/TH or 多系統萎縮症/AL) or 皮質性小脳萎縮症/AL or 痙性対麻痺/AL or (痙性対麻痺-遺伝性/TH or 痙性対麻痺-遺伝性/AL) or ((姿勢バランス/TH or バランス障害/AL) and 運動失調症-小脳性/TH)) and (難病/TH or 指定難病/AL or 特定医療費/AL or 特定疾患/AL) and ((((医療扶助/TH or 医療費助成/AL)) or ((自助具/TH or 自助具/AL) or (介護・福祉機器/TH or 介護・福祉機器/AL)) or ((地域保健医療サービス/TH or 地域保健医療サービス/AL)) or (社会福祉/TH or (社会的支援/TH or 社会的支援/AL))))) and (PT=会議録除く) 75 件

7. リハビリテーション・福祉サービス

Clinical Question 7-6　②福祉サービス—b. 障害者総合支援法

障害者総合支援法により受けられるサービスにはどのようなものがあるか

回答
- 障害者自立支援法の一部が改正され，平成25年4月1日より障害者総合支援法と名称が変更された．障害者の定義に難病等が追加され，難病患者にも身体障害者手帳を持たなくても障害福祉サービスが公費負担されるようになった．日常生活の介助や介護施設の入所，機能訓練，職業・就職支援など，生活面から就業面まで多種多様なサービスが受けられる．

■ 背景・目的

障害者総合支援法により提供される障害福祉サービスなどについて理解する．

■ 解説・エビデンス

平成25年4月1日から「障害者自立支援法」が「障害者総合支援法」となり，障害者の定義に難病等が追加され，平成26年4月1日から重度訪問介護の対象者の拡大，ケアホームのグループホームへの一元化などが実施されている．障害福祉サービスなどの対象となる疾病が，平成27年7月（第二次実施分）で151疾病から332疾病となった[1]．対象者は身体障害者手帳を持たなくても必要と認められた支援が受けられる．平成22年の身体障害者手帳の取得率は脊髄小脳変性症で53.1％，多系統萎縮症で47.8％であった．具体的なサービスには，介護給付として，居宅介護，重度訪問介護，同行援護，療養援護，生活介護，短期入所（ショートステイ），重度障害者等包括支援，施設入所支援，宿泊型自立訓練がある．訓練等給付として，共同生活介助（ケアホーム，平成26年4月よりグループホームに一元化），自立訓練（機能訓練），自立訓練（生活訓練），就労移行支援，就労継続支援A型（雇用型），就労継続支援B型（非雇用型），共同生活援助（グループホーム）がある．他には自立支援医療や補装具などの給付も受けることができる．

■ 文献

1) 厚生労働省ホームページ　http://www.mhlw.go.jp/bunya/shougaihoken/service/naiyou.html

検索式・参考にした二次資料

医中誌（検索 2016 年 1 月 5 日）
((((脊髄小脳変性症/TH or 脊髄小脳変性症/AL) or (多系統萎縮症/TH or 多系統萎縮症/AL) or 皮質性小脳萎縮症/AL or 痙性対麻痺/AL or (痙性対麻痺-遺伝性/TH or 痙性対麻痺-遺伝性/AL) or ((姿勢バランス/TH or バランス障害/AL) and 運動失調症-小脳性/TH)) and ((障害者保健医療サービス/TH or 障害者保健医療サービス/AL) or (身体障害者福祉法/TH or 身体障害者福祉法/AL) or (障害者総合支援法/TH or 障害者総合支援法/AL) or (障害者手帳/TH or 障害者手帳/AL) or (障害者/TH and 社会福祉/TH) or 障害者福祉/TH))) and (PT=会議録除く)　7 件

Clinical Question 7-7　②福祉サービス―c. 介護保険

要介護認定で受けられるサービスにはどのようなものがあるか

回答
- 脊髄小脳変性症・多系統萎縮症は，40歳から介護保険の認定対象となる特定疾病であり，要介護者などは，介護保険の各サービスを受けることができる．医療保険と介護保険で重複しているサービスについては，介護保険のサービスが優先される．ただし訪問看護は医療保険からとなる．

■ 背景・目的

介護保険により，提供されるサービスなどについて理解する．

■ 解説・エビデンス

介護保険法では，65歳以上の1号保険者および40歳以上65歳未満の2号被保険者で介護保険法に定める「特定疾病」に指定されている疾患の場合は介護保険の認定対象となる．特定疾病には脊髄小脳変性症・多系統萎縮症も含まれる．

要介護者等は，介護保険の各サービスを受けるとともに，医療保険からも医療サービスを受けることから，介護保険と医療保険とに重複しているサービスについては，介護保険のサービスが優先する．介護保険法の規定によるサービスのうち難病の医療費助成制度の対象となるサービスとして，訪問看護，訪問リハビリテーション，居宅療養管理指導，介護療養施設サービス，介護予防訪問看護，介護予防訪問看護リハビリテーション，介護予防居宅療養管理指導がある．脊髄小脳変性症・多系統萎縮症においては，訪問看護は介護保険ではなく，健康保険法による医療保険からとなる．また，介護保険法は障害者総合支援法よりも優先される点にも注意すべきである．したがって40歳以上の脊髄小脳変性症・多系統萎縮症患者では前者が優先となる[1,2]．なお平成27年度からの地域支援事業の見直しにより，介護予防訪問介護と介護予防通所介護は，市町村が実施する新しい介護予防・日常生活支援総合事業に移行し，平成29年度からは完全移行する．平成28年度より地域密着型サービスに地域密着型通所介護が追加された．

■ 文献

1) 伊藤道哉. 神経難病と社会保障制度. すべてがわかる神経難病医療, 辻　省司, 西澤正豊（編）, 中山書店, 2015: p.35-40
2) 鈴木康子. 医療費助成制度と福祉制度. 神経難病領域のリハビリテーション実践アプローチ, 田中勇次郎, 南雲浩隆, 望月　久（編）, メジカルビュー社, 2015: p.29-43

検索式・参考にした二次資料

医中誌（検索 2015 年 12 月 30 日）
((((脊髄小脳変性症/TH or 脊髄小脳変性症/AL) or (多系統萎縮症/TH or 多系統萎縮症/AL) or 皮質性小脳萎縮症/AL or 痙性対麻痺-遺伝性/TH or 痙性対麻痺/AL or ((姿勢バランス/TH or バランス障害/AL) and 運動失調症-小脳性/TH)) and ((介護保険/TH) or (要介護認定/TH)) and (介護サービス/TH))) and (PT=会議録除く)　14 件

Clinical Question 7-8　②福祉サービス—d. 就労支援

指定難病対象患者に対する就労支援にはどのようなものがあるか

回答

● 脊髄小脳変性症・多系統萎縮症を含む難病患者に対して，難病患者就職サポーター，職業リハビリテーション，ジョブコーチ支援など様々な支援が利用できる．事業主が活用できる制度として発達障害者・難治性疾患患者雇用開発助成金，障害者職場定着支援奨励金，障害者試行雇用（トライアル雇用）事業などがある．

■ 背景・目的

脊髄小脳変性症・多系統萎縮症患者の就労支援のために，提供されるサービスなどについて理解する．

■ 解説・エビデンス

難病患者を対象とした支援施策として，平成 25 年度よりハローワークに配置された「難病患者就職サポーター」は，難病相談・支援センターと連携しながら，就職を希望する難病患者に対して，その症状の特性を踏まえたきめ細やかな就労支援や，在職中に難病を発症した方の雇用継続などの総合的な支援を行っている．平成 28 年度では全国で 49 人が配置されている[1,2]．

難病患者が利用できる支援施策として，地域障害者職業センターでは，ハローワークとの連携の上，職業評価，職業準備支援，職場適応支援などの専門的な各種職業リハビリテーションを実施している．障害者の職場適応を容易にするため，職場にジョブコーチを派遣するジョブコーチ支援や障害者就業・生活支援センター事業も利用できる．また，居住する地域の企業，社会福祉法人，NPO 法人，民間教育訓練機関などを活用して，障害の状態に応じた多様な委託訓練を各都道府県において実施している．障害者総合支援法における就労系障害福祉サービスとして，就労移行支援事業（就労を希望する 65 歳未満の障害者であって，通常の事業所に雇用されることが可能と見込まれる者を対象），就労継続支援 A 型事業（雇用型：企業などに就労することが困難な者であって，雇用契約に基づき，継続的に就労することが可能な 65 歳未満の者を対象），就労継続支援 B 型事業（非雇用型：就労移行支援事業などを利用したが一般企業などの雇用に結びつかない者や，一定年齢に達している者などであって，就労の機会などを通じ，生産活動にかかる知識および能力の向上や維持が期待される者を対象）がある．

一方，事業主が活用できる支援のうち難病患者を対象とした支援施策として，発達障害者・難治性疾患患者雇用開発助成金があり，難病患者が利用できる支援施策として，障害者試行雇用（トライアル雇用）事業，障害者職場定着支援奨励金や労働者が在職中に難病を発症した場合の支援である障害者職場復帰支援助成金がある．「難病のある人の雇用管理・就業支援ガイドライン（H19.3）」として，脊髄小脳変性症に対するものも発行されている[3,4]．

文献

1) 厚生労働省ホームページ：難病患者の就労支援　http://www.mhlw.go.jp/stf/seisakunitsuite/bunya/koyou_roudou/koyou/shougaishakoyou/06e.html
2) 厚生労働省HP：障害者福祉サービス等　http://www.mhlw.go.jp/stf/seisakunitsuite/bunya/hukushi_kaigo/shougaishahukushi/service/index.html
3) 難病情報センターホームページ　http://www.nanbyou.or.jp/sikkan/059.htm
4) http://www.nivr.jeed.or.jp/download/research/nanbyou02_08.pdf

検索式・参考にした二次資料

医中誌（検索 2015 年 12 月 30 日）
((((就職/TH or 就労/AL)) and (神経難病/AL or ((難病/TH or 特定疾患/AL or 指定難病/AL) and 神経系疾患/TH)))) and (PT=会議録除く)　14 件

Clinical Question 7-9　②福祉サービス—e. 障害年金

受給可能な公的年金にはどのようなものがあるか

回答
- 年金納付者には，障害年金を受給する資格があり，障害基礎年金に加えて，加入している年金に応じて，障害厚生年金や障害共済年金がある．

■ 背景・目的

障害年金制度について理解する．

■ 解説・エビデンス

　年金を納付していると，障害年金（公的年金）を受給する資格がある．初診時から1年6ヵ月が経過した時点で申請が可能である．障害年金は，発病時に加入していた年金が受給の対象となる．ただし，神経系の障害により「現在の医学では，根本的治療方法がない疾病であり，今後の回復は期待できず，初診日から6ヵ月経過した日以後において気管切開下での人工呼吸器（レスピレーター）使用，胃ろうなどの恒久的な措置が行われており，日常の用を弁ずることができない状態であると認められるとき」は，原則として初診日から起算して1年6ヵ月を経過した日以前であっても障害認定日として取り扱う[1,2]．

　厚生年金加入者は，障害基礎年金に加えて障害厚生年金の受給，共済年金加入者は障害共済年金の受給が可能である．それぞれの障害程度等級には，障害基礎年金が1・2級，障害厚生年金，障害共済年金は1・2・3級がある．これは身体障害者手帳の障害等級とは異なる点には注意すべきである．また，国民年金に加入していない20歳前に発症した場合は，申請時の所得によって，支給額が制限される．障害厚生年金と老齢厚生年金の併給は認められず，65歳以降は高額な方を選択することになる．

　「事後重症による年金」とは，傷病により障害の状態にあるものが，障害認定日において政令で定める障害等級に該当する程度の障害の状態に該当しなかった場合で，当該傷病による障害により65歳に達する日の前日までに政令で定める障害等級に該当する程度の障害の状態に該当し，かつ65歳に達する日の前日までに裁定請求のあった場合に支給する年金をいう．

　「はじめて2級による年金」とは，すでに基準傷病以外の傷病により障害の状態にあるものが，基準傷病に係る障害認定日以後65歳に達する日の前日までの間において，はじめて，基準障害と他の障害とを併合して障害等級が1級または2級に該当する程度の障害の状態に至った場合に支給される障害基礎年金および障害厚生年金をいう．

文献

1) 伊藤道哉．神経難病と社会保障制度．すべてがわかる神経難病医療，辻　省司，西澤正豊（編），中山書店，2015: p.35–40
2) 国民年金・厚生年金保険障害認定基準，平成28年6月1日改正，日本年金機構ホームページ　https://www.nenkin.go.jp/service/jukyu/shougainenkin/jukyu-yoken/20150401-01.html

検索式・参考にした二次資料

医中誌（検索2015年12月30日）
((((脊髄小脳変性症/TH or 脊髄小脳変性症/AL) or (多系統萎縮症/TH or 多系統萎縮症/AL) or 皮質性小脳萎縮症/AL or 痙性対麻痺-遺伝性/TH or 痙性対麻痺/AL or ((姿勢バランス/TH or バランス障害/AL) and 運動失調症-小脳性/TH)) and (年金/TH or 年金/TA))) and (PT=会議録除く)　1件

索引

欧文

A

α-fetoprotein (AFP) 11
α-tocopherol transfer protein (*TTPA*) 11
αシヌクレイン 16, 66
AD-SCD 6, 26, 29, 31, 32
anticipation 39
aprataxin (*APTX*) 11, 57
AR-SCD 9, 45, 49
ataxia telangiectasia (AT) 11, 55
ataxia with isolated vitamin E deficiency (AVED) 45, 55, 60
ataxia with oculomotor apraxia type 1 (AOA1) 11, 54, 57
ataxia with oculomotor apraxia type 2 (AOA2) 11, 54, 57
autosomal recessive spastic ataxia of Charlevoix-Saguenay (ARSACS) 11

B

Berg Balalnce Scale (BBS) 130
Boucher-Neuhäuser 症候群 11
BPAP (Bilevel Positive Airway Pressure) 239

C

C9orf72 29
CACNA1A 38
CAG リピート 183
central sleep apnea syndrome (CSAS) 239, 241
cerebellar ataxia (CA) 2
cerebellar cognitive affective syndrome (CCAS) 144
cerebellar hypoplasia 2, 124
Charlevoix-Saguenay 型劣性遺伝性痙性失調症 11, 45, 54
Cheyne-Stokes 呼吸 79
compound heterozygote 9
COQ2 遺伝子多型 66
cortical cerebellar atrophy (CCA) 15, 18, 83
CPAP 81, 239

D

deep brain stimulation (DBS) 210
dentatorubral-pallidoluysian atrophy (DRPLA) 39, 140, 144
DMPK 29
downbeat positioning nystagmus (DPN) 148
DZP 29

E

early-onset ataxia with oculomotor apraxia and hypoalbuminemia (EOAH) 11, 45, 54, 57
episodic ataxia (EA) 2, 122
ESS (Epworth Sleepiness Scale) 241

F

familial isolated deficiency of vitamin E (VED) 11
familial spastic paraplegia (FSP) 20
floppy arytenoid 79, 81
floppy epiglottis 79, 81, 239
FMR1 13, 29, 62
fragile X-associated tremor/ataxia syndrome (FXTAS) 13, 45, 62, 144
frataxin (*FXN*) 9, 49
Friedreich ataxia (FRDA) 9, 45, 49, 55
Friedreich's Ataxia Rating Scale (FARS) 130

G

Gerstmann-Sträussler-Scheinker 症候群 (GSS) 161
Gordon Holmes 症候群 11

H

Harding の分類 20
hereditary spastic paraplegia (HSP) 20, 95, 173
hot cross bun sign (HCBS) 75, 156, 158
hyperintense putaminal rim (HPR) 75

I

idiopathic cerebellar ataxia (IDCA) 18, 83
idiopathic late onset cerebellar ataxia 18, 83
intermediate allele 183
International Cooperative Ataxia Rating Scale (ICARS) 130

Inventory of Non-Ataxia Signs (INAS) 130
ITPR1 6, 30

J
J-CAT (Japan Consortium of Ataxias) 177
JASPAC (Japan Spastic Paraplegia Research Consortium) 105, 177

K
KCND3 6

L
Lewy 小体病 16
Louis-Bar 症候群 11

M
Machado-Joseph 病 23
MCP sign 75
MIBG 心筋シンチグラフィー 73, 163
MitoCarta2.0 4
MitoMiner4.0 4
MJD/SCA3 34
MRI 156
MRS 159
multiple system atrophy (MSA) 2, 16, 64

N
NPPV 81

O
obstructive sleep apnea syndrome (OSAS) 239, 241
ocular motor apraxia 148
oligodendrocyte 16
olivopontocerebellar atrophy (OPCA) 2, 16, 64
optical coherence tomography (OCT) 167
overshoot 128

P
patatin-like phospholipase dominant-containing protein 6 (*PNPLA6*) 11
periodic limb movements (PLM) 241
piano playing finger phenomenon 134
postprandial hypotension (PPH) 225
puratrophin-1 42
pure autonomic failure (PAF) 16

R
Refsum 病 45

restless leg syndrome (RLS) 241
ring finger protein 216 (*RNF216*) 11
RNA foci 30
Romberg 徴候 134
rTMS 208

S
saccade 148
sacsin (*SACS*) 11
SCA Functional Index (SCAFI) 130
SCA1 43
SCA2 43
SCA6 37
SCA31 41
Scale for the Assessment and Rating of Ataxia (SARA) 130
SCAR (spinocerebellar ataxia, autosomal recessive) 9, 11
senataxin (*SETX*) 11
Shy-Drager syndrome (SDS) 2, 16, 64, 68
slow eye movement 148
smooth pursuit 148
SPAST 114
spastic paraplegia (SPG) 20
SPECT 161
SPG4 114
SPG11 117
spinocerebellar ataxia (SCA) 2, 6
spinocerebellar ataxia X-linked 1 (SCAX1) 13
spinocerebellar ataxia X-linked 5 (SCAX5) 13
spinocerebellar degeneration (SCD) 2
sporadic adult-onset ataxia of unknown origin (SAOA) 87
striatonigral degeneration (SND) 2, 16, 64
Strumpell-Lorain 症候群 95

T
TPPV 81

U
undershoot 128
Unified Multiple System Atrophy Rating Scale (UMSARS) 130

V
voxel based morphometry (VBM) 157

索引

X

X-linked sideroblastic anemia and ataxia（XLSA/A） 45
X連鎖性脊髄小脳失調症1型 13
X連鎖性脊髄小脳失調症5型 13
X連鎖性脊髄小脳変性症（X-linked SCD） 13, 45, 49

和文

あ

アセタゾラミド 122
アプラタキシン 11, 57
アミノピリジン 122
アルコール中毒 154
αトコフェロール転移蛋白 11
α-フェトプロテイン 11

い

意志伝達装置 255
遺伝カウンセリング 4
遺伝子検査 171, 175
遺伝子治療 204
遺伝性痙性対麻痺 20, 95, 173
遺伝様式 4
インフォームドコンセント 175

う

うつ状態 150, 247
運動失調 128

え

嚥下障害 237
嚥下造影検査 191
嚥下内視鏡検査 191

お

オージオグラム 168
オリーブ橋小脳萎縮症 2, 16, 64

か

下眼瞼向き頭位変換眼振 148
核酸治療 204
家族性痙性対麻痺 20
家族性ビタミンE単独欠乏症 11
滑動性追従運動 148
簡易睡眠時無呼吸検査 191

眼球運動失行 148
眼球運動失行と低アルブミン血症を伴う早発型運動失調症 11, 45, 54, 57
眼球運動失行を伴う失調症1型 11
眼球運動失行を伴う失調症2型 11
眼球運動障害 148
緩徐眼球運動 148

き

気管切開 239
気管切開下機械的人工呼吸療法 81
偽性アテトーシス 128
強化リハビリテーション 212
起立性低血圧 142, 169, 222
起立歩行不安定 128

く

首下がり 140
クロナゼパム 220

け

痙縮 215
痙性対麻痺 20, 173
経頭蓋磁気刺激治療 208
原因不明の成人発症孤発性失調症 87
言語聴覚療法 262

こ

甲状腺機能低下症 154
公的年金 274
喉頭蓋軟化症 79, 81
喉頭喘鳴 239
喉頭内視鏡 191
誤嚥性肺炎 249
呼吸機能障害 79, 239
告知義務 188
腰曲がり 140
骨折 253
孤発性脊髄小脳変性症 15, 23
コミュニケーション補助 255

さ

再生医療 206
作業療法 260
サクシン 11

し

シェロング試験 73

視覚誘発電位　130
自己免疫性小脳失調症　154
歯状核赤核淡蒼球ルイ体萎縮症　39, 140, 144
ジストニア　140, 220
次世代シークエンサー　171, 179
持続的気道陽圧法　81
シャイ・ドレーガー症候群　2, 16, 64, 68
シャルルヴォア・サグネ型常染色体劣性遺伝性痙性
　　失調症　11, 45, 54
周期性四肢運動　241
重心動揺計　130
就労支援　272
障害者総合支援法　268
症候性運動失調症　197
常染色体優性遺伝性脊髄小脳変性症　6, 26, 29, 31, 32
常染色体劣性遺伝性脊髄小脳失調症1型　11
常染色体劣性遺伝性脊髄小脳変性症　9, 45, 49
衝動性眼球運動　148
小脳萎縮　75
小脳失調症　2
小脳性運動失調　132
小脳低形成　2, 124
食事性低血圧　142, 225
褥瘡　251
自律神経検査　73, 169
自律神経症候　142
神経因性膀胱　231
振戦　140
深部感覚性運動失調　134

す
錐体路徴候　136
スリットサイン　75

せ
脆弱X関連振戦／失調症候群　13, 45, 62, 144
精神症候　150
声帯外転筋麻痺　79
性的機能障害　233
脊髄小脳失調症　2, 6
脊髄小脳変性症　2
世代間表現促進現象　39
摂食嚥下療法　264
セナタキシン　11
線条体黒質変性症　2, 16, 64
前庭性運動失調　135
前庭動眼反射　148

た
対症療法　212, 215
第四脳室拡大　75
多系統萎縮症　2, 16, 64
タルチレリン　212

ち
蓄尿障害　231
治験情報　202
中間型アレル　183
注視方向性眼振　128
中枢性睡眠時無呼吸症候群　239, 241
聴性脳幹誘発電位　168
直腸障害　228

て
低酸素血症　79
電気眼振計　167
電気生理学的検査　165
転倒　253

と
特定医療費　266
特発性小脳失調症　18
突然死　81
ドロキシドパ　222, 225

に
認知機能障害　144, 243

の
脳腱黄色腫症　45
脳深部刺激療法　210

は
パーキンソン症候　217
パーキンソン徴候　138
排出障害　232
排尿障害　73, 142, 169, 231
バクロフェン持続髄注療法　110, 215
橋本脳症　154
発汗障害　235
発症前診断　185
バルプロ酸ナトリウム　220
反跳眼振　128
反復経頭蓋磁気刺激　208
反復発作性運動失調症　2, 122

索 引

ひ
光干渉断層撮影　167
皮質性小脳萎縮症　15, 18, 83
非侵襲的陽圧換気　81
ビタミンE単独欠損性運動失調症　45, 55, 60
びっくり眼　148
表現促進現象　181
病態修飾治療　200
ピラセタム　220
披裂部軟化症　79, 81

ふ
複合ヘテロ接合体　9
舞踏運動　140
フラタキシン　9, 49
フリードライヒ運動失調症　9, 45, 49, 55
プリオン病　2, 91
プリズム眼鏡　130
プロチレリン酒石酸塩水和物　212

へ
閉塞型睡眠時無呼吸症候群　239, 241
ヘテロプラスミー　4
便秘　228

ほ
膀胱用超音波画像診断装置　73
傍腫瘍症候群　154
傍腫瘍性小脳失調症　197
勃起障害　233
ボツリヌス毒素　110, 215
ポリグルタミン病　29

ポリソムノグラフィー　191

ま
末梢神経障害　146, 245

み
ミオキミア　122
ミオクローヌス　140, 220
ミトコンドリア異常　119
ミトコンドリア病　2, 4, 91
ミドドリン　222

む
無βリポ蛋白血症　45

も
毛細血管拡張性運動失調症　11, 55

や
薬物中毒　154

ゆ
指Tapping装置　130

よ
要介護認定　270

り
理学療法　258

れ
レベチラセタム　220

脊髄小脳変性症・多系統萎縮症診療ガイドライン2018

2018年6月5日 第1刷発行	監修者 日本神経学会，厚生労働省「運動失調症の医療基盤に関する調査研究班」
2019年2月5日 第2刷発行	発行者 小立鉦彦
	発行所 株式会社 南江堂
	〒113-8410 東京都文京区本郷三丁目42番6号
	☎(出版)03-3811-7236 (営業)03-3811-7239
	ホームページ http://www.nankodo.co.jp/
	印刷・製本 真興社

© Societas Neurologica Japonica, 2018

定価は表紙に表示してあります．
落丁・乱丁の場合はお取り替えいたします．
ご意見・お問い合わせはホームページまでお寄せください．

Printed and Bound in Japan
ISBN978-4-524-24617-5

本書の無断複写を禁じます．

JCOPY〈出版者著作権管理機構 委託出版物〉

本書の無断複写は，著作権法上での例外を除き禁じられています．複写される場合は，そのつど事前に，出版者著作権管理機構(TEL 03-5244-5088, FAX 03-5244-5089, e-mail: info@jcopy.or.jp)の許諾を得てください．

本書をスキャン，デジタルデータ化するなどの複製を無許諾で行う行為は，著作権法上での限られた例外(「私的使用のための複製」など)を除き禁じられています．大学，病院，企業などにおいて，内部的に業務上使用する目的で上記の行為を行うことは私的使用には該当せず違法です．また私的使用のためであっても，代行業者等の第三者に依頼して上記の行為を行うことは違法です．